ガレノス

身体諸部分の用途について　2

西洋古典叢書

目次

第四巻……3
第五巻……53
第六巻……99
第七巻……165
第二分冊解題……227
第二分冊固有名詞索引／事項索引

身体諸部分の用途について 2

坂井建雄
池田黎太郎
福島正幸
矢口直英
澤井直 訳

第四巻

第一章

266 生体の諸部分は養われる必要があり、またさまざまな食物の身体へのただ一つの入口が口であるので、当然に自然はそこからさまざまな道を切り開いた。そのあるものは栄養が与えられることになるすべての部分に対する共通の大道のようなもの〔腸管〕であり、またあるものは栄養を各部分に運ぶ小道のようなもの〔脈
267 管〕である。すべての中で共通かつ最大で第一の道〔食道〕は口から始まり、すべての部分の共同の倉庫のようなものとして生体の中心に設けられた胃に至る、そしてこの道の固有の名前はオイソパゴス[1]であり、一般の名前はストマコス[2]である。すべての空所の手前にある地峡[3]のように狭い部分〔食道〕は、このように名付けられている。あらゆる栄養を受けとるこの倉庫〔胃〕は、神的な創造物であって人間によるものではなく、食物のために最初の労務にいそしむ。それがなければ〔食物は〕生体にとって何の役にも立たず利益にもならない。それはあたかも穀物の加工を心得ている者のようにそれらを浄化し、もし身体にとって有害な性質の土や石や野生の種子を含んでいればそれを取り除く。このようにして胃の能力は、そのようなものがあれば下に押しやり、有用な性質の残りのすべてはさらにいっそう有用に加工して、胃と腸に伸びる静脈に

配分する。

第　二　章

都市の運搬人は倉庫で精製された穀物を都市の共同の作業場に運ぶ、それを消化し栄養として有用なものとするために、あたかもそのようにそれらの静脈は胃でまず加工された栄養を、生体全体の共同の消化の場所に運び込むが、それを我々は肝臓と呼ぶ。その場所［肝臓］への入口は一つでそこから多くの小道が分かれていて、自然に関して有能だと思われる古人が門と名付けた(4)。その名は彼から今に至るまで常に残っていて、ヒッポクラテス(5)もまたすべてのアスクレピオスの信奉者たちもそのように呼んで、最初の人の知恵を褒める、生体の機構を都市になぞらえているのである。だがホメロスが詩の中で、ヘパイストスの作った自動機械のことを、ふいごが主人の命令でただちに「あらゆる息吹を力強く吹き送り(6)」、黄金製の侍女たちが創

(1) オイソパゴス *οἰσοφάγος*. 現在の解剖学用語では食道 oesophagus / esophagus が用いられる。

(2) ストマコス *στόμαχος*. もともとは口から由来した語でおもに食道を指すが、他に膀胱、子宮など中空器官の細い出入り口を指すことがあり、その場合には「管道」と訳す。

(3) イストモス *ἰσθμός*, もともとはコリントス地峡を指す。現在の解剖学用語には口峡峡部 isthmus がある。

(4) ピュレー *πύλη*. 現在の解剖学では肝臓の入口を肝門 porta hepatis と呼ぶ。

(5)『流行病第二巻』第四章など参照。

(6) ホメロス『イリアス』第十八歌四七一行。

269 造者自身と同様に自ら動くと歌ったように、動物の身体において不活発で動かないものは何もなく、すべてはあらゆる仕方で巧みに働き、創造者は適切な構造とともに神的な能力を授けたと、あなたは考えるべきである。そしてまた静脈〔門脈〕は栄養を胃から導き出すだけでなく肝臓に引き寄せ、それ〔肝臓〕と非常に似た仕方で前もって準備する。〔この静脈は〕肝臓と似た性質をもち、そこから出芽しているからである。

第三章

肝臓そのものは、従者たち〔胃と門脈〕によってすでに前もって加工された栄養、すなわち下ごしらえの
ようなものを、また曖昧ながら血液の形になったものを受けとると、それに最終的な仕上げを加えて完全な
血液というものにする。だが胃にあるもので、穀物の中の土や石また野生の豆類の種子のような非常に邪魔
になるものが取り除かれ、そして穀物の殻やふすまなどのようなものを別に浄化する必要があったので、そ
のさらなる浄化を肝臓が行なう。類比を明確にするためには、胃から静脈によって肝臓に送られた糜粥《びじゅく》を
乾燥した食物になぞらえるのではなく、むしろ湿性の液汁で予め消化され加工されてさらにより完全な消化
270 を必要とするものになぞらえる方がよいだろう。葡萄の房から搾られたばかりで、壺の中に注がれその内在
熱によって加工され分離され熟成されて泡立っているブドウ酒と余剰物があるとしよう。そのうち重い土性
のものを人々は澱と呼ぶのだと思うがそれは甕の底に沈殿して沈ませておくがよい、残りの軽い空気性のも
のは浮かばせておくがよい。一方は華と呼ばれとくに薄い酒の場合に浮かび、他方は濃い酒の場合に下に

すっかり沈む。実例と比較するために、胃から肝臓へ送られる糜粥を考えてほしい、それは半熟成のブドウ酒のように内臓の熱によって発酵し熟成され、そして有用な血液というものに変化する。その沸騰の最中に泥のような濃厚な余剰物が下に沈み、表面のものは泡のように薄く軽く血液の上に浮かび上がる。

第四章

それらを容易に受け入れることができるように中空の器官が用意されていること、その空所の両側に管道のような細長い頸があり、一方が余剰物を引き入れ他方がそれを送り出すのに適していることは、合理的である[1]。さらに、それらには余剰物の沈下のためにふさわしい位置があるべきで、そしてその管道の肝臓の中への挿入はその位置に相応するべきである。そして確かにそのように配置されているように見える。自然は薄い黄色の余剰物を受けとるための嚢〔胆嚢〕を肝臓に置いた、また濃い泥のようなものを取り込むための脾臓[2]を肝門の下に置くことをとりわけ望んだ[3]、そこに黒胆汁性[4]の余剰物が自らの重さのために下りて沈んで

(1) ガレノスはこれと同じ類比を『自然の機能について』第二巻第九章で行なっている。
(2) スプレーン σπλήν, 現在の解剖学用語でも脾臓 spleen である。
(3) 同様の記述が、アリストテレス『動物部分論』第三巻第七章六七〇ｂにある。
(4) 黒胆汁性 μελαγχολικός は、黒い μέλαινα と胆汁 χολή から生じた語。中世・ルネサンス期以後に憂鬱症の意味で用いられ、現在の医学用語にうつ病 melancholia がある。

272 行くのである。しかしそこには余っている場所がない、胃が先取りして占めているので。だが左の部分には大きな広い場所が残っていて、そこに脾臓を収めている、そしてその凹部〔脾門〕から管道のような静脈性の脈管〔脾静脈〕を肝門に伸ばしている、その結果、脾臓がもっとその近くに置かれて今あるような長い管ではなく短い管で余剰物の牽引をしていたと仮定した場合よりも、肝臓の浄化のために劣るようなことはない。生体の栄養のために体液が肝臓の中に用意され、先に述べられた二つの余剰物を取り除いて内在熱が完全な消化を行なった後、赤色の浄化されたものが肝臓の凸部に上って行き、プラトンがどこかで述べたように、湿性のものに神的な火による切断と刻印の色〔赤色〕が示される[1]。

第五章

これ〔赤色の静脈血〕を、肝臓の凸部から伸び出して生体の両方の部分すなわち上方および下方に続く一本の非常に大きな静脈〔大静脈〕が、この場所で受けとる。この静脈は血液で満たされた導管のようなものであり、それ自体がそれから流れ出る沢山の導管を持ち、それには大小があり、生体のすべての部分に配分されていると言えるだろう。だがその静脈の中の血液は多くの薄く水性の液に満ちていて、その血液をヒッポクラテスは栄養の運び手と呼び、呼称と同時にその用途をも示した[2]。食物から糜粥になったばかりのものは、胃から静脈へとうまく運ばれることも、また肝臓にある沢山の狭い静脈を容易に通り抜けることもでき
273 ない、もしそこで運び手であるもっと薄く水性の液体と混ざらなければ。そしてこの用途のために水は生体

を助ける。水はどの部分も養うことができないが、そのような湿ったものにより送り届けなければ、栄養は胃から分配できない。

第六章

ところでこの薄い液体は、その仕事を果たしてしまえば、もはや身体の中に留まる必要がなく、静脈にとって異質な重荷となるだろう、そしてその用途ゆえに腎臓が生じたのである、それは中空の器官でその薄い水性の余剰物を一方の管道から引き入れ、もう一方から送り出す[3]。たったいま述べたばかりの最大の空静脈の両側で、肝臓の少し下に並んで腎臓が存在する。そこに受け入れられるすべての血液はただちに浄められ、すでに浄化されて水性の液をまったくわずかにしか含まないものだけが身体の全体に運ばれていく。血液はもはやこの運び手［水］をたくさん必要としない。そこからは広い道を通して運ばれようとしているからであり、また最初に熱を肝臓からとり入れ、次にずっと多くの激しい熱を心臓からとり入れて、淀みない流れを作るからである。我々人間とまたすべての四足の動物においては、空静脈［大静脈＋右心房］は右の空所［右心室］に挿入されている、だがその空所を持たないもの［魚］では、動物全体の静脈は心臓の熱の配

（1）プラトン『ティマイオス』八〇D―八一B。
（2）ヒッポクラテス『栄養について』第五十五章。
（3）アリストテレス『動物部分論』第三巻第九章六七〇b。

分を動脈との接口[1]から受けとっている。[2] それらすべてについては他のところで述べた。[3] さてこの著作の最初
に述べたように、[4] ここでもまたいかなる働きも説明するつもりはないのだが、働きを知らずして部分の用途
275 を見出すことができないので、その度ごとに用途について働きを想起してから用途について説明する。まず
話題を変えて胃から議論を始めよう。

第七章

胃には親近性のあるものを吸引する能力があり、それは『自然の機能について』という著作の中で示され
ている。[5] 胃はまた受容したものを保持する能力、余剰物を排出する能力をもあわせ持ち、そして何にもまし
て変質させる能力を持つのだが、これのために胃は他の能力を必要としたのである。生体の他のすべての部
分は、たとえ胃と同じ能力を持っていたとしても、自然によって不足感が付け加えられることがなく、植物
のように絶えず静脈から栄養を引き込みながら養われる。自然は胃だけに、またとりわけその口［噴門］の
あたりの部分に欠乏の感覚を置いて、それが生体を覚醒させ刺激して、食物を摂取させるようにしたが、こ
れは理に適うようにできている。というのは身体全体の部分は大静脈に発する静脈から栄養を得ており、そ
276 して大静脈自身は肝臓にある静脈から栄養を得ており、こちらはまた門へ運ばれる静脈［門脈］から養分を
集め、こちらもまた胃と腸から栄養を得るのだが、胃腸は栄養を得るべき部分がないので、外部から動物に
とって必要なものをとり入れる必要がある、この点において［動物は］植物と異なるのである。もちろん［植

277 物は」私が少し前に述べた他の四つの能力を動物と同じように持っているとしても、不足感は持っていない。口から栄養を摂取することはなく、栄養の惜しみなき倉庫である大地を下に置いて持っていて、そこから生えだし結ばれているので、常に養い手に恵まれている。動物の物質は、部分の生来の質の点で大地から離れていることに加えて、さらに随意運動を行ない、場所から場所へと移動して位置を変えることができる。それら両方の理由で、植物のように大地から液汁を吸い上げることができない。それゆえ各々は固有の性質により、あるいは草や種子や果実やあるいは他の動物の肉によって養われる必要があり、胃が不足感を感じるその適切なときに、これらを摂取する必要がある。だがいかなる動物の部分も、私が別の場所で証明したように[6]、自身の内的な感覚を持ち合わせていない。そのような能力は別のところから胃に流れ込むのに違いな

（1）接口（アナストモーシス ἀναστόμωσις）は、ここでは動脈と静脈の間の末梢部での連絡を意味し、現在の解剖学における吻合 anastomosis に相当する。しかしこの他に、胎児の左右の心房の間の卵円孔による連絡（本書第六巻第二十一章）も意味している。両者を含めて接口とするのが適切である。『自然の機能について』第三巻第十五章を参照。

（2）ガレノスの解剖学では、心房は静脈の一部と見なされている。右心房は大静脈の一部であり、左心房は肺静脈の一部と見なされている。この考え方は、ヴェサリウス（一五四三年）以後も存続し、ハーヴィー（一六二八年）の血液循環論によって否定されたが、心房が心臓の一部と見なされるようになるのは、十八世紀中葉以後である。

（3）『自然の機能について』、『脈の用途について』参照。

（4）本書第一巻第八、十六章。

（5）『自然の機能について』第三巻第六章。

（6）たとえば、『神経の解剖について』第一章や、『ヒッポクラテスとプラトンの学説』第八巻第八章を参照。同様の箇所は他にも多数ある。

い、感覚の源からあたかも導管のようなものによって。そのために小さくはない神経の対〔迷走神経X〕が上からそこまで運ばれて来て、とりわけ口〔噴門〕とそれに連なる部分に散らばって織り込まれている、そしてそれの他の部分に下部に至るまで伸びている。

胃は口にすぐ続く位置に置かれていない、しかし栄養を供給するのに口を必要とする。自然はむしろ胸郭と呼ばれるものとそのあたりの内臓を〔胃の〕手前においた、胃が下の部分に余剰物の流出口を持ち、また胸郭が空気を引き入れたり送り出したりして声と呼吸の創造者となるように。だが胸郭とそこにある内臓に
278
ついては、これ以後の巻でもっと述べられるであろう、(1)今は胃について再び戻ることにする。自然が胃を胸郭よりも下に置いたことだけでも賞賛すべきであるが、それのみならずまた生体の右と左の部分の正確に中央ではなく、むしろ左寄りに置いたことも賞賛すべきである。なぜなら大きさにおいて等しくなく重要性においても等価値ではない二つの内臓が、胃を取り囲むように置かれるべきなので、より大きくより重要なもの〔肝臓〕により大きくより価値ある場所を与えて右方に寄せて置き、もう一方〔脾臓〕は肝臓の手ぬぐいのようなもので(2)胃の左側の部分に伸びさせたのである。肝臓が横隔膜に触れるように上の位置を占め、脾臓が少し前に述べたような理由で下の位置を占めたので、胃の下部が右に伸びているのは理に適っている、さもなければその場所は無用でまったくの空所となり、肝臓はそこまで届かなかっただろう。

肝臓と脾臓と胃の三つの位置に関する自然の先見性はこのようなものである。それらすべての形状、配置
279
さらに周囲との編制と連絡に関する先見性は、次のとおりである。胃は食物を受け取るために生じて、また肝臓と脾臓の間のすべての場所を占めようとするので、丸くなり細長くなったのは理に適っている。丸いの

は、あらゆる形状の中で最も傷つきにくく最も大きいからであり、等しい外周を持つすべての平面図形の中
で円は最も広く、立体の中では球が最大なのである。細長いのは、下部で腸への伸び出し［十二指腸］(3)を持ち、
上部で食道に向かうからである。だが脊椎に跨る所では、それは押し伸ばされて凸部が失われる［凹む］。
人間の胃は口［噴門］のあたりよりも下部が広くなっているが、それは動物の中で唯一直立している人間で
は下［尾側］に傾くからである。他の動物では胃は前方すなわち下肋部(4)に傾いており、それらにおいては［下
280 肋部が］下になっている。もうあなたには胃の全体の形状が明らかだろう。正確な球体を考えて、また下の
方をより幅広くして、そこから二つの伸び出しを、食道側のものがより広く、下方のものがより狭いものを
想像しなさい。それからその球を圧迫して後方の凸部をそらせると、胃の全体の形が分かるだろう。そうす

（1）本書第六巻と第七巻。栄養器官は第四巻と第五巻で広く扱われている。

（2）明言されていないがプラトン『ティマイオス』七二Cによる。

（3）現在の解剖学で十二指腸は小腸の最初の部分であるが、ガレノスにおける十二指腸の位置づけには微妙な揺れがある。ここでは胃の伸び出しであって胃と腸を繋ぐと述べているが、十二指腸を小腸の第一の部分であるとも述べ（『解剖手技』第六巻第十二章、第十三巻第一章）、また小腸を三つの部分に分けて、その第一部を十二指腸、第二部を空腸、第三部を薄い腸（回腸）としている（本書第五巻第三章）。また『静脈と動脈の解剖について』第一章と『解剖手技』第十三巻は、ヘロピロスがこの伸び出しを十二本指と呼んだと述べている。

（4）ヒュポコンドリオン *ὑποχόνδριον* は、現在の解剖学でも下肋部 hypochondrium と呼ばれる。

れば他の部分も明らかになる。

いかなる原因で胃の部分が伸び出しとは逆になっているのだろうか、上方つまり胃そのものがより狭いところで食道は広くなるが、下方つまり広いところで腸への伸び出し部分〔十二指腸〕が狭くなるという結果になっている。それは第一には動物がよく咀嚼されていない固い大きな塊を時に飲み下すので、それを通過させるために食道に通じる道が広く作られる必要があるからだ。下方では逆に大きくて固いもの、糜粥状でなく未消化なものは何も通過するべきでない、その通路にはあたかも厳格な門番のように狭い場所があって、何ものも糜粥化され消化されるまでは下方に通り抜けることを許そうとはしない。自然が多くの動物においては腺性のようなものをそこ〔幽門〕に置いて狭さを増す、とりわけ胃が保持能力を用い、いたるところで縮まり、収縮して包み込みながら消化の仕事にとりかかり励むときに。そのときには、それぞれの口が収縮して最小になり閉じるが、逆に排出と呼ばれる能力を用いるときには、他のすべての部分は狭くなり収縮して封鎖し、そこから押し出されるものが通るべき通路は開かれる。私の他の著作[1]でも示したが、まことに胃の仕事はその構造と、驚嘆すべき一致を示していると思われる、またそれに加えてさらに、食道の挿入部分から胃はわずかずつ広がっていくが、このようなことそのものから食道が胃の引き伸ばされた部分であることが明確に分かる。また別のもの〔十二指腸〕がわずかずつではなく、突然に胃の下部から伸び出してくるが、それは胃の本体そのものの一部分ではなく、それに繋がったものである。

282
さらに外被の性質は胃においても食道においても似ているが、腸においては似ていない。内がわの外被は、胃においても食道においてもより膜性であり、上から下に続く真っ直ぐな線維［粘膜ヒダ］を持つが、外がわの外被はより肉質性で横に走っていて、腸の外がわの二重の外被に似ている、それは当然のことである。胃が食道を通して食物と飲み物を自分の中に引き込むためには、あたかも手を用いて行なうかのようにこれらの真っ直ぐな線維を用いて引き寄せなければならないが、押し出すためには横向きの線維を用いなければならない。腸においては、吸引能力は何も必要はなく、押し出すのに適した線維だけが生じている[2]。さらに
283
胃の内がわの外被は食道のものと、また口の外被全体とも連続している。これはまことに、口の中にある食物を引き入れるのに、また舌が口峡のあたりの筋肉とともに下がるのに有用である。これらすべての筋肉の緊張によって喉頭は持ち上がり、喉頭蓋[3]に近づけられそれぞれが蓋となるので、それによって液体が肺の中に落ち込むのが防がれる。何ゆえにこれらの内がわは、腸の内がわよりも固く緻密なのだろうか？　それは腸が分配のために備え、胃と食道と口が傷つきにくさのために備えているからである。しばしば我々は固く大き

（1）『自然の機能について』第三巻第四―七章。
（2）胃と腸の外被の記述についての記述が、本書第四巻第十七章以降および第五巻第十一―十二章、『自然の機能について』第三巻第八、十一章にある。
（3）エピグローッティス ἐπιγλωττίς, 現在の解剖学に喉頭蓋 epiglottis がある。

なごつごつした塊を飲み込み、それによって固くなく緻密でない部分が潰されたり擦り傷を負ったりするだろう。まさにこの理由ゆえに口と食道と胃に共通の外被は、胃の下部に至るまで少しずつばらけて柔らかくなっていくのである。その結果、その部分を口の部分と比較するならば、それは大いに柔らかいとあなたは思うだろう。何の加工も受けていない食物と最初に出会う器官が、非常に傷つきにくくなっているのは理に適っている。

　同じ理由で、非常に多くの静脈が腸の各部分に入り込んでいる、そして少数のものが胃の下部に、また少
284 数のものが胃の入り口に、また食道にはほとんど目立たないほどのものがいくらかある。食道は単に食物の道であり、胃は消化の器官であり、腸は分配の器官だからである。食物を消化する必要があるだけのところでは、有用になったものを受けとるためにわずかな静脈が必要なだけだが、すでに消化されたものはできるだけ早く配布する必要がある。通路〔食道〕に必要なのは、自分への栄養のための静脈だけである。それゆえ食道が最小の数の静脈を割り当てられ、胃が適度な数を、腸が多くの数を割り当てられているのは合理的である。

　何ゆえに肝臓は胃を取り巻くのだろうか？　それは胃が肝臓によって温められ、食物が胃によって温められるためなのだろうか？　まさにこの理由で、肝葉によってあたかも指によるかのごとく、胃はしっかりと包み込まれている[1]。それぞれの動物において肝葉の数は同一ではない、胃の形状も大きさもすべての動物において正確に同じではないからである。だが胃には左に長く大きな脾臓があるので、そちら側では脾臓に
285 よって温められる。また後ろには背骨といわゆる背筋がある。一方は強固な防壁のようなものであり、他方

は柔軟な緩衝材のようであり、そこにある脂肪と一緒になって胃を温める。私が述べたこれらすべての部分は、それぞれの固有の用途のために造られたものであるが、巧みな造り手である自然は、胃の近辺にそれらを置いて、それのための暖炉のように用意したのである。

第九章

残る胃の前面の部分は、固有の用途のために生じたが、この目的［温める］のために充分に用いられるものが何も置かれていない。それゆえ、胃を温めるまさにそのために、前面に緻密であり軽く温かいある物体［大網］を作って胃全体に広げることを、［自然は］ためらわなかった。緻密であるのは、内在熱を保護するためであり、軽いのは、苦痛も圧迫もなしに温めるためである。温かいのは、それに言葉を要しない、なぜなら温めるために生じたものはそのような特質であることを必要とするからである。だがもしそれが軽く緻密であるならば、それは膜性でなければならない。なぜなら生体において、そのような物体よりも軽く緻密である部分が何か見出されうるだろうか？　もしそれが温かならば、それは多くの脈管すなわち静脈と動脈

（1）ここでの記述は、肝葉が分離したサルやブタの肝臓にあたる。人間の肝臓では肝葉が明確に分離していない。『解剖手技』第六巻第八章では、肝臓の形状が動物によって異なることを述べている。

を持ち、そしてある種の豊富な脂肪に包まれなければならない。脂肪が温かい物質であるということは、オリーブ油のようなものを使う人の感覚が示している。だがそれが炎に変わることから、それの性質がどれほど火に近いのか、少なからぬ証拠が容易に得られる、なぜなら冷たいものはどれもすぐに燃えないからである。また大網(1)と呼ばれるものが、おたがいに重なる厚いものと薄いものの二つの外被からなり、多数の動脈と静脈と少なからぬ脂肪が絡まり合っていることが、この議論においてあなたに明らかになる。それが温めるために生じたことは、上腹部を傷つけられてその傷から大網がこぼれ落ちて鉛色になり、負傷した部分を医者が取り去ることが必要になったときに、明確に知ることができる。このように負傷したすべての者は、胃が以前より冷たくなっていると感じ、消化しにくくなり、そして外がわに覆いをもっと多く必要とする、とりわけ切除された部分が相当な大きさである場合である、かつて私が負傷したある剣闘士で、ほとんどすべてを切り取ったときのように。その人はすぐに健康を回復したが、傷つきやすく外部の寒さによって害されやすくなったので、腹部を覆わないでは耐えられず、常に羊毛で包んでおかねばならないようになってしまった。彼は始めから他のところもまた胃のあたりも幾分痩せていたが、そのために容易に身体が冷えたのだろうと私は思う。なぜ人間ではその部分［大網］が腸の大部分に広がるほどの大きさに伸びているのだろうか？　人間では消化力が非常に弱く、しかも皮膚が非常に柔らかく毛が生えていないので、さまざまな傷を受けやすいからだろうか？　他の動物では胃の上だけにあるのではなく、腸のあたりにも広がるが、あるものではより多く他のものではより少なく、それぞれの性質に応じて広がる。

さらに二点、すなわちどのような帯紐が背骨を胃に繋ぐのか、また大網がどこから生成されるのかを付け

288 加えるなら、胃に関してほとんどすべてを私は述べたことになる。実際、胃は支えられねばならないし、大網の生成の始点はどこかに偶然に作られた訳ではない。これらの両者に関して、自然は驚嘆すべき仕方で腹膜を用いたように見える。この腹膜の材質がいかなるものであるか、そして生体にとってどのような用途があるのか、それらをここで述べたことのために自然が適切に利用したということを、先に述べなければならない。物体の材質において腹膜は膜であり、その用途は動物において多様である。第一の用途は下にあるすべてのもの、胃、腸、横隔膜より下の内臓の保護であり、第二の用途は外にある筋肉に対するそれらの隔壁である。第三の用途は乾いた栄養の余剰物がすぐに出ていくため、第四の用途は腸と胃が容易に膨張しないため、第五の用途は横隔膜より下にあるものがすべて結合され、皮膚によってされるかのように、そのそれぞれが個々に覆われるためである。第一の用途は重要でない、腹膜の内がわにあるものは少なくともその上
289 にある外がわの物体によってよく守られうるからである。そこの筋肉は大きくそこにある脂肪は豊富であり皮膚は厚いのである。他の用途はすべて重要であり、それらのあるものは動物にとって重大であり、非常に大切である。

　腹膜の隔壁としての用途は以下のとおりである。多くのまた大きな筋肉が上腹部に置かれて、息を吐いて

（1）エピプロオン ἐπίπλοον, もともと「上を漂うもの」を意味する。名前の由来について『解剖手技』第六巻第五章に説明がある。現在の解剖学では、網嚢孔 epiploic foramen, 右・左胃大網動静脈 right / left gastro-epiploic artery / vein がある。

声を出し、また排便し排尿するのに役立ち、他所でも示されたが、[1]また引き続き述べられるだろう。[2]［もし腹膜がなければ］ときには薄い腸［小腸］の一部が筋肉の間に入り込んでしまい、圧迫して圧迫され、また狭めて狭められ、苦痛を与えて与えられるだろう、そうして筋肉の運動を妨げつづけ、また自分自身の余剰物を下に送り出すことが困難になってしまうだろう。腹膜に傷を受けながらよい治療を受けていない者を見れば、すでに述べたような疾患にいかに陥りやすいかが分かる。だが腹膜が取り囲んでいるので、内臓には動きの邪魔がなく、外がわを囲んでいる筋肉の間でも、また内部の腸すべてだけでなく内臓の間でも位置の圧
290 迫がない。

この腹膜[3]という名の覆いには他の用途がある。確実に内部にあるものを包み込むので、そこからこの名前が由来するが、上部の端においては胸骨と仮肋の縁と、また横隔膜と同じ場所に達し、［横隔膜は］斜めに伸びて胃と腸の蠕動運動[4]を幾分助けている。それによって栄養の余剰物が下に行くのであると私は述べた。腹膜と横隔膜は二つの手のようになって、上部では一つになり下部では分かれていて、その間の締め付けられた部分は栄養の余剰物を圧迫して下に押し出す。[5]もし腹膜が、下の部分で横隔膜と類似のものと一つになり、上部で分かれているなら、前述のそのような横向きの線維によって蠕動運動が遂行されて、栄養物を押し上げることになり、押し下げることはないだろう。ところで腹膜の外被のこの仕事は小さなものではない、こ
291 れを膜と言おうが、覆いと言おうが、全生涯を名称の争いに浪費するような人は何であれ望むままに命名すればよい。

ある人々は複合したものだけを被膜と呼ぶのが良いと考え、他の人々は厚いものだけをそう呼び、また他

の人々は複合して厚い性質をもつものでなければその呼称を分け与えない。このようにして彼らは膜に関して争い合っているのである。膜と呼ばれるために、ある人々には単一であれば、他の人々には薄さがあれば充分であり、別の人々には両者が必要であると考えられ、もしその覆いが薄くまた同時に単純でなければ、膜と呼ばれるのに決して値しないとも考えるのである。しかし古人はそのようなものすべてを、キトーン［外被］とか、ヒュメーン［膜］とか、メーニンクス［髄膜］などと呼んでいる、我々も彼らにならい、呼称についての細事へのこだわりを避けながら、議論を前に進めよう。

腹膜の第四の用途は、確実にはり巡らされて緊縛する保護で、腹部にあるすべての臓器が膨れ上がらないように、ほどよく保持することである。この点において［腹膜の］固有の能力が有用であって、他のところで示したように(6)、それを用いながら自己の内部にあるものを常にあらゆる方向から包みこみまた緊縛するの

(1)『解剖手技』第六巻第十四章、『自然の機能について』第三巻第三章、『呼吸の原因について』、『疾患部位について』第六巻第四章参照。

(2)本書第五巻第十四―十六章。

(3)腹膜（ペリトナイオン *περιτόναιον*）は、ペリテタスタイ *περιτετάσθαι*（引き伸ばされた、まわりに巡らされた）から由来する。『解剖手技』第六巻第四章を参照。現在の解剖学でも腹膜 peritoneum である。

(4)蠕動運動 *περισταλτική κίνησις* は、包み込む運動を意味する。現在の医学における蠕動運動 peristalsis は、管の壁が輪状の収縮と弛緩を繰り返して内容物を前進させることを意味するが、ガレノスの用法では前進させるという意味がない。

(5)ここでは手首で繋がれた二つの手の形をイメージしている。

(6)『自然の機能について』第三巻第四章。

である。腹膜の助けは小さくない、それが弱くなって、たまたま含まれる食物をすぐに包み込むことができなったときには、腹部のあたりが、蒸気性で風気性の精気で膨満して栄養物が不消化になり、そのときに食物の分配が遅延せざるをえないことは明らかである。しかし胃や腸や腹膜がすべて健全で包み絞るのであれば、たとえ摂食されたものがたまたま膨満するような性質のものであっても、容易に消化され移送されるだろう。そのような性質のもののうち、あるものはげっぷとして排出され、またあるものは下方に通り抜けて行く。だが蒸気性で有用なものは静脈の中に取り込まれる。そしてこれらすべてのために腹膜は有用なのである。

第十章

さて腹膜が、胸郭より下の器官のそれぞれをどのように結びつけかつ覆っているか、次の点から私は語ら
293 なければならない。それは前方部すべてを同様に覆っている［前腹壁の壁側腹膜］。そこから身体の右と左に進んで腰の椎骨にまで達する［側腹壁と後腹壁の壁側腹膜］、そこから腸と内臓の各々を、またすべての動脈と静脈を、また神経を覆う［臓側腹膜と腸間膜］。その上端と下端は、上が横隔膜に付着し、下が青春の骨と呼ばれるもの［恥骨］に、さらにまた脇腹の骨［腸骨］に付着する、そのためこのあたりに配置された器官のうち、胃と肝臓の上部は横隔膜の下に付着する腹膜によって、膀胱と腸の下部は恥骨に付着する腹膜によって覆われている。他の部分については後で述べることにしよう。横隔膜から伸びて胃の口［噴門］に外がわ

294

から付着している部分は、脊椎から上に伸びているものと両側で結合している［胃脾間膜］、そしてそれは胃の第三の外被［漿膜］の始まりであり、すべてのうちで最も外がわにある。それを自然は、第二の肉質性の外被［筋層］のための覆いと防御として置き、胃全体と脊椎の本体との結合にしたのである。そしてこれはあなたには厚い外被であると見えるだろう、栄養の器官に向かう腹膜からの他の伸び出しがすべて薄いのにもかかわらず。しかし胃は大きな部分であり、食物と飲物のために最大限に拡張するので、強靱な結合と覆いを必要とするのは理に適っている。

295

第十一章

さてこの議論は大網の生成についてから始まった。それに関して自然は、大いに有用であるようにまた傷を受けることがないようにとこの外被を用意した。腹膜の部分が脊椎の両側から上ってきて、胃の最も膨らんで最も高まったところ［大弯］でたがいに出会って、そこで大きな動脈と静脈がその縦方向に伸びているのを見出すと、その場所全体が大網の生成の出発点となるだろう。なぜならそこには必要なものがすでにすべてあるからである。そして実際そこには大きな動脈と静脈があり、また腹膜の二つの部分があり、また温められる必要のある胃の部分がある。自然は大きな脈管［下大静脈、腹大動脈］の両方から多数の動脈と静脈［空腸・回腸動静脈］を伸び出させ、それらの両側に腹膜［腸間膜］を結び付けた。その部分自体はそれぞれの脈管を覆い結びつける。それらの間の場所では、腹膜の各部分が何かのヒダのようにたがいに重なって織りなしている。そして大部分の脂肪はこの中で濃縮されて、胃を温めると同時に膜に油分を与え、食物を摂らぬときには内在熱の栄養となる。大網は胃の上に置かれてあたかも漂っている——そこからこの名前［エピプロオン］が得られている——かのようであり、その方が前述の理由からいいのだが、それは他の部分から完全に解き放されてぶら下がっているのではない。もしそうなら容易に畳み込まれて自分のまわりに丸まって巻き上がり、保護せねばならない多くのものをそのままにしておいただろう。思うに、こういう理由でそれが脾臓に、またパンクレアスと呼ばれるもの［膵臓］[1]に、同様に小腸への伸び出し［十二指腸］に、腸間膜[2]と結腸[3]と胃そのものの凹部に癒着している。だがもし大網が今述べられた個々のものとだけ結ばれることを自然が望んだなら、膜性のものが脈管を伴わずにそれに挿入されていれば充分だっただろう。しかし自然は別のもっと大きなことを先に考えていたので、すでに述べた器官との脈管による連絡を準備したのである。この方法の用途については今後の議論の中で適当な折に説明しよう。

第十二章

さて今は話題を肝臓に変えて、私の別の著書で論証したことを始めに思い出していただくのがよいだろう[4]。それは目下のことのみならず、これからの著作全体をうまくやり遂げるためにも有益であるから。身体の複合的な部分にはある働きが託されており、それを我々は器官と呼ぶのだが、身体の中で他のどこにもないような部分を解剖により見出し、その部分がその器官全体の固有の働きの原因であり、他の部分が共通の働き

297 の原因であると見なす必要があることを、私は述べた。たとえば今の場合も肝臓については、静脈の源泉であり血液生成に関する主要な器官であると提案しており、これについて私は他のところで証明した。いったい何が、静脈の源泉であり血液生成の原因である部分なのかを探求せねばならない。動脈や静脈や神経がその原因であるとすることはできない、それらは身体全体に共通だからである。またその内臓を外から覆う膜でもない、それが腹膜から生じたことを私は少し前に述べた。このどちらでもないとすれば、胆汁を受け取る部分［胆囊］と肝臓の肉質について考察する仕事が残っている。それらの一方かあるいは両方が、器官全体に特有の働きの原因だからである。胆汁を受け取る通路を、血液生成の器官と仮定したりあるいは静脈の始点であると考えることは、滑稽なことではないだろうか。これらは肝臓のところの胆汁を受けると言われる袋［胆囊］から伸び出て、物体としてそれと同じ性質を示し、血液ではなく胆汁を含んでいる。そしてそ
298 れ［胆管］は肝臓の中だけでなく肝臓の外にもある、すなわち腸へと下りてくるもの［総胆管］、また肝臓の一部でない胆囊そのものの中に入り込むもの［胆囊管］などである。ある動物には胆囊がまったくなく、通

（1）パンクレアス *πάγκρεας*, すべての肉を意味する。『静脈と動脈の解剖』第一章では、カリクレアス *καλλίκρεας* という呼称も紹介されている。現在の解剖学では膵臓 pancreas の語が用いられる。

（2）腸間膜 *μεσεντέριον* は、中間 *μέσος* と腸 *ἔντερον* から由来する。メサライオン *μεσάραιον* とも呼ばれる。こちらは中間 *μέσος* と粗い *ἀραιός* から由来する。『解剖手技』第六巻第六章では、前者が場所から、後者が材質からの名前だと述べられている。現在の解剖学用語にも腸間膜 mesentery がある。

（3）結腸 *κόλον*, 現在の解剖学用語でも結腸 colon である。

（4）『ヒッポクラテスとプラトンの学説』第六巻第五章。

路だけが肝臓から小腸へと胆汁を排出する。
　そこで残されているのは肝臓のいわゆる肉質であり、これこそがこの内臓の中の固有の物質であり、血液
生成の主要な器官で静脈の始点である。実際、その性質を充分に検討すれば、それが血液に非常に似ている
ことが分かるだろう。血液が熱によって乾燥し濃縮される様子を想像すれば、生成したものが肝臓の肉質と
異ならないことを見出すだろう。さらにその外観は私が他の著書の中でしばしば示したことの証拠となる、
すなわち[1]栄養を変質させる部分はそれぞれ、変質されるものを自己と同じにようにすることを、いわば目標
299 ないし目的にしている。胃の中から取り出された糜粥が肝臓の肉質によって変質し、少しずつその性質にな
ると仮定したら、それと完全に同化するまでに元よりずっと濃厚にずっと赤くなるのが必然である。また同
様に示したように、先に中間の過程を通らなければ、逆のものになることも、質の大きく異なるものになる
こともできない[2]。それゆえもし肝臓の肉質にとって栄養を自己と同じにすることが目的で、それが一度に起
こりえないならば、両者の中間として血液が生じるだろう、血液は同じほどに肝臓の肉質を下回り胃で消化
された糜粥を上回る。これらについては他の場所でもっと詳しく論じられているが、今は部分の用途につい
ての教えとしてこれ位で充分である。肝臓の肉質は、これこそ固有の物体であり、血液生成の主要な器官で
ある。なぜなら胃と腸全体に下りてくる静脈には血液を作るある種の能力があり、食物から渡された体液を
300 肝臓に届く前に血液に変える性質を静脈が持つからであり、胆嚢からの通路は明らかに胆汁を分離する目的
でできたのである。外がわの膜は肝臓の皮膚のようなものである。その内部に挿入している神経［迷走神経
Xの肝枝］は内臓が完全に無感覚にならないためであり、それは動脈がそこで内在熱が均等に保たれるよう

にするのと同様である。そのことは『脈の用途について』という本の中で示した。

第十三章

私は肝臓のすべての部分について説明を尽くしただろうか、それとも何か説明を残したものがあるだろうか？　いや、何も残した部分はない。すでに述べたもの、静脈、動脈、神経、そして肝臓に固有の物質、また胆汁の脈管、それらすべての上の外被、それですべてだからである。それらの位置について、また数と大きさと編制、配置、組立、それから相互の接合すべてについて、述べることがまだ残っている。もし自然が部分の本質だけでなく偶有的なものすべてをも同様に何らかの目的で構築しているように思えたならば、自然の技術は明確に示されたことになるだろう。そもそもなぜ自然が肝臓の中に一つの大きな空所を、心臓の中に二つあるように作らなかったのか、まずそれを学ばなければ、あなたは自然の驚嘆すべき先見性を理解できないだろう[3]。さらにまた、なぜ神経が肝臓の外被の中に伸び出していて、明確にそれよりも奥に進んで

(1)『自然の機能について』第三巻第七章。また、『混合について』第三巻第一章、『ヒッポクラテスとプラトンの学説』第六巻第八章を参照。
(2)『自然の機能について』第一巻第十章。
(3) ガレノスは心房を心臓の一部ではなく、静脈の一部と見なしている。そのため右心室と左心室の二つのみを心臓の空所としている。

行かないのか、動脈は静脈とともに充分に分裂しており全体にわたっているのか？　またなぜ肝臓の凹部で
門に繋がる静脈と動脈が第一に置かれているのか、第二に胆管がそれらの上にあり、そして肝臓の凸部です
べての最後に空静脈に繋がる静脈〔静脈〕がくるのか？　またなぜ動脈はそれほど小さいのか、そして神経
はそれよりもさらに小さく、胆管は両者よりも大きく、静脈が全ての中でもっとも大きいのか、またなぜ凹
部にある静脈〔門脈枝〕に、凸部にある静脈〔肝静脈〕が繋がっていないのか、なぜ肝臓にあるすべての静脈
の外被は非常に薄いのか、なぜ肝臓は横隔膜と癒着しているのか、また何ゆえに空静脈のところでなのか、
302 なぜ肝臓がその周囲のすべてと関連するのか？　これらのすべてをあなたが学ばなければ、部分の用途につ
いてあなたは有用なことを何も知らないと、だが多くの人々がしているようにこの問題を不十分に取り扱う
よりは、何も着手しないことがあなたにとってよいことだと、私は言いたい。ある人々にとっては個々の部
分の生成のみを語れば充分であって、その位置、大きさ、編制、配置や他のそれに類することがらをよく考
察することにもはや関心はない。また別の人々はそれらのいずれについても語ることを思い浮かべず、その
中のある者たちはもっと大きな多くのことがらを看過した。これら両者はまことに驚くべきである。もし部
分の用途を理解することが良いことならば、全体の用途を理解することがどうして良くないのか分からない
からである。もしそれが無駄な労力であり無益なことであるとしたら、どうしてわずかでも言及するのが余
計なことでないのか、私にはまた理解できない。さて今述べられたように、ここで言ったことは非常に易し
303 い。肝臓の凹部の静脈〔門脈〕が胃の部分から栄養を上に運び、凸部にある静脈〔肝静脈〕がそれを受け取る
こと、胆嚢からの通路が余剰物を取り除くこと、神経が感覚を司ること、動脈が内臓全体のために内在熱の

均衡を保つこと、外被が覆いかつ包むものでそれこそ外被であること、また肝臓の肉質が静脈の源泉であり血液生成の主要な器官であること、である。だがもし私がいま提案したものを加えなければ、肝臓の部分の用途について知っていることより知らないことがより多くなるだろう。

最初に提案した問題から始めよう、自然は胃とすべての腸から栄養を肝臓に運ぶ多くの静脈を門のところで一つに集めて、再びさまざまな静脈に分けたのは、いったいなぜだろうか？ 自然は静脈が一つのものであることが必要であるかのようにまとめておきながら、一つにまとめたのは無駄であったかのごとくただちに分裂させた。内臓に〔血液のための〕一つの大きな空所を作っておいて、そこに下では門から血液を運び上げる静脈を、上では受け取った血液を身体全体に運ぶ静脈を、挿入しておいてもよかったのに。エラシストラトスによって述べられたことは、黄胆汁を分離するために肝臓において静脈の分岐が生じたことを明らかに示している(1)。だがもしその問題をもっと詳細に検証するならば、それが間違った説であることが分かるだろう。腎臓に関して充分に示されたように、このように込み入った編制によらなくとも、自然は余剰物を分離することができるからである。まことに壺何杯も飲み干してその飲んだ量に比例して排尿する多くの大酒飲みたちは、分離に関しては妨げられることなく、血液はすべてただちに容易に空静脈に入って腎臓によって浄化されるが、この静脈とは接触することがない。あのエラシストラトスが、どのように黄胆汁が血

(1) エラシストラトスは前三世紀の解剖学者・医学者であり、しばしば生理学の祖と言われる。ガレノスは、自然は技巧的で無駄なことはしないという彼の信条を讃えているが、彼の他の信条の一部には強く反論している。

液から分離されるかを長々と我々に講釈しておきながら、どのようにして尿が分離されるかについてまったく考慮しなかったのは、驚くべきことである。そのどちらについても何も述べないか、あるいは両者について同様に言及する必要があったからである。だがこれらと他のすべての自然の能力については別に書いて、(1)身体の各部分に親近性のある質を吸引する能力が備わることを示しておいた、そしてそのようにして胆管は
305 胆汁を、また腎臓は尿を引き寄せるのである。自然が肝臓の脈管をそのような編制にしたのは分離のためではない、この内臓の中で時間を置いて、養分を完全に血液に変えるためである。なぜならもし自然が、心臓の場合のように何かを受け入れるための大きな空所を一つ作り、その中に一つの静脈を通じて血液を導入し、もう一つから排出するようにしていたなら、肝臓において胃から運び上げられる体液が滞留するためのごくわずかな時間すらなく、分配の勢いで運ばれてこの内臓全体をただちに通過していっただろう。栄養がもっと長く滞留して完全に変質させられるために、胃における幽門のように、腸における迂曲のように、出路の狭さが生じたのである。このようにして、精巣の手前のさまざまに曲がりくねる動脈と静脈〔蔓状静脈叢〕は生じたのであり、また頭にある硬い髄膜〔硬膜〕の下の網状のものと呼ばれている動脈の織物〔怪網〕(2)も
306 そうである。質料が留まることを自然が望むところでは、それより先に進むことを困難にしておくからである。一つの大きな空所があると一定以上の血液は肝臓に留まらないだろう、そしてごくわずかな部分だけがこの内臓の肉質と接触するので、その結果血液生成が損なわれるだろう。もし肝臓に固有の物質が血液生成の第一の道具であるならば、栄養はそれとより多く接触して、より早くよりよく血液の形相を獲得するはずである。このような次第で自然は肝臓にある静脈そのものを、身体全体のすべての静脈の中で最も繊細に創

307

造したのである。他の静脈は血液生成の源泉と近接しておらず、また傷つきにくくなければならないので、当然に強靭に作ったのである。このことの大きな証拠として、傷つきにくさの用途に応じて静脈が多かれ少なかれ厚くなることがある、それは議論が進むに従って示されるだろう(3)。これに対して肝臓にある静脈は最も繊細だが、それはこの内臓の内部に正確に位置を占めていて何かを蒙る危険がないからであり、こうして血液生成を行なう上でよりよい状態になっているのである。

胃から栄養を引き上げる静脈［門脈］に接して、それを引き継いで受け取る静脈［肝静脈］よりも手前に、黄胆汁を引き寄せる通路［胆管］が置かれていることはよいことであり、そのことは自明であると私には思われる。なぜならそれらの脈管の適切な位置によって、すでに見事に浄化された血液を空静脈が引き継ぐことになるからである。同じ理由で動脈の位置を我々は賞賛すべきである。自然が動脈を上の静脈［肝静脈］と下の静脈［門脈］の間には置かなかったのは、両者を同等に冷やさないようにするためであった。その代わり［動脈を］凹部の静脈［門脈］の下だけに伸ばした、肝臓の凸部には横隔膜に近いために持続的な運動があることを知っていたからである(4)。またその動脈が非常に小さいのは理に適ったことである、この内臓の凹

(1)『自然の機能について』第一巻第十二章。

(2)牛などの動物で、脳底の海綿静脈洞の中で内頸動脈が枝分かれをしている部分のこと。ヒトでは内頸静脈は枝分かれすることなく海綿静脈洞を通過する。本書第九巻第四章で述べられる。現代の解剖学用語に怪網 rete mirabile がある。『脈の用途について』第二章でヘロピロスの発見だと述べられている。

(3)実際にはこれ以後に述べられていない。

(4)肝動脈は門脈とともに肝臓下面（凹部）の肝門から進入し、肝静脈は肝臓上面（凸部）で下大静脈に注ぐ。

部の冷却にのみ奉仕し、血液を分け持つ必要がないからである——血液から余剰物がまだ取り除かれていな
いからである——、またその動脈は他の器官に対するように生命精気を多量に肝臓に与える必要がなく、い
308 やそもそもその肉質を薄い蒸気性の栄養で養う必要もないのである。引き続いてこの問題についてもっと明
確に説明しよう。

　自然は肝臓には最小の神経を配分した、肝臓を生体の運動と感覚のために準備しなかったからである。ま
ことに肝臓と肝臓から出る静脈には、この能力の源泉があり、植物にあるような働きが委ねられている。こ
れらのことについてはもっと充分に別のところで述べられているが[1]、始めのところですぐに述べられたこと、
また示されたことを思い出す必要がある。いかなる部分のいかなる用途も、器官全体の働きを知る前にうま
く見出すことは不可能であり、そして私は今いかなる働きについても語るつもりはなく、すでに示された働
きについて思い出させるだけにして、用途についての議論はその都度加えることにしよう。すでに示された
ことを思い出すならば、神経の小ささについてあなたはもう途方に暮れることがないだろう、むしろおそら
く自然は肝臓にそのような小さい神経を一体何のために配分したのかとさらに尋ねるだろう。この内臓は植
309 物にあるような栄養を司る魂の源泉としてあるかぎり、神経をまったく必要としないように見える。それを
自然と名付けるべきか、それとも栄養的な魂と名付けるべきか、それを探すことは、命名においてのみ有能
な人々に任せたい、あるいはもっと探求するのに有意義なものをまったく持たないかのように、そして物事
がどちらの言い方でも充分に明らかにされないかのように考え、それに全人生を磨り減らす人々に任せたい[2]。
むしろ我々は全議論の中でプラトンの忠告を常に思い出しながら用心しなければならない。すなわち我々が

名称を無視するならば、もっと知恵に恵まれて老齢に達するだろうというのである。[3] 肝臓が、植物を支配しているような能力の源泉であること、他の二つの源泉〔心臓と脳〕と結び付いていて、まったく切り離されない必要があり、同様にそれら二つもおたがいから切り離されない必要があることは、他の著作で示しておいた。[4] 肝臓は野生の動物のようであるが、いっしょに養わないわけにはいかない、もし死すべき〔人間の〕類であろうとするならば、とプラトンは述べている。[5] 人間は理性的なものでその座は脳にあり、その従者や召使いようなものとして、動物〔肝臓〕に対する護衛である気概〔心臓〕をもっている。それらの部分を我らの創造者は伸び出し〔静脈、動脈、神経〕によって結び合わせて、たがいに通じ合うように工夫した。しかしこれはかなり大きな神的な議論であり、『ヒッポクラテスとプラトンの学説』の中でもっと充分に私は論じた。[6] 当面のところ私が少し前に述べたように、動脈は心臓から内臓における温度の均衡を守るためにこの傍に来るのであり、そして神経はまったく無感覚にならないように周りを囲む外皮の中に挿入しているのだと、もしあなたが言うならば、それは説得力があり、また多くの人々にも充分だろう。もし肝臓が炎症[7]も

(1)『ヒッポクラテスとプラトンの学説』第六巻第三章。
(2)『自然の機能について』第一巻第一章。
(3) プラトン『ポリティコス』二六一E。
(4)『ヒッポクラテスとプラトンの学説』第六巻第三章。
(5) プラトン『ティマイオス』七〇E。
(6)『ヒッポクラテスとプラトンの学説』第六巻。
(7) 炎症（プレグモネー φλεγμονή）、燃やす φλέγω から由来し、熱感のある腫脹を意味する。ラテン語では音訳で phlegmone、または inflammatio と訳される。現代の医学用語に炎症 inflammation と蜂窩織炎 phlegmon（皮下組織の細菌感染による炎症）は区別される。『治療法』第十三巻で述べられる。

311 膿瘍[1]もまた他の疾患も感覚することができないなら、植物と少しも変わるところはない。それゆえそれらすべての疾患はぼんやりと、身体の他の部分のように明確にではなく感覚される、なぜなら神経が小さくて肝臓を包む外被に配分され、この内臓にまったく入り込まないかあるいは全体に行き渡らないからである。その能力が繋がった部分へとある程度まで伝達されるので、この内臓の全体にわたって神経を分布させることが余分だということも私は示しておいた。伝達によってそこにぼんやりとした感覚が提供されるはずであるから。

第十四章

さて私はすでに肝臓についてすべてを充分に論じたが、ただその位置の安全性についてはさらに述べる必要がある。実際に自然はそれについてとうの昔に配慮しておいた。肝臓は胃と腸全体に、静脈［門脈］とそれに結合した外被［小網］とによって結ばれ、その形と葉のために胃から引き離しにくいが、それでは不十分である。自然は肝臓を四方からいくつかの帯紐によって支え、傍らにある物体に付着させた。その一つで最大のもの［小網、大網］は、肝臓を覆うべき外被で腹膜から生じるものであって、肝臓を内部にあるすべてのものに結びつける。というのも、この外被はすべてのもの［胃腸］の上に伸び広がるからだ。また別の大きな帯紐［肝冠状間膜］によって肝臓は横隔膜に、また別の小さな膜状のもの［肝三角間膜］によって仮肋[2]
312 に結びつけられる[3]。横隔膜に結びつけられていると述べた帯紐［肝冠状間膜］は、それ自身がその材質において腹膜と同じ物体でできている。さらに、これは肝臓を包む外被［臓側腹膜］と横隔膜を下から支える外被［壁側腹膜］から生じており、これら両者とも腹膜から発芽していることは述べた。

その厚さとそれによる強さと傷つきにくさは、腹膜とは当然に大いに異なる。我々が直立する際に、肝臓は必ず横隔膜から吊るされるので、より激しい動きによって簡単に脱落し、動物がすぐに死んでしまうという危険が多分にある。それは肝臓がここで横隔膜にだけではなく、横隔膜を介して心臓にまで結びつけられているからである。その空静脈についてはすでに述べたが、身体全体に血液を配分しているので、どうしてもそれは心臓にまで昇る必要がある。また通過するのにこれよりもよい場所はない、両方の内臓の間に横たわる横隔膜を貫かなければならないからである。(4) それゆえ、ある帯紐を静脈のために、別の帯紐をこの内臓のために用意するのはよいことではなく、一つの強靭で厚いもの［肝冠状間膜］を、空静脈の覆いであると同時に横隔膜との共通な連結とするのが、静脈とこの内臓全体にとってよいことであった。そこは充分に重

(1) 膿瘍（エンピュエーマ ἐμπύημα）、内部が膿む ἐμπυέω から由来し、内部に膿が溜まることを意味する。膿瘍 abscess と訳される。

(2) 仮肋（ノタイ・プレウライ）νόθαι πλευραί, ノトス νόθος は庶子ないし生まれの卑しい子供を指す。胸骨との間に独自の付着をもたない仮肋を比喩的に指す。

(3) 肝臓は周囲の構造といくつかの腹膜ヒダによって繋がれている。下方では肝門と胃の小弯が小網によって繋がれ、上方では肝臓の上面と横隔膜が肝冠状間膜によって繋がれ、その左右の端は肝三角間膜となって胸壁に向かって伸び出している。

(4) 下大静脈は肝臓後面の陥凹（大静脈溝）から横隔膜の腱中心にある孔（大静脈孔）を貫き、ただちに心臓の右心房に入る。

要な場所となり、そこにある静脈の傷害は生体におけるすべての静脈に影響を及ぼすであろう、それは樹木の根元が傷を受けるときのようなものである。現にこの静脈が傷つけられたり引き裂かれたりすると、すぐに死んでしまう。それゆえ詩人［ホメロス］はこのように歌った。非常に賢いオデュッセウスが自分の何倍もの大きさのキュクロプスに対して、身体の他の部分ではなく横隔膜が肝臓と接するところに、剣を突き刺して殺そうとしたのだと。そして「入口に据えた巨大な石を手で押しのける」ことがたとえキュクロプスが死んでも叶うのなら、オデュッセウスは突き刺していただろうと詩人は歌った。その場所を突き刺されると、わずかな時間も生きていることができないと、これほどまで強く詩人は信じていたのだ(1)。

314
空静脈を包む大きな強靭な帯紐の後ろの部分に非常に薄いものを、前の部分に非常に厚いものを自然が置いたのは、自身のせいばかりでなく外部からの原因によって生体が傷つきやすくなるのを防ぐためである。静脈がよく結合されていないと、疾走や激しい跳躍によって不具合をうけることになる。この不具合は生体そのものから起こるが、［生体を］襲うもののうちで打ちつけたり傷つけたりするものは外部からやって来る。したがって、空静脈の前面を占めるものはそのような接触により傷を受けやすいので、覆いの厚さは等しくある必要はなく、傷を受けやすいところでより頑丈になるのが当然である。横隔膜は、プラトンが述べたように上部と下部の内臓を分ける隔壁であるばかりでなく(2)、私が他の場所で示したように(3)、呼吸のためのきわめて低からぬ価値の器官であり、だから狭くしたり圧迫したり、その下にある部分により動かされるのを必

315
要以上に妨げるべきではない。これを予見した創造者は、隣接する器官を可能なかぎりそれぞれ最大限に離しておいた。横隔膜を通り抜けるところで胃の空洞と食道をただちに結ばず、あたかも細長くまた狭い地峡

から出て少しずつ拡がっていくように胃の口と呼ばれるもの［噴門］を作ったが、肝臓の膨らみ全体は横隔膜に接触させることなく、空静脈の場所でできるだけ持ち上げて盛り上げて引き上げ、両者がその部分だけで接触するように作った。肝臓においてはそれほどの入念な技術が駆使されているのである。

316

第十五章

私が最初から提示したもののうち、脾臓がまだ残っているが、エラシストラトスによれば、これはある余計な知恵によって何の意味もなく生じたとされる[4]。彼は自ら自然が何も不合理には作らないと述べておきながら、これほどの大きさの内臓が無駄に生じたと恥知らずにも放言するのである。自然がまだ受胎状態にある生体で右側に肝臓を作ったときに、左側では脾臓をそれと向かい合わせに置いたのは、術が疎かになるのを危惧し、その部分においても何かが働くのを望んでのことであるのは明らかだ。胃をわずかにこの場所に引き寄せることでは、無駄な仕事となるのを避けられなかったかのようである。だが彼は愚かな説に反論し

（1）ホメロス『オデュッセイア』第九歌二九九―三〇五行。
（2）プラトン『ティマイオス』七〇Ａ。
（3）『呼吸の原因について』参照。
（4）エラシストラトスの見解については『自然の機能について』第二巻第四章で述べられている。

て長々と論じているのが、嚥下や分配や消化などについての著作の中に見出されるが、[1] 強力で明白な説に対して少しも反論を述べることがない。時にはそれらに言及するだけのこともあるが、そんなことすらしないで、まるで何の価値もないかのように、省略したり無視したりすることがある。しかし、ギリシア人のもとで高名な者たちがそう言っているからというだけの理由ならば、彼はそのように見下すのではなくそれに反論すべきであり、強力な論証をもって反駁しその説を棄却すべきであった。

脾臓については『自然の機能について』という著作において、これが肝臓の中に生じる煤状で濃厚な黒胆
317 汁性の体液を浄化する器官であることを示した。[2] 先に述べたように、[3] 脾臓は何か管道のような静脈性の脈管〔脾静脈〕を用いて体液を吸引する。吸引してすぐに胃に排出するのではなく、多くの時間をかけて先に脾臓そのものが加工し変化させ、この働きのためにこの内臓全体にある多数の大きな動脈がとりわけ用いられる。これらは無為に考えなしに自然によって与えられているのではなく、絶え間ない運動と心臓から動脈に流れ込む内在熱の力を用いて、肝臓から脾臓に引き継がれた濃厚な体液を加工し砕き、変化させ変質させるためにある。変化をしてこの内臓のための本来の体液になったものは、脾臓のための栄養になる。しかしたとえ何であれ、そこにおいて加工の手を逃れて微薄で有用な血液という形に変化することができず栄養にとってもまったく無用なものは、別のある静脈性の管道を通して脾臓が胃の中へと排出し、少なからぬ用途を示す。
318 それについては余剰物に関する論述の中で示そう。[4]

だが今は脾臓の構造の他のものについて、第一にそれに固有の物質、すなわちある人々によってパレンキュマと呼ばれるものについて検討しよう。[5] まさにこれによって、脾臓は黒胆汁性の体液を自身に吸引する

能力をもつのである。これはかなり粗目で海綿のように多孔質であり、この濃厚な体液を容易に吸引して受け入れられるようになっている。そして脾臓のそのような肉質が常にしっかりと守られるために、有用な動脈がその内臓全体に分布している。少し前に述べられたように、これらは他の少なからぬ利益のためにも生じた。実際、私はそれら〔動脈〕は、肝臓から脾臓に運ばれる体液の加工のために役立つと言った。だがそれら〔動脈〕はまた、その内臓〔脾臓〕の粗放な肉質を維持する、肺の肉質を維持するのと同様である。『自然の機能について』という著作で証明したこと[6]、つまり栄養を与えられる各々が周囲の脈管から栄養を吸収するということが正しければ、動脈からは希薄なもの、静脈からは濃密なものを吸引するというのが理にかなっている。動脈の外被は〔静脈の〕外被よりも緻密で、動脈に含まれる血液は〔静脈のより〕希薄で蒸気性であるからだ。このようなもの〔希薄な血液〕で多孔質の肉質が養われることは良いことである、密な肉質が濃密なもので養われるように。この内臓の動脈にあるそのような希薄な血液は、濃厚な黒胆汁性のその余

---

(1)『自然の機能について』第一巻第十六章および第二巻第九章を参照。

(2)『自然の機能について』第二巻第九章。

(3)本書第四巻第四章を参照。

(4)本書第五巻第四章以降を参照。

(5)パレンキュマ *παρέγχυμα*,「周りに注がれたもの」の意味であり、エラシストラトスないしその弟子たちによって名付けられたと、ガレノスは『解剖手技』の第六巻第十一章で述べている。器官に固有の物質を意味している。現代の医学用語には、実質 parenchyme がある。これは腺あるいは器官に特有の細胞ないし組織である。これに対して間質 interstitium は結合組織からできていて、実質を支える構造的な枠組みとなる。

(6)『自然の機能について』第二巻第六—七章。

剰物に由来する。それゆえにこの脾臓の肉質は多孔質であっても、肺の肉質とは大きな隔たりがある。それ
［肺］は非常に多孔質で軽く、ほとんど白く、まるで泡からできたようなものが固まったかのようである。それ
完全に純粋で黄色く希薄でそして精気を含む血液によって養われる。それらすべての長所を、心臓から送り
こまれた血液が持っている。だがこの内臓の性質については別に論じようと思う[1]。脾臓の物質は肺よりも緻
密であるのと同程度に、肝臓よりも粗放であり、だから当然［肝臓よりも］より希薄な血液によって栄養を
受けている。脾臓に吸引される血液は、肝臓にあるものよりも濃厚である。しかし、そこにある動脈によっ
320
て、また肝臓の中にある静脈よりもはるかに緻密な外被を持つ静脈によって加工されるため、大量かつ濃厚
なものではなく、希薄なものが少しずつ脾臓の肉質に送られる。それゆえ、この内臓［脾臓］の肉質は肝臓
のものよりも粗放で軽く、赤くも黄色くもない。脾臓は浄化される体液が黒胆汁性であり、加工を施された
その体液によって養われるからである。しかし肝臓はその中にある静脈の外被の薄さとまた開口部の大きさ
のおかげで、有用で濃厚な血液によって養われる。これら三個の内臓の栄養に関して要約すると、以下のよ
うになる。肝臓は赤い濃厚な血液から、脾臓は希薄だが黒い血液から、肺は完全に加工されて黄色く希薄で
精気に富んだ純粋な血液から栄養を受け取る。それゆえそれらの肉質の様態は、それを養う体液の種別にし
たがったものとなる、というよりは様態がこのようであるべきなので、自然はそれぞれに固有の栄養を用意
321
したのである。

これらが、脾臓に生成する多数の動脈について先に述べた二つの用途であり、またこれに第三の、動脈に固有の働きと用途に関わる別のものが加わる。それら［動脈］の運動が、とくに各部分の内在熱を保つため

に生じたこと、拡張している間に冷たい性質を引き寄せて冷却すること、収縮している間に煤状の余剰物を浄化することは示しておいた[2]。そして脾臓では加工される体液の質の悪さと濃さのために、そのような余剰物がたくさん作り出されなければならないので、動脈の数が多くまた大きくなるのは当然である。肺が強力な冷却を必要とするように、脾臓も充分な浄化を必要とする。肝臓は他に三つの重要な浄化があるので、そのような浄化を必要としない[3]。また心臓とそのための肺の場合のように強力な冷却も必要としない。小さな動脈をだけを必要とするのは当然である。このような訳で脾臓の本体は多孔質で軽く、動脈が多いのである。

第十六章

脾臓の凹部は肝臓と胃に向くのに対して、凸部は明らかに凹部と反対に置かれている。凹部には動脈と静脈の挿入と大網との連接〔胃脾間膜〕があるが、仮肋と脇腹の方に引き下がった凸部には、いかなる脈管も挿入されていない。だがいくつか線維状の連接〔脾腎ヒダ、横隔脾ヒダ〕が傍にあるものと結合している。連接の大きさと数はすべての動物で同じではなく、また種ごとにまた個体ごとに異なる。それらはすでに述べたように、脾臓を縛り付ける以外の目的では作られていないからである。それゆえそれらは数が多くも少な

（1）本書第六巻および第七巻第一—二章を参照。
（2）『脈の用途について』参照。
（3）胆管と胆嚢が黄胆汁を、脾臓が黒胆汁を、腎臓が漿液性の余剰物を肝臓から除去する。

くもあり、強靱でも柔軟でもあり、また動物によって位置が異なることもある、そして脾臓だけでなく肝臓の帯紐も同様である。脾臓を取り囲んでいる外被は、靭帯であるばかりでなく、その名が表わすように
323 この内臓をあらゆる方向から覆って包み込む外被でもある。それの生成の始まりは、先に述べたように腹膜である。しかし胃の覆いは他の臓器のものより分厚くなければならないと、私は先に述べた。胃と肝臓と大網と脾臓のあたりの部分は、今述べられたとおりの仕方で配置されている。

第十七章

これから私は腸について語らねばならない。栄養はそこを通過している間にもなお消化され、それは血液がすべての静脈の中で［生成されるのと］同じである。しかし、腸は消化のために、静脈は血液生成のために生じたのではない。だが先にも述べたように、自然がよりよいことのためにそれぞれの器官を用いることもあるが、すべての部分がある目的のために生じてそこから必然的に帰結することもある。自然が静脈を分配の器官として作り、それに血液生成の能力も与えたのは、その栄養の運搬中に時間が無駄に消費されないようにするためである。これと同様の理由で、静脈への分配のために生じた腸にも食物の消化能力が備わって
324 いる。しかし、『自然の機能について』という著作で証明したように、動物の各部分が変質能力を持たないということはまったく不可能であった[1]。腸の物質は胃の物質とはそれほど離れてはいない。そのため、もし腸が胃と類似の変質能力を持つことが必然ならば、ここでも栄養は必然的に消化されるはずである。だが肝

臓に血液生成の作業場のようなものがあるように、胃には消化の作業場がある。
　腸が余剰物を先に運搬するためでも消化するためでもなく、胃で糜粥化されたものすべてを静脈に引き渡
すために用意されたのだということを学ぶことができる。なぜなら、第一にどんな動物でも胃は余剰物を排
泄するための器官に繋げて構築されていないからであるが、ただしそれ［胃］の下端が坐部と呼ばれるもの
［肛門］に直接繋がることが不可能という訳ではない。第二に大多数の動物で腸には数多くの渦形がある。
325 第三に完全に消化されるまで胃からどんな栄養も送り出されない。現にこのことはすでに示した。動物にお
いて胃が肛門に繋がっていないことは、食物の消化の器官と分配の器官が別々でなければならないことを、
はっきりと示している。
　もしそれらが同一であるなら、未加工で未消化の栄養を静脈が受け取る危険がしばしばあっただろう。そ
ういうことが起きてはならない。一方が消化の部分で、他方が分配の部分であるべきなのは明らかである。
　こちら［腸］が肛門まで真っ直ぐ伸びず、多数の環状の路程により中断されていることは、生体から栄養
326 が簡単に抜け落ちないようになっていることをはっきり示しており、前述の内容と一致する。もし第二の胃
が元の胃に続いてあり、第一が消化のための器官であり、同様に第二が分配のための貯蔵庫のようなもの
だったら、わずかな時間のうちに多量の栄養が多数の静脈を通って肝臓まで運ばれることはないだろう。実
際には腸の渦形には肝臓から出てここに挿入される無数の静脈があって、胃で消化された体液をすべて送り

（1）『自然の機能について』第三巻第一章。

出している。そうでなければ、栄養がわずかずつ糜粥化して静脈の少数の口に適合し、ゆっくりと時間をか
けた分配が行なわれるだろう。なぜなら脈管の口が加工され消化された体液と、密に接触しなければならな
いからである。もし第一の胃の下に第二のより大きな胃が置かれていたら、その胃は栄養のうちで接触する
小さな部分だけをつかみ、大部分は深いところにあって静脈の捕捉を逃れただろう。しかし実際は、通路の
狭さが栄養すべてを小さく砕いて、腸の外被に接触させる。そこに静脈が開口していて、それによって脈管
の口に接触させる。もし栄養が通路の第一の渦形をすり抜けても、第二の渦形のところで捉えられるだろう、
327 またそれを通り抜けても、第三、第四、第五と引き続くいくつものどこかで捉えられるだろう。非常に多く
の渦形があるからである。それほど狭く長くまた多くの渦形を持つ道を通って、栄養の一部が脈管の口と出
会うことを余儀なくされる。腸の周縁全体には内面にまで至る口がぎっしりと無数に開いていて、通過する
栄養のうち有用なものがそれによって取り込まれる。その結果、栄養のために有用などんな体液も見逃され
たり、動物の身体から抜け落ちたりすることは決してない、少なくとも自然の法則によって身体の各部分が
管理されているかぎりは。今の説明はこのような場合に当てはまるのであって、衰弱した場合すなわち調子
が悪くなり、自然の術が妨げられ、誰かが手を差し伸べ苦痛を取り除かねばならないようなときには当ては
まらない。こういったことを取り扱っている各用途について私が言及していなくても、それを述べないのは
私の怠慢ではない、それを察しない方が愚かである。
　腸の渦形は、消化されたすべての栄養を正確に分配するためにあることはすでに示しており、これこそプ
328 ラトンが述べたことである。「腸が作られたのは」「栄養が素早く通過して、すぐに次の栄養を要求することを

身体に強いないように、そして満たされない欲求を起こさせて、死すべき種族［人間］のすべてを、暴食のために非哲学的で非音楽的なものにしないように」するためである。[1] 腸に渦形がなく、胃から肛門まで真っ直ぐに伸びている動物はすべて、貪欲で食い意地が張り、植物のように常に栄養を得ようとしている。[2] これに関してアリストテレスは見事に述べており、とりわけ自然は、植物から少しずつ離して、次々と動物をより完全なものとして創るようになり、あらゆるもののうちで最も完全なもの［人間］に至るまで行なったという。[3] これについて私も今述べているのだ。それゆえ反芻動物の胃の数について述べることも、またそれぞれの動物種の胃について述べることも、また他の栄養の器官について述べることも、私のすることではないだろう。アリストテレスが見事に述べているのだから。[4] もし人生が非常にすばらしいものを探求するために短すぎなければ、いつか彼の観察で残されたものを成しとげるだろう。ただ人間の構造を正確に説明することができるなら、今のところはそれだけで満足することにしよう。すでに述べた議論の続きに戻る前に、この本の読者となる人々がどんな働きについての証明も聞くことを求めないように思い出させよう。この働きについてはすべて『自然の機能について』で記述したのだから。同様に、腸へ下る動脈の口がわずかな栄養

---

(1) プラトン『ティマイオス』七三A。「死すべき」はガレノスによる挿入である。

(2) アリストテレス『動物部分論』第三巻第十四章六七五b二一—二八。また『動物生成論』第一巻第四章七一七a二三—二六も参照。

(3) アリストテレス『動物誌』第七巻第一章五八八b四—二三、『動物部分論』第三巻第十四章六七五b二一—二八を参照。

(4) アリストテレス『動物誌』第二巻第十七章五〇七a三〇—五〇九a二三、『動物部分論』第三巻第十四章六七四a九—六七五a三〇参照。

を、静脈が大部分の栄養を取ることも記述した(1)。そして自然状態で血液が動脈に含まれていることは、別の著作で個別に示した(2)。

さて今は腸の構造に関してまだ残っていることを述べよう。すべての排出・推進と呼ばれる働きと能力が横向きの線維によって行なわれ、牽引の働きと能力が真っ直ぐな線維によって行なわれることを私は示した(3)。胃は両方の運動を持つために、正反対の質の外被［平滑筋層］を必要とした、そしてそれぞれの腸が一種類
330 の運動、すなわち推進だけを持つのなら、横向きで円形の線維へと分解される一種類の外被だけを獲得しただろう。では腸の外被がどちらも同じような性質だとしたら、なぜ二つあるのか？　一方は余分であると見えるだろうが、そうではない。排出能力の激しさまたその器官の傷つきにくさのために、腸の外被は二重になったのである。胃に長く食物が留まるのがよいのは完全に消化されるためであり、同じことだが腸には長く留まらないのがよい。腸の中の長く狭い道を通って運ばれて、完全にまた速やかに腸から肝臓への分配がなされるのである。安全に、そして傷つきにくさを完全にするため、大いなる利益を二つの外被が腸に提供していることを、とりわけ腸障害(4)が示している。重い長い病気に罹って腸の大部分が腐り、いたるところで内がわの外被が完全に損壊している人々をしばしば数多く私は見たが、それでも彼らは生きていたし、生き
331 ながらえていた。もし損傷した外被の外がわに第二の別の外被がなかったなら、助からなかっただろう(5)。腸のあるところには、横向きの線維を傷つきにくくするため、外がわに縦方向の真っ直ぐな線維が伸びている。まさに腸に薄い外被をもつ動物、あるいは働きの激しい動物で、とりわけそのようになっている。紐のように真っ直ぐな線維によって外がわで結合されていなければ、横向きの線維がたがいに引き剝がされる危険が

あるからである。そのため直腸にはそのような［縦向きの］線維が多いのである。というのも多くの固い乾いた栄養の余剰物がその中に集まっていて、そこの外被は強く引き縮める必要があるからである。したがって、外がわでは真っ直ぐな線維である紐がそれ［横向きの線維］に覆い被さっている。ほとんどの動物では結腸全体が強靱な帯紐［結腸ヒモ］で縦方向に結ばれており、これは上から下へとそれぞれの部分に一つ伸びている。腹膜がまたこの第二の外被を包み込んで、腸全体を背骨のところのものと、また［腸の各部を］たがいに結び付けていることは先に述べた。要約すると、横隔膜の下の器官で腹膜から始まる外被によって覆われていないものは何もない。さて小腸に関してはこれで充分だろう。

第十八章

厚い腸［大腸］に関しては次のとおりである。小腸が栄養を消化して前に送り出してはいるものの分配の

(1)『自然の機能について』第三巻第十三章

(2)「別の著作」とはおそらく『自然状態で血液は動脈の中に含まれているか』と題された著作を指すが、この話題は『脈の診断について』などガレノスの他の著作でもしばしば問題にされている。

(3)本巻第八章参照。また『自然の機能について』第三巻第八章も参照。

(4)腸障害 *δυσεντερικὰ παθήματα* は dysenteric disease と訳される。赤痢 dysentery を指す訳ではなく、下痢などを含む腸疾患の総称である。『症状の原因について』第三巻第七章を参照。

(5)症状からの推測を書いており、解剖による体内の観察を述べたのではない。『疾患部位について』を参照。

ために用意され、かつそのために生じていたように、大腸も排出を連続的にしないために生じた。しかし
真っ直ぐな腸をもつ多くの多食動物でも、その下端の幅は異なっていない。しかしこれらの動物はほとんど
常に牧草を食べ、絶え間なく排泄し、プラトンが言ったように音楽にも哲学にも携わらずに生きている。だ
が動物の中でより完全でより優れたものは、常に食べ続けていたり排泄していたりはしない。外部からの栄
333 養を持続的に必要としない原因が腸の渦形にあること、またすぐに排泄せずかなり長い間隔を置く原因が大
腸の幅広さにあることも私は示した。それ［大腸］は第二の胃のようにその下に置かれていて、あたかも尿
にとっての膀胱のごとくである。動物が絶えず排泄したり排尿したりしないように、湿性の余剰物のために
は膀胱が、乾性の余剰物のためにはいわゆる厚い腸［大腸］が置かれている。これは下の胃とも呼ばれ、盲
の腸［盲腸］から始まっている。小腸が終わるところの右に盲腸が伸び出し、左に結腸が伸び出し、これは
先に右の脇腹を通って上に運ばれる。盲腸はまさに厚い胃のようで余剰物を受け取るのに適しており、結腸
もそれと同等である。そしてほとんどの鳥で、盲腸は働きの激しさのために二重になっている。たとえもし
小腸の通路において［栄養の］分配を逃れたとしても、盲腸において長く滞留する間にすべて完全に湿気を
334 失う、そしてほとんどすべての鳥では、胃と腸の部分が強力な働きをするので、余剰物の貯蔵器が二重に
なっている。栄養が素早く通過することで湿ったままにならぬように、そして排泄がまとまって一回かぎり
で済み、少しずつ継続的にならないようにするためである。しかし、人間と足を用いるすべての動物で、自
然が一つの盲腸を作って右の脇腹に置いたのは、そこに適切で持て余した場所があったからである。これは
私が引き続き述べる理由によって右の腎臓が［左のものより］より高くなっているからである[1]。

第十九章

自然は驚くべき仕方でこれらすべてを用意した。加えて、余剰物の両方の流出口のところに門のような筋肉がおかれ、絶えず排出されることも不適切なときに排出されることもない。実際、膀胱の頸と呼ばれるものは筋肉性で、直腸の下端は筋肉によってぐるりと締め付けられている。思うに、ある人々がこれをスピンクテール(2)と名づけたのはこのためであろう。あらゆる筋肉は随意運動の器官であるので、理性の判断が命令する前に余剰物が外に出て行くことを許さない。そして自然的な器官のそれほどの長さと性質の通路において、この一つのもの［括約筋］だけが魂の器官であり、それぞれの余剰物の流出口に位置している。この筋肉が麻痺したり、他の仕方で損傷を受けた者たちでは、意に反して不適なときに余剰物が流出する。もし自然が初めからよりよく配慮しておかなかったならば、我々の生活がどれほど不面目で不作法なことになっていたかをこのことは明白に示している。

だが自然はこれを驚嘆すべき仕方で用意し、胃と腸のすべてのものが身体の他の部分を養う手助けをする

(1) 本書第五巻第六章。サルでの解剖所見である。人間ではこの記述とは逆に、右の腎臓が低く、左の腎臓が高い。

(2) スピンクテール σφιγκτήρ, 動詞「締め付ける σφίγγω」に由来する。「ヒッポクラテス『流行病第五巻』註解」第五章に同様の記述が見られる。現在の解剖学用語に括約筋 sphincter がある。

だけでなく、自らもよく養われるようにしており、呆けて手を抜いて見落とすことがなかった。自然はまず、腸間膜全体に固有の静脈［リンパ管］を作った。これらは腸そのものを養うのに奉仕し、肝臓に届いていない。ヘロピロスが述べたように、これらの静脈は腺状の物体［リンパ節］になって終わるが、他のすべての静脈
336 ［門脈枝］は門へと上がっていく。その次に大網にある非常に多くの脈管を用意したのは、周辺のものすべてを養うというこの用途のためである。この両方の自然による巧みな知略［腸間膜のリンパ管と大網の静脈］は腸と胃を完全に養うのに十分である。実際、それらを養う助け手が他に二つあった。その一つはその栄養を消化することそのものにあり、そしてそれはすでに示された。またもう一つは長い絶食の間にも下の部分［腸］が肝臓自体からも何かを吸収することにある。肝臓への配分および配分されたものの正確な加工と分離が完遂されると、下の器官［腸］は必要なときに有用な血液を吸引することが可能になる。ある者たちは、先にその静脈を通って血液が肝臓へと配分され、それと同じ静脈を通って再び有用な血液が還流することに驚嘆する。また彼らは、自然の他の仕事について知らないし、ある器官が栄養を必要とするときにどれほどの能力をもって牽引するかも知らない、それについては他の場所ですでに示された(1)。

第二十章

337 今問題となっている部分に関する説明のうちで、まだ残っている自然の仕事と技術について述べよう。それぞれの腸の中に届いている静脈の多数の開口部は、樹木の根の細い末端のようになっている。自然は、樹

木において細い根を集めてより太いものにするような仕方で、動物においても細い脈管をより大きなものにし、さらにこれらを別のもっと大きなものにした。これを肝臓に至るまで続け、すべてを門〔肝門〕のところにある一本の静脈にまとめた。ここから胃と脾臓へと運ばれる静脈が枝分かれする。さらに同様の仕方で、すべての動脈を背骨のところにある大きな動脈〔腹腔・上腸間膜動脈〕にまとめた。すべての脈管の始点と終点の隔たりは大きいので、細い脈管が保護されないままで運ばれて行くのは安全ではない。さらに肝臓の門へと運び上げられる脈管は吊り下げられたようになっていて、いかなるものの上にもしっかりと安定して置かれておらず、その途中においてそれらが固定され、保持され、支えられるような他の助けもない。では、どのように自然はこれら〔脈管〕の安全に配慮し、生体が飛び跳ね、転倒し、外部から激しく打たれても、つぶされず壊れされず影響を蒙らないようにしたのだろうか？　腸を結合し覆う外被は腹膜から始まると私は述べたが、そこから自然は腹膜そのものとよく似た外被〔腸間膜〕を生み出し、それによってそれぞれの脈管を包み込んだ。自然は脈管の間の空いた場所に、この同じ外被を外被そのものに重ねて二重にすることで傷つきにくくし、外被そのものが脈管に対する結合かつ安全な防護となるよう構築した。完全に宙に浮き肝臓に真っ直ぐに向かう多くの脈管は、たがいに結び合うところで非常に傷つきやすくなるということを自然は分かっていたので、腺と呼ばれる肉質の性質のもの〔リンパ節、膵臓〕を置いた。それらは何か楔のように脈管の分かれ目の中に置かれ、それらに安全な支えを与え、力による不時の出来事を何も蒙らないように

（1）『自然の機能について』第三巻第十三章。

339

している。すでに私は腸間膜についての論述を終えた。だからそれに続く問題、腸間膜から出る静脈すべてを受け取って肝臓から出ていく大きな静脈を、いったいどの場所に導くのが自然にとってよいことであるのかを考察しなければならない。しかしこの巻はすでにだいぶ長くなっているので、この問題と栄養の器官に関して残された他のことはこの後の巻［第五巻］で述べることにしよう。(1)

(1)ガレノスのすべての著作について、パピルスの巻子本であるために、一巻の長さに上限がある。ガレノスは全巻まとめてではなく、何巻かに分けて世に出した。

第五巻

第一章

340 肝臓から出て腸間膜からのすべての静脈を受け取る大きな静脈〔門脈〕を、いったいどの場所へと導くのが自然にとってよりよいことなのか、これから検討せねばならない。なぜなら疑いもなく同じ静脈が、胃と脾臓からの静脈を受け取る必要があったからである。背骨のところにある大きな動脈〔大動脈〕から伸び出していると私が述べた動脈〔腹腔・上腸間膜動脈〕についても、[1] 同じことが述べられるものとせよ。さらに、
341 肝臓の上にある嚢から伸び出して胆汁を排出しようとする管〔胆嚢管〕[2]は、思うに胃あるいは腸の場当たりの場所にではなく、それにとって安全でそのような余剰物を苦痛なく受け入れられる場所へと向かわねばならなかったのだろう。自然がそれぞれの管をより劣悪で危険な場所へと導いてしまったのだと言えるような、見落とされていた他のもっとよい場所が、あるのかどうかを考察することにしよう。

第二章

我々はここから考察を始めなければならない。自然にとって肝臓の多くの部分から多くの静脈を伸び出さ
せて、下にある器官のそれぞれに一本ずつ伸ばすのがよかったのか、それともこの内臓の適切な場所を選ん
でそこから一本の大きな静脈を伸ばし、そこから他のものを幹からの枝のように伸び出させるのがよかった
のか。私には後者の方が良いように見える。なぜなら長い距離を運ばれる静脈そのものにとって、始めから
342 ただちに細い状態で伸びるのは安全でないのみならず、肝臓にとっても多くの伸び出しと開口部を持つのは
よいことではなかったからだ。反対に、いたるところで堅固な外被で覆われ、強靭な静脈が全部で二本伸び
出して、上では空静脈〔大静脈〕、下では門にある静脈〔門脈〕となることが、それ〔肝臓〕にとって明らか
によいことであった。もしここの静脈〔門脈〕が一本であるのがよいのなら、それをどこへ導くのが、また
どのように分岐させるのがよりよいことなのかを探求しよう。それが胃と腸の間に到達し、そこで両方に向
かって分かれるべきであると私には思われる。もしそれが〔枝分かれをする前に〕より下の方まで到達したな
ら胃からかなり離れてしまうだろうし、反対により上の方までであれば、今度は腸から離れてしまうのに加
え、胃における足がかりは不安定なものとなっただろう。この器官〔胃〕は、食物で満たされると最大の拡
張をし、排出されると収縮し、継続的に変化するからである。したがって、静脈の配分がすべての栄養器官

(1) 第四巻第二十章を参照。

(2) 胆嚢管は一本だが、この管は複数形である。ガレノスが複数を選んだ理由としていくつかの可能性が考えられる。①サルで胆管の枝分かれが時折見られること。『解剖手技』第六巻第十二章を参照。②総胆管と膵管のことを述べている。③胆嚢管と総胆管のことを述べている。

343 に均等に行なわれ、肝臓から下方へと伸びる脈管が安定した支えを得るために、それが胃と腸との間へ導かれて、ここで奥にある椎骨に乗りかかる必要がある。ただし、この静脈がある場所に行き、静脈とともに腸間膜全体に分岐すべき動脈が別の場所に行くことは、よいことではない。実際、大きく邪魔するものがないところではすべて、自然は動脈を静脈とともに分岐させている。それは静脈を覆いながら傍のものに結合させる膜をただちに動脈も利用できるようにし、また同時に脈管によって素材の一致と交換が行なわれるようにするためである。これについても別の著作で証明した[1]。さらに、この同じ動脈「腹腔・上腸間膜動脈」から肝臓への伸び出しを作り、神経は腸間膜全体にわたって動脈と静脈とともに分岐するものをただちにこれらとともに始めさせる必要があった。実際、この神経が肝臓へ送った伸び出しは、他の場所からではより安全にならなかっただろう。肝臓にある嚢から胆汁質の余剰物を排出するための管も、この場所へと導かれねばならないことは少し後で示そう。それゆえ、静脈、動脈、神経、そしてこれらとともにある胆汁を受け取る
344 第四の脈管も、この一つの場所に到達するので、明らかにそれらの分岐の始まりもここに生じる必要がある。だがそれぞれの脈管はそれが分岐する所で最も傷つきやすく、このうちのあるものが激しい動きによって損傷を受けるとすれば、それが最も起こりやすいのも分岐している所である。この場所は、ここに分配されて枝分かれする脈管を安全にするために大きな助けを必要とする。これを理解している自然は膵臓と呼ばれる腺性の物体を創造し、それをすべての脈管の下に広げると同時にそれでぐるりと囲み、裂け目を埋めた。その結果、どの脈管も裂けやすく不安定にならず、柔らかで適度にたわみやすいものの上にすべてが留まる[2]。たとえ、ある程度激しく動かされたとしても、固く抵抗する物体ではなく、柔軟に受け入れて少しずつ運動

の激しさを和らげる物体にぶつかり、打撃と圧潰と破裂が常に防がれるのである。さらに自然は強靱な膜を個々の脈管にそれぞれ被せ、またそれらすべてをともに巻き付けた。それらを覆って結びつけることを、腺に対してばかりでなく、それとともにとくに第一にその下の背骨のあたりにあるもの、さらに周りにある他のすべての器官に対して行なった。しかしそれらのために広い場所を前もって用意しておかなかったならば、この場所においてこれらのどれもうまく行なわれなかったであろう。もし空腸が胃の下部に結びつけられていたら、そこの渦形のものは非常に狭い場所を作り出していただろう。

第　三　章

自然はこれを予見して、すべての腸のうちで胃に結びついている最初のもの［十二指腸］を、ただちに渦形に曲げず、前述の物体［膵臓］に十分広い場所が残る程度に、背骨に沿って伸ばした。それに続く部分は

(1)『自然の機能について』第三巻第十五章。

(2) ガレノスにおいて、腺は膵臓など内臓領域の軟らかい肉質の物体を指しており、ここでは脈管のクッションとしての役割を想定している。十七世紀にワルトンが『腺学 *Adenographia*』で腺の多くに導管があることを見出して、腺は分泌器官と見なされるようになった。現在の解剖学で腺は分泌する器官を意味し、外分泌腺と内分泌腺が区別される。

巻かれて曲げられており、腸のこの部分は空腸(1)と呼ばれている。それは常に空の状態で見られ、その中にごくわずかの栄養も含まないからである。それ〔空腸〕と胃の下端との間が、渦形になっていない理由を私は述べた。解剖家たちはそれを腸への伸び出しと命名する慣わしである。それゆえ胃の後で栄養を受け取る器官の一覧は次のとおりである(2)。

第一には伸び出し〔十二指腸〕、
第二には空腸、
第三には薄い腸〔回腸(3)〕、
また第四には盲の腸(4)、
また第五には結腸、
また第六には真っ直ぐな腸〔直腸(5)〕、

その後に端のところに、締めつけてまた余剰物を留める筋肉〔外・内肛門括約筋〕がある。今や明らかにそれらすべての構造の用途は述べられた。伸び出しの用途についてはこの巻で、小腸また大腸の差異全体の用途については前の巻で述べられた(6)。何かを見過ごしたと思われるとしても、すでに述べたものと同じ論理だと分かるので、私から聞かなくても、先のことに従えば自分で容易に見出せるだろう、あるいは空腸のように、いかなる用途も生体に供しないものであっても、ある目的のために生じた〔別の〕ものに必然的に付随するのだと分かるだろう。ただし、それ［空腸］は何らかの［固有の］用途のために生じたのではなく、ある目的で構築された部分の帰結として生じたということを、少し後で示そう。もしすでに述べられたことから理解可能なものを各人が自分で論理的に推論することなく、私からすべて聞くことを望むのであれば、目下の記述は非常に長々としたものとなり、それは以下の非常に短い実例からとくに理解できるだろう。小腸への伸び出し［十二指腸］に関して、それが背骨に沿って伸びて、胃と空腸の間に配置されるべきものに場所を提供する前に、ただちに渦形になるべきではないとこの巻で述べたが、エラシストラトスによって書かれたことについて、私があたかも見落としたかのように問う者もおそらくいるだろう。つまり、「腸に向かう伸び出しは右側にあって、背骨の方へ下る」ということである。何のためにそれは右側に置かれ、どうして背骨

（1）ネースティス *νῆστις*, ラテン語の jejunus はともに「空腹・断食」を意味する。アリストテレス『動物部分論』第三巻第十四章六七五b三三の他、ヒッポクラテス『肉質について』第十九章に言及がある。ルポス『人体の部分の名称』一六九でもガレノスと同じ名称の由来が記述されている。現在の解剖学用語に空腸 jejunum がある。

（2）これは栄養を受け取る器官の一覧で、そのうち第一は胃の伸び出しであり、第二—六が腸にあたる。十二指腸は腸に含まれていない。

（3）ガレノスの「薄い腸」は、「厚い腸（大腸）」に対する小腸を意味している。現在の小腸は、十二指腸と空腸と回腸を含むが、ガレノスは場所によって空腸と回腸を含めたり、ここでのように回腸だけを指すこともある。

（4）テュプロン *τυφλόν* は、行き止まりのものを意味し、盲目のものという意味もある。ラテン語訳の caecus は盲目のものを意味する。現在の解剖学用語では盲腸 cecum である。

（5）アペウテュスメノン *ἀπευθυσμένον*, 真っ直ぐにされたものを意味する。ラテン語訳の rectum は真っ直ぐなものを意味する。現在の解剖学用語では直腸 rectum がある。

（6）本書第四巻第十七章。

の方へ下るのか、前者についてはこの前の巻で示したし、後者については何も特別に教示する必要がない、
すでに何千回と述べたように、自然は何ものも支えなしに放っておかないのである。そうであれば、自然は
348 その伸び出しが胃の下部から始まって宙にあることを許さず、背骨の上に導いてまずそこに安定した支えを
置き、その後にある膜性の帯紐［腸間膜］によって生体のそこの部分に結びつけたことは明白である。
　ある部分が何らかの用途のために生じたのではなく、別のものに必然的に付随することを、またこれが
［本質的な］部分ではなく、偶有的なものであることを、空腸のことからあなたは知るだろう。小腸において、
これ［空腸］の生成がどれほど有用なものかは、これに先立つ議論で証明した。栄養を含まないもの［空腸］
は生体にとって何の役にも立たないからである。だがこれは、ある目的で生じたより優れたものに必然的に
続いたのであり、次のようなことがこれらを続いて生じさせたのである。空腸は腸全体の最初のものとして、
胃の中で糜粥化され消化された栄養物を受け取る。それの位置は肝臓に近く、多数の脈管の開口がその中に
あり、少し上の方では胃からの伸び出し［十二指腸］で胆汁を運ぶ管［胆管］が胆汁性の余剰物を下に運んで
349 来る。肝臓はまだ空であるうちに、この第一の腸［空腸］から栄養を運び去る。こういったことのあるもの
は速やかな栄養の分配に、他のものは排出の働きの激しさに関係している。脈管の多さ、肝臓に近い位置、
消化されたものを最初に受け取ること、それを空の肝臓に提供することにより、空腸からの分配は多量かつ
迅速に生じるのである。胆汁性の余剰物が最初に腸へ落下することが近くで起こるので、空腸の［排出の］
働きの激しさは増大する。実際、吸収をなしとげるために、静脈は多数の方が少数よりも、短く肝臓に上が
る方が長く上がるものよりも、多くの有用なものから牽引する方がそうでないものからよりも、空の肝臓に

350 栄養を運ぶ方がすでに満たされたところに運ぶものよりも、迅速である。まだ胆汁が余剰物に混ざらずに、腸の外被自体で純粋な状態で流れ巡り、それを刺激して排出を促進すると、〔排出の〕働きの激しさが増す。それ〔栄養〕を送り渡す腸が激しく働き、受け取る側の内臓〔肝臓〕がただちに取り込むときに、〔腸は〕速やかに栄養を通過させなければならず、何ものもそこに留まることも時間がかかることもなく、ただ通過があるだけで、しかも急速である。だが栄養は常に均一に糜粥化されて受け取られるわけではなく、肝臓は同じような仕方で吸入するのでもなく、流れ込む体液の量も質も一定の基準を守るのでもないので、空腸の渦形の数は常に等しいわけではなく、ある場合には数が多く、ある場合には少ないのが見出される。最初の渦形が空なのは何かの目的で生じたのではなく、構築されたものに必然的に付随したことは明らかである。

351 だからすべてを私から聞こうと切望するべきではなく、あることはすでに述べられたことを手掛かりにして自分で発見すべきであり、それは胃からの伸び出し〔十二指腸〕が背骨の方へ向かうことを少し前に述べたとおりである。またあることは目下の教えの一部ではないと考えるべきである。何かのために生じたものに必然的に付随するものではなく、自然によって最初の案に従って創造されたものの説明を、この著作の中で私は行なうのであるから。

第四章

このことを常に心に置いて以下のことを聞くように。私が示そうと思うのは、少し前に胆汁性の余剰物に

関して先延ばしにしたこと、つまりそれが胃からの伸び出し〔十二指腸〕に流れ込むのがよいということで
ある。余剰物を下へと導く管〔胆管〕そのものにとってその道のりはより短い方がよい、そこへやってくる
脈管の安全性のために自然が用意した他のもの〔膵臓〕をただちに共有すべきだからである。このことはこ
れまで注意深く聞いてきた人々に明らかであると私は思う。受け取る器官〔胆嚢〕にとってもその方がよい
ということは、そこで必然的に生成される粘液性の余剰物の多さを知ることで理解できるだろう。それらの
生成についての正確な議論は、私の『自然の機能について』[1]という著作の中で、関連する証明とともに充分
352 に説明しておいた。そのような余剰物が沢山生じるということだけに言及して、今からしようとする証明の
ための論証をそこから引き出すべきである。

栄養のある食物を持って来ても拒み、きわめて食欲不振で無理に食べさせると吐き気を催す人、あるいは
刺激のある食物だけを受け入れるが喜びもせず、胃を膨らませ広げることで吐き気を覚え、げっぷだけでわ
ずかに軽くなる人、あるいは摂取した食物をとりわけ酸っぱくすることでだめにする人、こういった人に出
会ったことがあって、その人がどのように治療されたかを思い出すなら、私が今から述べようとすることを
容易に納得できるだろう。もしそうでなければ、私がそのような病人の治療法を語ろう。もしあなたが真実
を愛するならば、この論理を試しに自分の経験に当てはめて、医師たちによって見出されて書かれた治療法
353 を読むようにせよ。その治療の要点は、胃から粘液を洗い流すことである。粘液はそもそも粘着性だが、そ
のような状態では、長い間かくも温かい場所に留まることで、さらに粘着性のものとなるからである。私は
かつてそのような状態に陥った者が、蜂蜜酢[2]とともに蕪を食べた後で信じられないほど大量の非常に濃い粘

液を吐き、すぐに完全に健康を回復したのを見た。しかしその者はそれまでの三ヵ月間は胃の調子に何もよいところがなく、消化もうまく行なわれていなかった。すでに述べたように、そのような余剰物は必然的に胃と腸で生じると別の著作において示した(3)。それが生じることは解剖によっても、またそのような余剰物の過剰から人々に日常的に生じる疾患によっても示される。それらの疾患の治療法はただ一つで、その濃厚な粘着性のものを引き剝がして細かくして洗い流させるものを処方することである。

自然は最初からこのような助けを予め配慮し、身体から完全に排出されるべき刺激性で洗浄性の体液［胆汁］を、肛門近くの腸にではなく最初の伸び出し［十二指腸］へと導き、それに続く腸のどの部分も外部の助けを必要としないようにした。そして生体の体調が良好であるかぎり、粘液性の余剰物が毎日すべて排出されるのである。これに対して、身体の状態が悪くなり、［粘液が］過剰に集積すると、胃腸の疾患のうち最

（1）『自然の機能について』第二巻第九章。

（2）オクシュメリ ὀξύμελι は、酢（ὀξύς）と蜂蜜（μέλι）を混ぜた飲料でヒッポクラテスにも頻出する。『急性病の摂生法』第十九章他参照。古代の薬品である Oxymel は酢と蜂蜜をともに沸かしたものである。ガレノスは『養生法』第四巻第六章でその作成方法を述べている。またディオスコリデス『薬物誌』第五巻二二、プリニウス『博物誌』第二十三巻二九（六〇）を参照。

（3）『自然の機能について』第二巻第九章、『症状の原因について』第八章。

も困難な疾患である詰まり腹[1]や下り腹[2]や渋り腹[3]が続いて起こることに最良の医師たちは同意している。それ
ゆえ自然は胆管を適切に挿入することで、生体の健康のために多大かつ計画的に配慮を行なった。

自然はなぜ、胃が多くのそのような余剰物を生み出すのに、胆管の一部を胃に挿入しなかったのだろう
か？ これに関して、あなたは一層自然の先見性に驚嘆するだろう。我々は利益になるものを無思慮に選択
する、たとえそれが我々に必要な益をときに与える以上に、他のものをひどく害することがあるとしても。
355 しかし自然はどんな仕事においても、小さな善のために大きな悪を無思慮に無頓着に選ばず、個々の場合に
正確な尺度をもって量を判断し、無価値なものより何倍も有用なことを常に実行する。もし可能ならば当然、
いかなる欠陥も伴わずに自然はそれらすべてを構築しただろう。実際、自然の技術のどれをもってしても素
材の欠陥から逃れることはできず、完全無欠でまったく健全息災な被造物を作り上げることができないので、
自然に残されているのは可能なかぎり許された条件でそれを整えることである。それぞれの素材にはそれぞ
れの仕立て上げ方がある。我々はもちろん星と同じ物質から構成されてはいない。それゆえ我々は、[星と]
同じ傷つきにくさを求めるべきでも、自然を非難すべきでもない、無数の有益なことにわずかな害を見たと
してもだ。そうではなく、見事に生じた多くのものをかき乱し混乱させることなく、このわずかな害すらも
自然が避けることができたのだと示せたときにのみ、我々は自然を告発してその怠慢を非難すべきなのであ
356 る。もし黄胆汁が胃の中に流れ込んでも大いに苦痛を与えることがなければ、粘着性の余剰物を日々洗い流
すことでこの体液が我々にもたらす利益を、自然はひどく軽視したことになっただろう。だがこの利益が外
部からの助けによって十分に埋め合わされうるほど小さなもので、続いて起こる害悪の方が胃の仕事を完全

に台無しにしてしまうほど大きいのであれば、これほどの先見性を見せてくれた自然に対してもっと感謝せず、正当な称賛を惜しんで、讃歌を歌う代わりに非難するのはどうしてなのか、私には分からない。

刺激性で刺痛性があってすべてを洗浄する黄胆汁の能力を、誰が知らないというのか？　それほど多量の体液を下方［腸］に分け出しながら、前触れとなる腸の差し込み痛を誰が知覚しないだろうか？　胆汁性の嘔吐に先立って他の疾患、とりわけ胸焼け(4)という胃の開口部［噴門］にある差し込み痛が必ず起こることを、誰が知らないだろうか？　あなたは私がここでヒッポクラテスの著作(5)に言及してこれほど重大な証人を、すべての人に自明なことに関して喚問するのを望むのか？　それはまったく余計で無駄なことだろう。まことにすべての人に黄胆汁の能力が知られているならば、それが胃の中にどっと流れ込むときには胃の仕事がすっかり損なわれるのを見出すことは困難でない。というのも胆汁は、混ぜ合わされない状態で第一の腸

(1) エイレオス *εἰλεός*, 現在の医学用語に腸閉塞 ileus がある。

(2) レイエンテリアー *λειεντερία* は、滑らか（*λεῖος*）と腸（*ἔντερον*）から生じた語。現在の医学用語に下痢 lienteria がある。

(3) テイネスモス *τεινεσμός*, 現在の医学用語にテネスムス（渋り腹）tenesmus がある。

(4) カルディアルギアー *καρδιαλγία* は、文字どおりには心臓痛を意味しヒッポクラテス『予後』第二十四章に現われるが、意味が必ずしも明らかではない。この箇所に関する註解でガレノスは胃の口もカルディアー *καρδία*（噴門）と呼ぶと註釈を加えており、それに従えば胃の口のあたりの痛み、すなわち胸焼けであると解釈できる。現在の医学用語に胸焼け cardialgia がある。

(5)『予後』第二十四章および『古来の医術について』第十九章。

［空腸］に落ち込むと、差し込み痛を引き起こしてそこに栄養が留まることを妨げ、それと同じ仕方で、よ
く消化されていない栄養を下方へ押し出すことを、空腸よりも敏感な胃に強いるだろう。そしてこういうこ
とがはっきり起こるので、長々と証明する必要はない。差し込み痛が食物を未消化のままで排出させるので
ある。多量の胆汁が胃に流れ込む状態の下では、そこに食物が留まれないのはきわめて明白である。なぜな
ら刺激性の体液によって、胃は苦痛を受けて不快になり保持している内容物をただちに排出するように駆り
立てられるのである。この体液が胃の開口部までこみ上げてくると、そこは最も敏感なところなので、それ
358 によって刺激を受けて激しく差し込み痛を覚え、吐き気を催し嘔吐するのである。反対にそれ［体液］が胃
の下部に沈むときには、速やかに下がって行き、常に食物とともに排出する。というのも胃が激しく包み
絞って開口部が開けば、食道の側であれ下部であれ、その中の内容物はすべて等しく排出されるのである。
だからもしこの体液が胃の中に沢山流れ込むとしたら、その固有の働きを損ない破壊するだろうことは明白
である。実際に胃の固有の働きは消化であり、消化のためには十分な時間を必要とするのに、この体液は食
物が胃の中で時間をかけることを許さないのであるから。

　だから昔の医師たち[1]は正しかった、健康について他の指示に加えて、物を食べてから吐き出すことを毎月
するよう推奨したのだから。ある者は月に一回で充分であると主張し、また他の者は二回が適当であると考
えた。この場合にすべての者が、刺激の強い洗浄力のある食物を選択するよう助言し、胃からあらゆる粘液
を洗い流していかなる悪性の体液も身体を損なわないようにした。刺激が強く洗浄力のある食物は、概して
359 胆汁性で悪液性であるから。だから医師たちによって処置された身体全体にどんな障害も起こさずに胃を浄

化するのは正しい。胃の浄化は非常に容易だが、腸を浄化するのは困難であり、動物をさらに悪液性にすることを自然は予め知っていた。

なぜ静脈と動脈に腸から胆汁性の余剰物が配分されないのかを、自然の他の仕事すべてについて説明したあの著作において、私は説明しておいた[2]。栄養に関わる器官の用途について正確な知識を得たいと思う者は、先にその著作ついて習熟していなければならない。前から何度も述べ、この著作全体の始めにも指摘しておいたように、器官全体の働きをよく知らなければ、いかなる部分のいかなる用途も見出すことは不可能である。ここで用途の議論を放棄したまま、働きの証明を記すのではなく、むしろ他のところで証明されたことをこの説明においても前提としておいて議論を終えるのが適切である。私は粘液性の余剰物が必然的に胃においで生成されることを他の著作で証明したが、今はこれが明らかに起こることを思い出させよう。胆汁が身体にもはや取り込まれないことについても同様に扱おう。胆汁が配分されないことの非常に大きな根拠は、糞便の違いだろう。黄疸[3]の患者では、糞便は食物の色をしている、それは胆汁がもはや下に排出されず身体全体に運び上げられるからである。だが健康な者において糞便は黄色を帯びている、それは黄胆汁の体液が

(1)「昔の医師たち」とはヒッポクラテス、ディオクレス、プレイストニコス、ムネシテオス、プラクサゴラス、ピュロティモス（ピロティモス）、ヘロピロスのことを指す（『ヒッポクラテスとプラトンの学説』第八巻第五章）。

(2)『自然の機能について』第二巻第二章。

(3) イクテロス ἴκτερος. 現在の医学用語にも黄疸 icterus, jaundice がある。

腸の中に流れ込んでいるからである。さらにまた、もし腸から再び肝臓へと胆汁が逆流するならば、排泄物ばかりではなく身体全体の色も、黄疸患者のもの〔黄色〕とまったく違わないことは明らかである。

だからもし黒胆汁性の余剰物が脾臓で加工と変化を受けることができないで、肛門の近くではなく胃そのものへと排出されることを許しても、もう驚かないようにしよう。この余剰物が〔胃に〕苦痛を与えないこ
361 と、さらにもし自然が腸の肛門に近いところまで余剰物を受け取る通路を引き伸ばしたなら、その通路は余剰物の少なさに比例して狭くなり、その隔たりの大きさのために当然長くなり傷つきやすくなったはずだということ、それらを私がここで示すなら、あなたは余剰物が短い脈管〔短胃静脈〕を通って近くにある胃の中に流れ込むのが理に適ったことだと思えるだろう。(1) 黄胆汁について私が述べたことをあなたが思い出すならば、黒胆汁が胃に少しの苦痛も与えないだろうということについて、私がくどくど説明するする必要はないとあなたは思うだろう。もしそれが身体の全体に再吸収されずに胃を損なわないならば、何ゆえまだ害になるのか？　だが黒胆汁が取りこまれないことは、もっと希薄である黄胆汁が取りこまれないことから明らかである。そして黒胆汁が胃を痛めないということは、その質が証明している。というのも黒胆汁は収斂性で
362 酸性であり、胃を引き締めて収縮させる、そして黄胆汁と異なり胃の機能をかき乱すことのない性質を持っている。食物が長く胃の中に留まって消化されることを黄胆汁は妨げるので有害であると語れば、黒胆汁はそのように害を与えることはなくむしろ胃の〔消化の〕働きに寄与することを、我々は必ず見出すだろう。なぜなら胃を伸張させ収縮させて、正確に食物を包み十分に消化されるまで保持させるのである。このように自然は胆汁性の余剰物の流出を配慮したのである。

まだ残っているのは薄い水性の余剰物についてだが、これを我々は尿と命名している。自然はこれを分離するために腎臓を作り肝臓の傍らに置いた。排出がうまく行なわれるように、自然は何か水桶のような受容器として膀胱を作り、また不時の余剰物の流出を防ぐ番人として、その末端に筋肉［内尿道括約筋］を創造した。膀胱は栄養物の余剰物が吐き出される最も低い場所に、腎臓は先に述べたように肝臓の近くに置かれるのがよいので、腎臓から出て膀胱に至る何らかの道を作る必要があった。それで尿管(2)と名付けられるものが生じたが、それは細長く強靭な通路であり、腎臓と膀胱を結んでいる。このようにして尿は腎臓によって血液から分離され、そこから膀胱へと尿管を通って送り出され、理性がそれを命じる適切なときにそこから排出される。これを知るだけで自然の技術に驚くのはまだ早く、次のことを理解すべきである。腎臓の位置に関しては、どのような用途のために右の腎臓は［左の腎臓］より上方にあり、しばしば肝臓自体に触れていて、左の腎臓は［右の腎臓］より下方にあるのか(3)。それらの形状に関しては、なぜ動脈と静脈が挿入されるところで窪み、その反対側が正確に丸くなっているのか。さらにそれらの材質、編制、空洞、外被がどの

(1) 短胃静脈は脾静脈から分かれている。

(2) 尿管（ウーレーテール *οὐρητήρ*）、現代の解剖学用語で尿管 ureter がある。

(3) 左右の腎臓の高さに関する議論は、第六章の冒頭にもある。

ようなものか。なぜとても大きな動脈と静脈がそれらに挿入されて、神経が実に不明瞭で観察しにくいのか。同様に尿管と嚢に関しては、尿を受け取る嚢［膀胱］だけではなく胆汁を受け取る嚢［胆嚢］について、その材質と編制と寸法と形状、そしてそれぞれの器官について私が説明してきたような他のことを、知るのが
364 よいと思う。これらのどれもなおざりにせず、各部分すべてから得られる証拠により、それぞれの働きについての知識を確かなものにする者は、むしろ自然の技術に感嘆するだろう。

では、部分の用途を探求することで、働きに関する誤った仮説を論駁できるという論を始めに示そう。エラシストラトスにしても、精気のみが動脈に含まれると考える他の者にしても、腎臓に挿入する動脈の大きさの有用性を説明できないだろう。(1) もし腎臓が静脈だけを浄化し、そのために小さい腎臓にとても大きな静脈が挿入されるのなら、動脈は静脈のように大きくある必要はない。それどころかおそらく動脈は腎臓に挿入される必要がなく、必要だったとしても神経のようにとても小さく観察しにくいものであるべきだ。アスクレピアデスと追従者たちは、彼らが当惑する問題において、自然が無駄に働くと簡単にそしってしまう。
365 一方エラシストラトスと追従者たちはいつも自然を称賛して、自然は何物も虚しく作ることはないと言うが、しかし実際のところは詳しい説明をせず、それぞれの器官についてその称賛の真実を証明することもしないで、各部分の構造について多くのことがらにあえて沈黙し隠蔽し見過ごしている。それらについては『自然の機能について』という著作の中で述べたことで充分である。(2) 今この著作の読者各々に覚えておいてほしいのは、いかなる部分もおろそかにせず、私がしているように物質・構造・編制の種類すべてを自ら詳細に吟味し、伸び出しと挿入、それら各々の大きさと小ささ、それらすべての量と関係と位置を観察することであ

る。その次に、これらすべてにおいて、働きに関する論理が一貫しているように見えるならばそれを信じるべきで、何か非常に些細なことで難儀しても疑いはそこまでに留めそれに注目すべきではない。我々もそのように時間をかけてすべての点に注意を向け、それぞれの器官についてすべての人によって述べられたことを判断し、何であれ明白なものと一致することが見出されれば、一致しないものよりもはるかに信頼できると考えた。だがこれは現在の論考のみに限らず、すべての論述において取るべき態度であると私は推奨する。

今は目下の問題に戻ろう。動脈にも血液が含まれているという証明が正しかったことは、腎臓に動脈が挿入しているということによっても裏付けられる。もしそれが動脈にある血液を浄化するためでなければ、自然がそれらをそのように大きく創造し、腎臓の中の窪みへと静脈と同様に枝分かれさせて導いたのが、他の何のためであるというのか、私に説明してほしい。そして腎臓それ自体については、血液の漿液すべてを浄化していると述べたことは正しかったのだと両方の脈管の大きさから裏付けられる。もし尿が腎臓の栄養の

(1)『自然状態において動脈に血液は含まれているか』に関連する記述がある。Furley, D. J. and Wilkie, J. S., *Galen On Respiration and the Arteries: An Edition with English Translation and Commentary of De usu respirationis, An in arteriis natura sanguis contineatur, De usu pulsuum, and De causis respirationis*. Princeton: Princeton University Press, 1984 を参照。

(2)『自然の機能について』は全体としてエラシストラトス派およびアスクレピアデス派の見解の解説であるとともに、ガレノス自身の見解の擁護でもある。とくに第一巻第十二章以下と第二巻全体。

367 余剰物であるなら――マケドニアのリュコス[1]はこれを受け入れるほどに無知であるが――、いかなることも無計画に行なわない創造者がなぜこれほど大きな動脈と静脈を腎臓の小さな本体に挿入したのか語ることはできない。我々はリュコスの意に反して、自然の技術不足を非難しなければならないか、あるいは彼の働きに関する知識が健全ではないと論駁しなければならないかのいずれかである。

第六章

ではいったいなぜ腎臓の一方はより高く、他方はより低い位置を占めているのだろうか？　このことも示されたことと一致するのではないか？　それらが漿液を吸引し血液を浄化するとして、もし並んで置かれていたならば、一方が逆方向に引き寄せることで他方が吸引するのを妨害していたに違いない。だが実際は逆向きに相対して置かれていないので、それぞれが単独に吸引して他方から妨げられずに働ける。ではなぜ右の腎臓は上方に第一に置かれ、左のものは下方に第二に置かれているのだろうか？　それは浄化される内臓［肝臓］が右に置かれ、空洞［大静脈］の伸び出し［肝静脈］の大部分も右に開口して肝臓の凸部からそこに血
368 液を導いているので、吸引能力をもつ物体全体［右腎］にとって同じ列上にあるものから吸引する方が容易だからである。さらにまた脾臓が胃の下の部分に近づくこと、そして肝臓が胃の上の部分に近づくことはよいことだと先に示した[2]。だから右と違って左の部分には余った場所がないので、［右の］肝臓が［左の］脾臓より上に位置する分だけ、右の腎臓が左よりも高いところにあるのは不思議ではない[3]。

自然は漿液性の液を浄化するために、いったいなぜ二つの器官を必要としたのだろうか？　もし二重にし
ておくのがよいことなら、脾臓を一つだけ胆嚢を一つだけ作ったのは、怠慢であると見えよう。だがもし一
つで充分なら、自然は右に加えて左にも腎臓を作ったのは余計なことのように見える。あるいはここでも自
然の技術は、驚嘆に値するのだろうか？　黒胆汁性の余剰物はごくわずかであり、胆汁性のものはそれより
369 多いが、水性のもの〔尿〕はその両者よりはるかに多いのである。さらにまた黒胆汁性のものは非常に濃厚
であるが、漿液性のもの〔尿〕は非常に希薄であり、そして胆汁性のものはその中間である。量が少なく濃
厚でまた動きが鈍く、長々と導かれようとする余剰物〔黒胆汁〕のために、自然はとても大きく非常に粗放

(1)マケドニアのリュコスという解剖学者はガレノスよりやや年長で、ガレノスの著作を通してのみ知られている。『筋肉の解剖について』の記述から、リュコスが筋肉に関する大部な書物を執筆したことが知られるが、ガレノスはこの書物を不正確であり、無関係な生理学的内容を含んでいると厳しく批判している。ガレノスの『リュコスへの反論』は、リュコスによるヒッポクラテス『箴言』の註釈を批判したものである。『解剖学においてリュコスに知られていなかったことについて』の表題が『自著について』の中で言及されているが失われ、フナインも見つけておらずアラビア語訳もない。

(2)脾臓の位置については、第四巻の第四、七、十六章で述べられている。

(3)左右の腎臓の高さについてガレノスの記述はサルの解剖に基づいており、人間とは逆である。ヴェサリウス『ファブリカ』（一五四三年）では、ガレノスの記述を踏襲して、右腎を左腎よりも高く描いている。

な器官［脾臓］を提供し、胃の左側に置いた。先に示しておいたように[1]、そこで加工された濃厚な体液が、脾臓にとって栄養となるのである。肝臓のところの嚢は、希薄さと量において中間の体液［胆汁］を吸引するのではあるが、自然はそれを小さく作った。それは肝臓を浄化する他の器官よりも、位置においても吸引する開口部の数においても優っているからである。自然はこのことにおいても、価値に反することを行なわなかった。残りは右の腎臓についてであるが、これ一つで充分だと先ほどの侮辱的な論で述べられた。しかしこれほど多量の余剰物を浄化するのに一つでは、今の二倍の大きさでなければ不充分だとただちに明らかになるだろう。仮に片方の腎臓が二倍の大きさになり、もう一方が完全に失われていたとしたら、自然がその動物を不均衡に作り上げたのだと非難する人は、侮辱しているのではなく真実を述べていたことになる。それもまた明白なことだと思われる。これに先立つ巻で腎臓の議論に先立って、脾臓と胃と肝臓が適切な位置にあるために、動物の身体が均整がとれていることを私は示した。今もしそのように見事にかつ正しくできあがった生体において、どちらか一方に一つの大きな腎臓を作ってみたら、片側に偏らせてしまうだろう。だが自然はそうしなかった、一方に偏った一つの大きな腎臓の代わりに、二つの小さなものをそれぞれの側に一つずつ配置する方がよいと知っていた。そしてそれぞれの大きさが両者あわせて血液を充分に浄化できるほどであることは、事実そのものが裏付けている。実際私は連日無数の静脈を切開して、血液が凝固するときに浮かび上がる水がごくわずかなことを見出した。当然静脈切開を必要とする者はみな、身体に何か悪いところがあり、彼らの自然的な管理ははなはだしく損なわれている。しかしそれにもかかわらずこういう者たちでは血液が凝固しても、すでに述べたように水性の物質はごくわずかな量だけしか浮かび上がって来

371 ない。生体が健全であるときに腎臓が血液の漿液を完全に浄化することは、すでに述べたことや他の多くのことから証明できる。この議論でこれ以上時間を費やすことは余計なことだと私には思われる、なぜならすべての人はすでに述べられたことにすぐに同意し、腎臓が生じたその目的となる用途に充分に適うように構築されたということを信用するだろう。

またもし両方の腎臓が血液の漿液を充分に浄化するなら、そしてその余剰物が他の余剰物よりも数倍も多いなら、分離されるものの希薄さ以上に浄化の速さの原因になるものはないだろう。というのも希薄なものはすべて濃厚なものよりも容易に吸収されることが明らかだからである。したがって、腎臓の濃密さの原因は明らかに複数ある。つまり原因は二つである、一つはそのような液状のものを引き寄せるのが容易であること、とくに吸引する側が近くにあるので、また腎臓自身がそれによって養われる必要があるということである。これは『自然の機能について』という著作の中で示したことだが[2]、広い開口部を通して吸引する部分
372 は、それに固有の体液を単独で、混合しない純粋な形で吸引することができず、同質でない別のものとの混合によって粗悪になったものを吸引するのである。しかしもし吸引する器官の末端が非常に細く理論上でしか観察できない開口部で終わるときには、まったく混合せず正確に純粋な固有の体液が吸引されるだろう。肝臓のところの嚢〔胆嚢〕が、そこから出てこの内臓〔肝臓〕に挿入する脈管の眼に見えないごく細い末端

(1) 第四巻第十五章冒頭。
(2)『自然の機能について』多くの箇所で暗示的に述べられている。たとえば、第二巻第二章。

を通して、他の質と混ざっていない体液一つだけを吸引するのは理にかなっている。これは自然が吸引する
ように準備しておいたものである。これに対して、脾臓も腎臓も固有の体液だけを吸引するのではない。脾
臓はその体液とともに、脾臓に落ちる前に大網の静脈が自らに引き込んだ若干の血液も吸引する。両方の腎
臓は、自分のところの動脈と静脈が持ち合わせているほとんどすべての多量の黄胆汁を吸引し、さらに水性
373 で希薄な多量の血液も吸引する。しかし胆汁性のものはそれが非常に濃厚でないかぎり、尿とともにすっか
り通り抜ける。血液は汚泥か何かのように腎臓の肉質自体に流れてぶつかる、そしてそこから少しずつ蒸気
のようにその全体に散らばりそれに固着して腎臓の養分となる。

第七章

希薄な胆汁と同様にわずかな血液が、そこにある通路のどこからも尿とともに逃げて出て行かないように、
腎臓の本体を緻密にしておくのはよいことである。脾臓の本体はそれと反対に、先に示したように、充分に
多孔質で粗放であるのがよい。これは遠くから濃厚な体液を吸引するのにより適しており、わずかな血液が
それに追随するおそれもないからだ。脾臓は黒胆汁の余剰物を、腎臓が尿に対してするのとは異なり、加工
し消化して変質させる前に急いで分離することなく、非常に長い間保持して変質させ、自分の栄養にしよう
とするのである。だから脾臓が多孔質であり腎臓が緻密であるのはよいことである。また腎臓そのものの栄
374 養のために、背骨の上の動脈〔大動脈〕と空静脈から来る二本の大きな脈管〔腎動脈、腎静脈〕以外の第三の

脈管を必要としない。しかし黄胆汁を受ける嚢は、尿を受ける嚢と同様、純粋で混じりけのない固有の余剰物を吸引するので、当然に栄養をそれらに供給する他の脈管を必要とする。漿液性の液体は黄胆汁よりもずっと量が多いので、その受容器［膀胱］がずっと大きいのは当然である。それが大きくなったので、より大きな静脈と動脈と神経を必要とするのは理に適っている。だから各々の嚢にあるそれぞれ［血管と神経］の大きさが、それらの嚢の用途と大きさに応じてふさわしいものであるのを見ることができる。

375

第八章

さらに自然は場当たり的なところからそれら［胆嚢と膀胱］の両方に神経や動脈や静脈を導いたのではなく、ここでも明らかによりよいことを選び取っている。遠くからでもなく、無防備にもしない方がよかったのだ。したがって［自然は］尿を受け取る嚢［膀胱］には、平たく神聖な骨と呼ばれるもの［仙骨］のところの脊髄から神経を挿入した、その骨がこのすぐ近くにあるからである。そして静脈と動脈を膀胱の最も近くにある脈管から挿入した。そこでは背骨のところの(1)大きな脈管の脚の方への伸び出しがまず生じている。これに対して、肝臓にある別の嚢［胆嚢］には、この内臓［肝臓］に挿入するものから動脈と神経を分岐させた、どちらもとても小さくて観察しにくい。そして静脈を肝臓の門にあるもの［門脈］から伸び出させたが、こち

(1) 底本は ἀπό と校訂しているが、オリバシウスおよびアラビア語訳に従って ἐπί と読んだ。

らは知覚可能ではっきりしている。さらにこれら三つすべてを一つの場所、すなわち頸と呼ばれるところで
嚢の本体に挿入した。これが非常に強靱で、細い脈管の接近を安全に受け止め、また門の近くに配置されて
いるからである。同様に別の大きな嚢［膀胱］では頸のところに、それぞれの側に三本ずつ六本の脈管を挿
入した。脈管そのものにとっても運ぶ距離が最小限になっているのであり、嚢にとってもそれを肉質部分で
受け取るのに都合がよいからである。
　あなたはたぶんいま述べられた安全策が、それら［脈管］にとって充分であると推測するだろう。あなた
が自然よりも技術と先見性において劣っているからである。自然はわずかな距離を導き安全に挿入したとは
376
いえ、傷つきにくさのための第三の知略を見出すことを厭わず、脈管の小ささに応じた薄い膜をそれぞれの
まわりに巻き付け、それ［膜］によってすべてを一緒に縛りつけた。小さな嚢［胆嚢］の中に挿入された脈
管は、それ全体へと分岐しながら、その底部にまで到達した。それらの脈管は大きな嚢［膀胱］の頸に入り
込むと、最初の接近で二つに分かれる。一方の部分は小さな嚢［胆嚢］の場合と同様の仕方で嚢全体に拡散
し、残りの部分は下方へ向きを変えて頸そのものに沿って運ばれる。それが女性において小さいのは、全体
がそこで分岐しようとするからである。男性において大きいのは、これらが嚢［膀胱］の頸の端に置かれた
陰茎と呼ばれる著しい部分をさらに持つからである。生殖の部分に関するそれぞれの自然の技術については、
議論をさらに進めてから説明しよう(1)。私が目下議論した余剰物の器官について、なぜあるものは脾臓や腎臓
377
のように余剰物を分離する脈管そのものによって養われ、別のものは膀胱のように養うための別の脈管を必
要とするのか、すでに語り終えたと思われる。実際、それぞれの脈管の小ささや大きさ、挿入の仕方とそれ

が起こる場所、道の安全性、総じてそこに現われることはすべて自然の驚嘆すべき技術を示している。

第九章

それらの各々の器官について言い残したことに再び戻ろう。第一に腎臓に入りこむ神経について、第二に尿の通路について何か語り、そして第三にそれらに加えて嚢〔膀胱〕の本体の材質について説明する必要がある。それは腎臓と脾臓また他のすべてについてすでに構造の全体を述べたように行なう。腎臓には神経が、脾臓や肝臓やいわゆる胆汁を受ける嚢と同じ程度に配分されている。現にこれらすべてはごく細い神経を受け取っていて、それらは外がわの外被に現われる。自然はそれぞれに、植物から区別されて動物の部分となるのにふさわしいだけの感覚を配分したのである。自然が神経を配分した目的は三つである。一つに感覚器官には感覚のために、一つに運動器官には運動のために、また一つに他のすべての器官には痛みを与えようとするものの識別のために。感覚のために非常に大きな神経が舌、眼、耳に与えられ、それだけでなく両手の内がわ、胃の開口部〔噴門〕にも与えられた。実際こちらもまた幾分か感覚を有している。感覚する部分は無数にあるが、手を通じてなされる接触の識別は他の何ものも及ばぬほどに正確であるし、胃の開口部には我々が空腹と呼ぶ生体を養うものが不足したときの感覚があるからである。これらすべては感覚的な部分

(1) 本書第十四―十五巻。

379
であるため、ごく大きな神経がそこに見出される。第二に、随意運動の器官、すなわち筋肉についてであるが、これは身体の体肢を動かすために生じており、ごく大きな神経を受け取っている。すべての神経には必ず感覚があるため、筋肉には接触によって識別する能力が必要以上に付随した。自然が神経を配分した第三の目的は、痛みを与えようとするものを感覚するためである。解剖において観察し、自然が不均一にある部分では多く別の部分では少なく神経を配分したのが、誤っているのか正しいのかを吟味するなら、ヒッポクラテスとまったく同じ言葉を発することになるだろう。つまり自然は教養があり正しくまた巧妙であり、生
380
体に関する先見性を持っているのだ。だがもし公正な仕事というものが、その価値に応じてそれぞれに吟味され割り当てることであるなら、どうして自然が最も公正でないことがあろうか？ 感覚器官と感覚器官、筋肉と筋肉のように、器官が同じ類のものであれば、自然はその本体の嵩、働きの重要性、運動の弱さと強さに、さらに用途の連続性と不連続性がそれぞれどの程度あるのかに目を向ける。そして、それぞれにおける価値を正確に測定して、あるものには大きな神経を、他のものには小さな神経を、最も正しく与えられるようにそれぞれに配分する。だがこれらに関してはこれからの議論が進んだらあなたに教示しよう[1]。

第十章

この巻では栄養の器官について詳述し、これらの器官における自然の公正さについて示さねばならない。これらのどれも感覚の器官でも運動の器官でもないので、痛みを与えるものを識別するという第三の用途の

ために、当然小さな神経が与えられるべきであった。もしこういったこと［神経の分配］がこれらに起こらず、自身における疾患に対して無感覚であるならば、どうしてもごく短時間で動物は死ぬことになってしまうだろう。現にもし我々が腸内で差し込み痛を感覚すると、痛みのもとを取り除くためにただちに努力するだろ
381 う。もしこれらの器官が完全に無感覚であるなら、容易に潰瘍化し腐食し、日々そこに流れ込む余剰物によって腐り落ちてしまうと思う。実際にはこのように感覚が備わっていて、ごくわずかな時間も刺激性で刺痛性の余剰物が腸に残留することを許さないのに、それでも黄色あるいは黒色の純粋な胆汁が通過しただけで、それらは潰瘍化し擦り減り腐食し腐敗する。またヒッポクラテスも、黒胆汁から始まる腸障害が致命的であるとどこかで言っている(2)。腸障害のいくつかは黒胆汁から生じるのか、腸は苦痛を与えるものをただちに排除するほどの感覚を有するのにと、たぶん誰かが我々に問うだろうが、そのような者にはこう答えるのが正しい。腸障害がそのように生じることは、充分明らかである。それが生じる原因をもしあなたが知りたいなら、この渦形はすでに示したように栄養が腸を速やかに通り抜けないためにあることを思い出してほし
382 い。それらの屈曲や曲がり角で刺激性の余剰物が滞留すると、まず腸を擦り次に腐食する。今でさえ傷つくのを避けられるほどに充分な敏感さがなく、それどころか余剰物の刺激によって腐食し、洪水のような過剰な量によって圧倒されて、しばしば潰瘍化するのであるから、鈍感であればどれほど傷ついたと考えられるだろうか？　このような理由でそれらの渦形のそれぞれに神経が、動脈と静脈と同様に配分されているので

(1) 本書第十六巻。

(2)『箴言』第四章二四。

ある。
だが大きく重要な内臓である肝臓は、筋肉のように動かされないし、また腸のように余分な感覚を必要と
もしないので、非常に小さな神経が入りこんでいる。余剰物の通過が腸には負担をかけるが、肝臓は四つの
器官によって浄化される、第一と第二に二つの腎臓、第三に脾臓、第四に肝臓にある嚢［胆嚢］である。そ
れゆえ肝臓の中には悪性で刺激性の液体は何も残らないので、余計な感覚が不要なのである。肝臓を浄化す
るこれら四つの同じ部分も、自分の固有の余剰物によって害を受けることがないので、多くの感覚は不要で
ある。またそれらが余剰物と共通の質を持たなかったなら、そのような余剰物を吸引することは不可能だっ
383 ただろう。そしてまことに動物は非常に長い年月を生き続けているので、肝臓のところの嚢の中で常に黄胆
汁が、あるときは多くあるときは少なく、保持されているのを見ることができる。さらにその動物が死んで
肝臓から胆汁とともに嚢を取り去るなら、嚢の本体は時を経ても傷つくことがないので、きわめて長い期間
保存することができる。このように各々の器官において生来で固有のものはまったく苦痛を及ぼさない。こ
れらの器官［胆嚢、脾臓、腎臓］に自然が多くの感覚を与えなかったのは、理に適ったことである、その中に
含まれる余剰物によって決して害されることがないからである。
尿を保持する大きな嚢［膀胱］は、刺激性で胆汁性の尿が速やかに排泄されなかったなら、しばしば害さ
れていただろう。なぜなら嚢［膀胱］は本体の材質が胆汁を受ける嚢と異なり、胆汁の質と同類ではなくむ
しろ尿の質のみに近く、尿のために自然によって造られたのである。それゆえに動物の身体がすべて健全で
384 あるときには、いかなる部分も調和が乱れることはなく、漿液性の余剰物の物質が膀胱にとって刺激性で痛

みを引き起こすことがない。消化の器官のどれかに不調が先立って生じると、もはや有用な血液を生成せず、他の余剰物や尿が非常に刺激性で有害になるので、嚢［膀胱］を擦り侵食する。その場合に生体はもはや自然に排尿するのを待たないで、満たされる前にただちに急いでそれを排出する。また自然はこのことを予想して、大きな多数の神経をより鋭敏な感覚のために嚢に配分しておいた。

第十一章

すでに述べられた器官全体を外から覆う外被が腹膜に起点を持つと私は述べたが、自然がその厚さを器官の重要性や大きさからではなく、その用途に応じて配分したのは合理的である。肝臓はそれらすべてよりも重要でありまた大きいからといって、嚢よりも強靱な被いを与えられるべきということにはならないのである。むしろ嚢は夜も昼も頻繁に、満たされ引き伸ばされ、また空にされたり収縮させられたりするのだから、より強靱な被いが与えられるのがよい。短時間に極度の拡大と縮小しても無事に終わるものは、強靱である必要と、次々と交互に逆の状態になっても充分に耐える必要がある。

この配分は自然によって正しく、とくにそれぞれの外被の材質の種類についてはよりいっそう正しくなされた。すでに述べたすべての器官の外がわを包む外被は、すべてのものにおいて形が、また一部では薄さが蜘蛛の巣によく似ている。これらの外被は、内部にあって器官に固有でその働きをなす外被とは異なり、どれも線維には分解されず、全体として単一で均質で完全に膜性である。部分の本体を構成している内部の外

386 被は、胃と食道では先に述べたように外がわの輪を描く線維と内がわの真っ直ぐな線維とで二重になっている。[1] 腸の外被は〔腸を〕正確にぐるりと囲む二つの横向きの線維を、嚢〔胆嚢と膀胱〕の外被は真っ直ぐ、輪を描く、斜めの線維を持っている。それぞれの嚢の〔内がわの〕外被は一枚でありあらゆる種類の運動に適した構造を獲得した。真っ直ぐな線維によって何かを引き寄せるための動きを、横向きの線維によって排出するための動きを、斜めの線維によって包み込んだものを周りから保持する動きを、それ〔外被〕が得たことは理に適っている。横向きの線維だけが緊張すると幅が引き締まる。真っ直ぐな線維だけが緊張すると長さが短くなる。しかし真っ直ぐも横向きも斜めもすべての線維が自身に向かって引き寄せられるなら、部分の全体が引き締まり、線維が長くなると部分の全体が引き伸ばされる。それゆえ両方の嚢〔胆嚢と膀胱〕は、少し後で述べようとする原因のために、一枚の外被だけを持つはずであるから、あらゆる種類の運動を結果的に持てるように、あらゆる種類の線維をその中に持つ方がよかった。しかし腸の仕事は吸引することでも保持することでもなく、ただ包み絞りながら前方へと押すことであって、運動が単一で線維の性質も単一で
387 ある必要があり、胃の場合とは異なるのである。胃は、飲み込むときは吸引し、消化するときは保持し、消化してからは排出しなければならない。したがってあらゆる種類の線維を持っている。

第十二章

ではなぜ外がわの外被の線維は横向きのものだけで、内がわの外被の線維は大部分が真っ直ぐで、ごく少

388

数が斜めの線維であるのか？　そしてなぜ二枚の被膜が生じたのだろうか、自然は嚢［胆嚢と膀胱］と子宮において示したように、一枚の被膜を用いて三つの運動をその器官に供給することができるのに。この巻にこれを付け加えて、終えるのがよいだろう。

腸に関しては、その外被が傷つきにくさのために二重になっており、しばしば重症の腸障害の場合にその一つが完全に腐敗しても、生体にはもう一方で用が足りると先に述べた(2)。私は次のことを示したのであるから、今のこの議論はより信頼に値すると思う。すなわち、流れ出る胆汁は腸と反対の性質であること、黄胆汁は肝臓にある嚢［胆嚢］に完全に適していて苦痛を与えず、尿を受けるもう一つの嚢［膀胱］には、多量に悪性の黄胆汁が集められることはめったになく、概してこれ［黄胆汁］は苦痛を与えることなく適度にそれ［膀胱］と交わるのである。さらにこれから次のような議論がなされるだろう。栄養は胃と腸の中の場所で変化し動物の身体に適した性質に変わらなければならないので、その外被は充分に厚くなるのが理に適っている。そのような外被は、薄く冷たいものよりもっとよく変質させまた温めて変化させる。こういう訳で腹部全体が生来薄い者においては、肉付きのよい者よりも劣った消化しかできない。だが余剰物の器官においては何も消化されないので、外被が薄いのは理に適っている。また薄い本体［胆嚢と膀胱］においては、二重の外被を作ることができなかった。

胃では働きの多様さ、傷つきにくさ、そして厚さという三つの用途のために二重の外被が生じた。同様に

（1）本書第四巻第八章。

（2）本書第四巻第十七章の最後。

389 材質の種類は、嚢〔胆嚢と膀胱〕と消化の器官〔胃〕では非常に異なっている。前者は膜性で固くほとんど血液を含まず冷たいが、後者は肉質で温かくなっている。前者は最大限の拡張や収縮に耐える備えがあるべきだが、後者は食物の消化のために多くの温かさを必要とする。それゆえ前者には薄さの補助として傷つきにくさのために固さが与えられ、消化の器官〔胃と腸〕には軟らかさを救うものとして厚さが生じた。

第十三章

これらに関してこのように自然はまったく正しいのである。尿管が尿を受ける大きな嚢〔膀胱〕の本体と同じ材質で作られ、胆管が肝臓の小さな嚢〔胆嚢〕の本体と同じ材質で作られたことにおいて、自然が同様に公正であることもすべての人に明らかである。余剰物の受容器と余剰物を運ぶ通路が別々の材質からなる
390 べきではなく、同じ材質からできていて、同じように余剰物に耐えるものであるべきである。膀胱への尿管の挿入の仕方と腸への胆管の挿入の仕方は、まことにあらゆる称賛を越えている。尿管はそこに斜めに挿入され、内部の広いところまで斜めに長く伸びて達し、切り開かれてその器官の内がわの膜のようなものになる。それは余剰物が内部に流入するときには押し返されて開かれるが、それ以外のときには垂れ下がり緊張して、正確に口を塞いで液体のみならず精気もまたその中に逆戻りできないようにする蓋となる[1]。このことは、嚢に空気を吹き込んで膨らませ、それからしっかりと頸のところで結ぶことで、非常によく示される。その中のすべての空気は、たとえ嚢を外から強く圧迫しても、保たれ留められるのが分かる。それは流入す

るものの力によって内がわに押し返されるのと同様に、内がわからぶつかってくるものによって通路に押し
391 つけられ締め付けられる。あなたはこれもまた、創造者の生体に対する先見および並外れた知恵の証拠の一
つであると理解すべきである。それほどに驚嘆すべき仕方で、栄養の器官はすべて秩序立てられているので
ある。医師にとっては余剰物の受容器を他の栄養器官と同様に数えるのが慣わしなので、これらの両方の嚢
と大腸はともに栄養の器官と呼ぶのである。

第十四章

次に余剰物のために生じた筋肉について述べるのがよいだろう。これもある意味で栄養の器官であるから
だ。最も重要な第一の栄養の器官は、消化して有用なものを送り出すものである。第二は浄化し余剰物を受
け取るものである。第三は余剰物の流出にあずかるものであろう。この最後のものには二つの種類がある。
一つは不適切なときに余剰物が流出するのを防ぐもので、もう一つは適切なときにそれを送り出すものであ
392 る。肛門を作る筋肉は不適切なときに流出するのを許さず、腹壁のすべての筋肉は適切なときに流出を掻き
立てる。肛門の筋肉のうち一つ［肛門括約筋］は、対をなさず、直腸を正確にしっかり閉ざすため肛門を横
向きに取り囲む。直腸の外がわの端には横向きの物体［肛門挙筋の内周部］が上に乗っていて、その材質は筋

（1）尿管が膀胱壁を斜めに貫いて膀胱に開き、尿の逆流を防ぐ弁のような働きをすると述べている。

肉と皮膚の中間で、あたかも唇の端のように両者を混合したものである。その用途は筋肉に似ているが、働きの力強さと活力を欠く。これに対して残りの二つの筋肉［肛門挙筋］は、斜めで肛門を上に伸ばし、丸くなった筋肉の上方でそれぞれの側に一つずつ位置している。こちらの用途は、肛門が強力な便意で最大限に外にはみ出すときに、再び上へ引き上げるものである。これらの筋肉が麻痺し脱力すると、困難を伴いながら辛うじて肛門を引き上げるか、あるいは完全にはみ出したままとなるかで、手の助けを借りねばならない。
393 肛門の筋肉は今述べた用途のためにこのような数と性質になったのだ[1]。

　腹壁にある八本の筋肉の中で、真っ直ぐで身体の縦方向のもの［腹直筋］は二本であり、胸骨から恥骨にかけて伸びて、腹部全体のまさに中央を占めている。また別の二本［腹横筋］が腹部を水平に横切って、今述べたものと直角に交わって、腹膜をぐるりとすっかり覆う。他の四本の筋肉は斜めであり、その二本［内腹斜筋］は下肋部から脇腹の骨［腸骨］に向かって伸びる線維を持ち、残りの二本［外腹斜筋］はそれらをXの文字の形に横切って、肋骨から下腹部に向かって伸びている。すべての筋肉に共通な仕事は、線維を張り詰めて自ら縮み込むことである。それに伴い肛門では大腸の最も下の口を閉じ、腹壁では下にあるものを圧迫しながら内がわへと引き寄せる。しかし、肛門にあるものを閉ざすことで必ず、腸の働きで余剰物が押し出されても不適切なときにこぼれ出るということが起こらなくなる。他方、腹部にあるものが圧迫されるこ
394 とで、肛門の筋肉が明らかに緩められ、大腸に含まれていたものが排出される。

　ここにおいても驚嘆すべきは、筋肉のそれぞれの種類における自然の技術である。大腸の端の通路が閉ざされるべきところでは、［自然は］横向きの筋肉の線維を作った。胃と子宮と嚢［胆嚢と膀胱］について、こ

のような線維がこれらの器官の口を閉じるのに最適であることはすでに述べた。他方、下にあるものが強く抑えられ、上にある筋肉で手のように圧迫されるべきところでは、〔自然は〕真っ直ぐな筋肉を横向きの筋肉の上に、また斜めの筋肉をたがいに直角に置いた。何かを力強く押さえて圧迫しようとするときに、我々が手をたがいに交差して置くのと同様である。筋肉のそれぞれの数は自然によって先見性をもって見出された、肛門におけるものについてはすでに示されたとおりであり、腹壁のものについてはこれから述べるとおりである。もし〔筋の〕線維の配置で器官の働きが決まり、それらすべての配置の数が四つで真っ直ぐと横向きと二つの斜めであるなら、四つの筋肉の基本となる数はそれ自体に線維のあらゆる位置を含むのは明らかである。(2) 身体は右と左で二重になって正確に均等であるので、どちら側にも四つの筋肉があり、全部で八つの数になり、たがいに大きさも等しく数も等しく、線維の配置も似ており、どちらも他より劣ることも優ることもない。真っ直ぐな筋肉〔腹直筋〕は縦方向に伸び、剣状の軟骨の両側の部分で上から伸び出して、恥骨の上まで下りてきてたがいに接触し、真っ直ぐな線維を持ち、上から下へと同じように下りてきて、たがいに長さのみならず幅も深さも正確に等しい。それらの下で横向きの筋肉〔腹横筋〕の一つは右でもう一つは

（1）ここでは肛門周囲に三種類の筋が区別されている。第一（肛門を作る筋）は肛門括約筋、第三（残りの二つの筋）は肛門挙筋である。第二（横向きの物体）をMay〔19〕は肛門括約筋の一部（外肛門括約筋）と解しているが、内肛門括約筋と外肛門括約筋を肉眼的に区別するのは困難であり、複数の部分からなる肛門挙筋の一部と解するのがよい。

（2）字義どおりには「四つのものの最初の数」である。ここでは第一の筋肉ではなく、四つの筋肉の全体を指しているので、「基本となる数」と訳した。

396 左で、すべての腹膜の部分を覆っており、それらはあらゆる点で同等で同質であり、それらの腱性の部分は今述べられた二つの筋肉［腹直筋］の下に、肉質の部分は他のもの［外・内腹斜筋］の下に置かれている。それらの上にあるもの［外・内腹斜筋］は、いわゆる腱膜と呼ばれるものになって真っ直ぐな真ん中の筋肉［腹直筋］に向かって伸び出しており、右のものは左のものと何も違いがなく、それらはすべて同等で同質である。一方の筋肉［内腹斜筋］はそれぞれ腸骨から下肋部へ上る線維を持ち、もう一方の筋肉［外腹斜筋］は肋骨から前方へ下る線維を持つ。

397 それゆえ線維の配置は全部で四つなので、当然にそれぞれの側の筋肉も同じだけになる。それゆえ理論上でも、それらに別の筋肉を付け加えることは不可能である。それは真っ直ぐか、横向きか、斜めになるのだろうが、付け加えるのは余分である。また多大な損害なしに取り去ることもできないだろう。もし横向きの筋肉のどれかを取り去るなら、真っ直ぐな筋肉［腹直筋］の緊張は、それに対抗するものがないので、下にあるものに不均一で有害な圧迫が加えられ、あらゆるものが仮肋と腸骨に向かって押し出されるだろう。もしまた真っ直ぐな筋肉のどれかが損なわれたと考えるなら、横向きのものが残っているので、腹部の中央に向かって腸骨から仮肋までのすべての部分が押しやられるだろう。また同様に斜めの筋肉のどれかを取り去るなら、残りの筋肉がその下にあるものを損なわれた場所に向かって押しやるだろう。だがそのようにはならないで、いたるところから釣り合うようにそれらが押されるべきである。こうして八本より数が少ないのがよくないことは明らかであり、それより多くてもよくないことはすでに示された。それゆえ、腹壁の筋肉は八つでその数は必要とされているものを超過することも不足することもなく正しく、肛門の筋肉においても同様に過不足なく正しい。

第十五章

自然の技術を示すのに、私にはこれで充分である。もしあなたにとって充分でないなら、おそらく次のようなことで説得できるだろう。腹部のあらゆる部分における筋肉の働きが釣り合っていることはすでに示し
398 たが、これはあらゆるところで同じように圧迫することで、含まれた内容を逃げられる場所へと無理に引き下がらせる。上には食道の、下には直腸の二つの通路があり、後者の端に肛門があると述べたが、当然下の通路からすべての余剰物を排泄するのがよい。だがこのためには八つの筋肉からなる構造でも決して充分ではなく、食道よりも肛門の方に押し込むことができない。あらゆる部分からの釣り合いのとれた圧迫は、圧迫を加えられる器官の中に包含されている全てのものを、両方の通路に向かって同じように押し出そうとする、もし自然が下方への運搬をかき立て、上方への運搬を斥ける知略を考案しなかったならば。この知略は何か、またどの器官によって生ずるかということに、注意を向けるべきである。

大きな丸い筋肉があり、それはディアプラグマ［横隔膜］(1) と正しく命名されている、栄養の容器から呼吸
399 の器官を隔てているからである。前者［栄養器官］すべての上に位置し、また後者［呼吸器官］の下にあるた

（1）ディアプラグマ διάφραγμα, 隔てる διαφράγνυμι / διαφράσσω から由来した語。現在の解剖学でも横隔膜 diaphragm である。

めである。隔てるという本来の用途の他に、呼吸の器官としての大きい方の用途と、これから語る第二の用途とがある。横隔膜は胸骨の下の端から上に向かう伸び出しの始まりを持ち、またそこから腹壁の真っ直ぐな筋肉［腹直筋］の頭が垂れ下がっているが、横隔膜は両側で仮肋の端に沿って下りてきて、後方かつ下方でまたかなり斜めになる。そして［腹壁の］筋肉のあらゆる部分から等しく圧迫するときに、これ［横隔膜］は食道に向かってではなく肛門に向かってすべてを押し出すための知略になる。手首のところでたがいに重ね合わされて指の先端に向かって次第に離れていく二つの手を考えてみてほしい。下の方の手の上に海綿か捏ね粉か他の何かそのようなものがあり、上の方の手で押して包み絞って容易に押し出せるとせよ。そのよ
400 うな両手のうち横隔膜は下の手に、腹壁の筋肉は上の手に似ていると、さらに筋肉のうち真っ直ぐな筋肉は高くなった中指に、他の筋肉はその両側の指に似ているとせよ。それからその捏ね粉を摑んで押し出すように、筋肉が腹部を圧迫すると考えよ。ここからどんなことが起きそうであるのか？　手首のところでたがいに接触し下方で最大限に離れている二つの手によって圧迫されるように、［内容物は］下方へ押されるのではないだろうか？　もし手がたがいに接近し間にあるものを圧迫して、それらの離れている部分にすべて押し出すならば、そこではすべてが下方に明らかに押されるだろう。そこにおいて腹壁の筋肉はプレーン[1]――これはディアプラグマ［横隔膜］の別名である――から最大限に離れており、上方で長い筋肉は胸骨の部分で、残りのすべては両側でそれ［横隔膜］に接触するからである。

　余剰物の排出のためにこれだけを驚くべき仕方で自然は準備し、何か些細なことでもおろそかにしたり、
401 見過ごしたりしただろうか？　いや、そんなことはなく、自然を称賛するのは正しい、なぜなら自然はこれ

ほど大事なことを正しく行なったのに加えて、必然的に付随する害を正すこともおろそかにしなかったからである。実際、自然は腹壁の八つの筋肉が、下にあるすべてのものを正確に圧迫して内向きに圧縮することができるようにしただけで充分とはせず、それらの奥に横隔膜を斜めに伸ばし、何も食道まで上がってこないようにした。これと同じ仕方で自然は横隔膜の助けとして肋間の筋肉と呼ばれるものを構築した。横隔膜の筋肉は一枚だけなので、腹壁にある大きく数の多い八つの筋肉によって非常に容易に動かされ、胸郭(2)の広い場所へとひっくり返され、それにより圧迫の強さが緩むはずである。そういうことが起こらないように自然は胸壁の側面にあるすべての筋肉を張りつめて胸壁を内向きに押さえ込むように用意したので、上部の空所［胸腔］全体はあらゆる部分から締め付けられて、横隔膜はそれを受け止める場所がなくしっかりと保たれる。さらにまた、もし動物が胸郭と腹壁の筋肉を張りつめるが、喉頭を開けたままにしておくなら、そこに強呼息が放たれて排便の仕事がまた無駄になるのは明らかである。そういうときには生体が息を止められるように、自然は少なからぬ筋肉で喉頭の周りを取り囲み、あるものでは閉ざし、あるものでは開くようにした。頸の部分の説明において、私が述べた筋肉のそれぞれがどのようなものでありどのように働くか、私

（1）プレーン φρήν は、精神（感情）のある場所を意味する。現在の医学で phrenic は、⑴ 横隔膜の、⑵ 精神の、という二つの意味がある。

（2）胸郭／胸壁（トーラークス）θώραξ は、もともと胸甲を意味する。現在の解剖学でも胸郭 thorax がある。

403 は語るだろう。(1) それと同様に胸郭の説明において、肋骨の筋肉［肋間筋］についてもしっかり語るだろう。(2) 当面は自然が決して何ものもいかなる仕方でも、無視しなかったことを知るだけで充分である、起こることに必然的に伴う結果を予知しまた予想して、前もってすべての修復の用意をしておいたからである。さらにこのような用意の周到さは、驚嘆すべき自然の知恵の好例である。なぜなら他の何かのために生じた横隔膜を、位置が斜めであることから余剰物の排泄に役立つように仕向けたからであり、同様に別の重要な仕事のために喉頭と胸壁の筋肉を作っておき、その目的のためにも使用したのである。他方で腹壁において、その下にあるものの何らかの覆いかつ防御となり、同時に余剰物の排出の器官となる筋肉を創造し、それを強呼息と声の源泉としても利用し、胎児の出産にもまたプラクサゴラス(3)が言うところの呼吸の保持にも利用した。それがどのように生じるのかはそれぞれ適切なときに明らかにしよう。

第十六章

404 余剰物の排出について目下述べることにしてきたが、そのうち食物の余剰物の排出がどのように生じるかはすでに述べた。今度は飲物の余剰物の排出で、尿と呼ばれるものについて述べねばならないだろう。肛門にある横向きの筋肉［肛門括約筋］には、膀胱の頸にある筋肉と完全に同じ説明ができないと他のところですでに示した。(4) というのも、前者は通路を閉じるためだけに生じたのに対して、後者は第一にそこに含まれるものを包み絞り押し出すため、第二に閉じるために生じたからである。さてその構造がそうなっているのがよいことを説明しよう。膀胱には狭い通路を持つことに加えてあらゆる種類の線維が備わっている、胃や子宮と同じように。それらは中身を包み絞りながら口を閉ざすのであり、膀胱のも同様である。だが腸はそうなっておらず、線維が横向きになっていて、通路が充分に広くなっている。当然に腸は口を閉める筋肉を必要とした。だが膀胱はそのために大きな助けを必要としない、筋肉なしでもそれを閉ざすことができるからである。しっかり斜めの尿の通路［尿道］へと膀胱の圧迫によって落ち込むもの［尿］が、長い間そこに
405 留まらぬように、自然は横向きの線維からなる筋肉［内尿道括約筋］をその外がわに置いた。この筋肉はまた同時に膀胱の口を閉ざすことにおいて助力となるはずである。そしてここでも自然によってすべてが驚嘆すべき仕方で用意されているのが見られる。膀胱から腎臓へ何も上って行かないのは、尿管が斜めに挿入しているからであり、尿が継続的に排出されないのは、膀胱における線維とくに斜めの線維がさまざまあるからである。すべての線維が緊張すると、膀胱は充分に満ちて苦しくなるまでその中にあるものを締め付け、先に述べた筋肉がそれを助けて加わる。排出が始まるとすべての線維を緩める、ただし横向きのものだけは張りつめさせる。ここでは筋肉が膀胱に多大な協力をする。まず、尿道の周りの筋肉は膀胱に繋がる起点の
406 ところで緩められ、そして腹壁のすべての筋肉は力強く張りつめて膀胱を内がわに押し付け圧迫し、さらに

（1）頸についての説明は、本書第七巻第十一章末尾および第十一章にある。

（2）肋間筋についての説明は、本書第七巻第二十章にある。

（3）プラクサゴラスは前四—三世紀後半の医師。動脈と静脈を区別したことで知られる。

（4）『筋肉の解剖について』第三十章。

頸の周りの筋肉は通路にやってくる尿を包み絞り圧迫し外に押し出す。[1] 尿は膀胱の筋肉と上方の筋肉の圧迫によって押し出されても、今ほど速やかで完全にすべてが尿道を通過しなかっただろう、もし充分に斜めになっている尿道全体にわたって自然がその筋肉で外がわから取り囲んでいなかったなら。そして排尿のあとで残りの数滴を絞り出すのは、上にあるどれかの器官の仕事ではなく、この筋肉だけの仕事である、とくに刺痛性があるときにそうである。それゆえこの筋肉の第一の用途は尿道に何も残らないようにすること、第二は膀胱の口を閉める助けとなること、第三は速やかな排出に寄与することであると考えねばならない。

407 ある目的のために生じたものに必然的に付随する他の多くのものがあるが、膀胱の頸と尿道全体が傾いているのもその一つである。尿道は恥骨の後ろに伸び出し、それより後ろに直腸と、聖なるものと命名されている骨［仙骨］と、女性においては子宮の頸があり、その場所全体を身体の長さに沿って骨の外に達するまで運ばれ、そこから会陰に沿って手前に、陰茎の伸び出すところまで運ばれる。そこから再び陰茎に沿って後ろに明らかに充分に斜めになり、ローマ人のエス［S］の形に非常に似るようになる。そのようにうねり曲がった通路を速やかに通過することは、尿にとって上からの押しやる圧迫力だけではまったく不可能であっただろう、もしその場所で助けが用意されていなかったなら。女性ではこの通路はただ一つの屈曲だけを膀胱の頸に持っている。しかし男性では膀胱の頸から外に伸び出す陰部をもつので、余計に別の屈曲が加わっているのである。男性はより斜めの、女性はそれほど斜めでない尿道を持つということが必然的に帰結
408 するのも明らかである。そこに何ものも残さないために、この外がわの筋肉は横向きの線維を持ち、それによって囲まれて膀胱から陰部まで尿を導き出すのである。

（1）ガレノスは尿道の筋肉の力で尿が押し出されると考えているが、実際には、膀胱内の圧力によって尿道を流れ出ていく。

第六巻

第一章

409 自然によって用意された栄養の管理のための器官の構造について、この巻に先立つ二つの巻の中で説明し
たときに、私は空静脈の記述を横隔膜に至るまで進めた。そこからのことは、胸郭にある部分の説明と併せ
て記すのがよいと判断して、この巻まで先延ばしにした。さらにオイソパゴスと呼ばれる胃の口［食道］に
410 ついて、他のことは先の議論でも説明した。ただし胸郭でのこの経路がどのようであるか、ここで自然がい
かにおろそかでないのか、それに関しては過剰にも不備にも無為にも作らず、別のよりよい構造を思いつく
余地すら残していないのだが、このことをこの詳述に残さなければならないと思われた。実際それらについ
ては、胸郭のすべての部分についての知識を持たない人々にとって説明がまったく不明瞭になる。それゆえ、
それらすべてについて最初から話すべきではない。知らない者には教示が不明瞭であるが、知っている者に
は容易になる程度に、胸郭の構造を先に説明しておくべきである。

第二章

さて両側では肋骨によって仕切られ、前方では胸骨と横隔膜まで達し、後方では下へと背骨の方に曲がる空洞の全体は、医者たちによってトーラクス〔胸郭〕と呼ばれるのが慣わしである。そしてその内部の空
411 所の大きさは、外部から見える外部が充分に示している。実際、胸郭の外部から見られる大きさと内部の広さはほとんど同じである、というのも肋骨のきわめて薄い本体全体を取り除いたとしてもその違いがわずかであるから。魚ではその空所に心臓だけが収められており、そのため声を発するのに必要な器官の一つである肺が欠如しているので、その類〔魚〕ではすべて声が出ない。口を通じて大気から吸息しまたそこに呼息するすべての動物では、肺が胸郭の広さを満たしていて、声と呼吸の器官となっている[1]。その運動の始まりは胸郭からであり、そのことは呼吸に関する著作[2]の中で私が論理的に示しておいた。そして声の生成にも寄与しており、それについては『声について』という著作[3]の中で論じておいた。

さて今はその働きを示すのではなく、その器官の構造について説明することが控えている。だから何のた
412 めに我々が呼吸をするのか、今それを示すべきであるとは考えないでほしい。そうではなくて、別の箇所で提示された主要な点を目下の議論の前提として、心臓、肺、また胸郭全体について部分の用途を私は話そう。

---

(1) ガレノスは肺 πνεύμων を常に単数形で扱っている。

(2)『呼吸の原因について』と『呼吸運動について』である。前者の一部と思われるものが現存している。

(3) 現存しない。

すでに述べたように、これらとともに食道と［胸部の］空静脈の位置を説明しよう、そして次のところから始めよう。

呼吸の用途が動物に生じるのは心臓のためであることを私は示した、心臓はある程度空気の材質を必要とし、とくに燃えるような熱から冷却されることを求めるからである。吸気は冷の質をまるごと供給して心臓を冷却し、呼気はその中の燃えるようなそして焼けて煤のようになった空気を排出する。その理由で心臓は相対する部分からなる二種類の運動を持っており、拡張するときに吸引し、収縮するときに排出する。[1]

まずここに自然の先見性を見よ。我々にとって声を持つことはよいことであり、その生成のために当然に
413 空気を必要とするので、自然は呼出される他のために不要で無用なものを、声の材料として用いた。その器官が何であるか、その運動がどのように行なわれるかを、『声について』という著作の中で完全に論述しておいた。議論を進めるにあたり当面必要なことをここでも述べよう。ここでまず自然が称賛に値するのは、心臓が咽頭を通って直接に外部から空気を吸入するようにしないで、両者の間に肺を息の貯蔵庫のように置いて、両方の働きに同時に応じることができるようにしたことである。もし心臓が拡張して咽頭から空気を吸入し、収縮して呼出するなら、呼吸のリズムと心臓の拍動が同じになることが避けられず、その場合に生体はよく生きることのみならず、生きることそのものに多くの重大な障害を受けることになる。もしそうで
414 あるなら、沢山声を出すことが不可能で、よく生きるためにかなりの障害となる、また窒息の恐れから水中に入ることも不可能になる。そして煙の中を、埃の雲の中を、また動物の腐敗か何か他の原因で汚された有害で有毒な質の空気の中を走るときに、呼吸ができないでいると、生命はすぐに害され、動物は完全に死ん

415

でしまうだろう。心臓は咽頭からでもなく、直接に外部からでもなく、肺から吸入を行ない、また肺へと呼出するので、限度まで長く声を用いることが、また心臓に少しも負担をかけずにすっかり息を止めることがしばしば可能になった。もし心臓が咽頭を通して直接に外部から息を吸引していたなら、そしてまた外部へと呼出していたなら、二つのうちどちらかを必ず蒙ることになっただろう、不適切なときに有害な空気を吸息してしまうか、それともまったく吸息できずにすぐに窒息してしまうかのどちらかである。それゆえ、自然は心臓だけを唯一の呼吸器官とせず、心臓に息を準備し、同時に生体が声を創り出すために、外がわに肺と胸郭をめぐらせた。プラトンが述べたように[2]、前者を心臓にとって適度に柔軟な弾性体とし、後者を心臓だけでなく肺の安全のために、しっかり固められた防壁となるようにした。

胸郭の空洞のすべての中央に自然は心臓を置いた、安全性と肺全体からの均等な冷却のためにこの場所が最適であると見出していたからである。多くの人々は心臓が正確に中央ではなく、幾分左寄りにあると考えているが、それは左の乳首の方にすべての動脈の始まりである空所〔左心室〕の拍動が現われるので、人々が欺かれているのである。だが別の空所〔右心室〕が空静脈と肝臓に向かう右の部分にあり、そのため心臓はもはや全体として左に配置されるのではなく、正確に中央にあると言えるのであり、それは幅の隔たりの

（1）拡張する *διαστέλλεσθαι*, 収縮する *συστέλλεσθαι* は対比的によく用いられる。現在の医学用語に、心臓の拡張期 diastole と収縮期 systole がある。

（2）プラトン『ティマイオス』七〇C。

416 みならず、また深さと高さという別の二つの点においても胸郭の中央を占めるのである。実際、椎骨が心臓から後方に離れるのと同じだけ胸骨が前方に、鎖骨が上方に離れるのと同じだけ横隔膜が下方に離れている。そのため、心臓は胸郭全体の広がりの中央に置かれ、肺のすべての部分から均等な吸引を行ない、胸郭を通じて外部から心臓にぶつかるすべてのものから最も離れることで、最も安全に配置されている。

第三章

417 胸郭全体の中央部分は、縦方向で上から下へと続く強靱なもの〔縦隔胸膜〕によって分け隔てられている。それらは後方では背骨の椎骨〔胸椎〕に、前方では胸の中央の骨〔胸骨〕にしっかりと挿入されている。胸骨の下方の端は剣状と呼ばれる軟骨で胃の口のあたりにあり、上方の端は鎖骨との接合部にある。この膜の第一の最大の用途は胸腔を二つの空所に分けることであり、『肺と胸郭の運動について』の中で述べたように大きな傷害が一方に起きてその部分で呼吸の仕事が損なわれたときにも、残りの空所が救われて少なくとも半分の働きは守られるようにするためである。それゆえにもし胸郭の片側で内部にまで大きな傷害が達するなら、その動物はただちに半分の声と半分の呼吸になり、もし両方の空所が貫かれるなら、完全に無声と無呼吸になる。

胸郭を分け隔てる膜はこのように大きな用途を生体に与えていて、まさしくこのために生じている。自然はある目的のために創られたものを別のものに用いる巧みさを備え、胸郭の内部にあるすべての器官に対する覆いと結合としての利点をそれらから考案した。実際これらの周りに張り巡らされた膜(1)は、そこにある動脈と静脈と神経と食道とまた肺全体をも胸郭全体に結合し覆っている。先に述べられたすべての器官に対して結合としての用途が等しく与えられる。なぜなら位置を変えないことがすべての器官にとって等しく有用なことだからである。外被と防壁としての用途は同じではなく、大いに異なっている。動脈や心臓や食道のようにその性質が厚く強靱なものは覆いを少しも必要としないが、肺のように別のものは適度にそれを必要とする。胸郭全体の静脈は膜の伸び出しと取り囲みからとても大きな利益を享受しているが、これはとくに空静脈について言える。これについて語ろうと最初に提示したのは、胸の部分について説明しておくことが、心臓そのものがどんな位置を占め、さらにそれを隔てる膜がどのように胸骨の中央から始まって背骨に至り、胸郭全体を二つの部分に分けているかを知るのに必要だったからである。

第四章

さて空静脈は最大の用途を動物に与えるとこれまでの巻で示したが、横隔膜の中央を通って心臓へと上り、

(1)ここでは縦隔胸膜の他に、おそらく縦隔内の結合組織性構造も含んでいる。胸膜についての記述が『解剖手技』第七巻第二章にある。

再びそこからスパゲーと呼ばれる場所［喉頭］(1)へと至る必要があると、これから提示されるだろう。心臓そのものも肺も横隔膜も胸郭全体も常に動いているので、それ［胸郭］の中央の開けた場所を通る道も安全ではなかっただろう、もし外部からの助けを自然が考案しなかったならば。それのお陰で、空静脈はいわば宙吊りで常に揺らされるが、生体が背骨や胸骨を下にして激しく倒れたり、外部から何かによって打たれたりしても、安全かつ無事でいられるのであり、たとえ一枚の薄い外被であっても、何倍も厚い外被を持つ動脈より安全性で劣ることはないのだ。

これが傷つかないためにどんな仕組みが自然によって見出されたのか、これから述べなければならない。そのすべての部分ばかりでなくその伸び出しにまで共通の仕組みは、すでに述べられた外被であり、それらは傍らにある部分に結びつきまた同時に外被の全体をより強力にするために、すべてのものとともに伸び出し、そして空静脈そのものを横隔膜から喉頭に至るまで運び上げる。それ［空静脈］の部分ごとの助けは三通りの仕方で配分されている。心臓が胸郭の中央で何か手のような筋紐性の強靭な伸び出し［右心耳］を差し出し、より下の部分では下に配置された肺の第五葉を、上方の部分では最大のとても軟らかなテュモスと呼ばれる腺［胸腺］を有する。だが心臓からの伸び出しはこのためだけでなく、心臓にとって非常に有用な他のことのためにも生じたのである、このことは議論が進むに従って説明しよう。他方、自然は第五葉を、また胸腺も、大きな静脈のために創った。

言葉に頼らないで、動物を切り開いてその驚異を直接目撃しようと望むならば、あなたは驚嘆するだろうと思う。その葉が静脈の下に置かれているだけでなく、それとの接触が不安定にならないようにわずかに凹

421 んでいるのを見るからだ。さらにこの葉は大きな脈管や多くの脈管と織り交ざっておらず、その材質の大部
分は肺の肉質であり、それを人々はパレンキュマ〔実質〕と呼んでいる。ここでも自然は、その葉が呼吸の
器官としてではなく、空静脈にとっての軟らかな下敷きとして創られたことをはっきり示した。思うに実際、
呼吸器官〔肺〕にとっては多くの大きな息の受容器を持つことが適切であり、上にある器官を苦痛なしで安
全に支えるもの〔肺の第五葉〕にとっては拡張したり収縮したりまた非常に激しい動きにできるかぎり関わ
らないのが適切である。現に呼吸の器官の有用性は運動によって、支持器官の有用性はまさしく安定によっ
て生じるであろう。さらに自然は胸郭の左側に二つの葉を置き、右側に三つの葉を置くことによって、それ
の有用性を充分に示した。空静脈は生体の右側で肝臓のあたりから始まり、心臓の右の空所〔右心室〕に向
422 かって上方に運ばれ、そのために右の位置を占めるので、空静脈のために作られた葉が胸郭の右の位置に置
かれるのは必然である。

公正なる自然のこの仕事は、知性を働かせずに単に感覚だけでは不正であるとたぶん感じられるだろうが、実際には他でもなくきわめて正しいことなのであり讃えることがふさわしい。というのも自然は外観によるのではなく能力に基づいた公平を選択しており、それはまことに真実で神的な正義の仕事なのである。眼や耳や手や足のように、両側の器官のそれぞれが同等の働きの用途を持つところでは、自然は右のものと左の

(1) スパゲー σφαγή は、もともと屠殺を意味し、そこから生贄が斬られる部位すなわち喉を意味するようになった。ラテン語 jugulum に対応し、現代の解剖学では頸静脈 jugular vein がある。

ものを正確に等しく作った。だが、何か特別な用途のためにどちらかが幾分か優るところでは、ある余分な
部分を創った。栄養の器官について前の巻で示したとおりであり、今の肺の第五葉についてもこれと異なる
ことはないように見える。自然はこれを空静脈のために作り、その大きさ、編制、位置、形状、その他すべ
423 てのものを、この用途を考慮して整えた。肺の右の葉の数が左のものより一つでも多くない動物を見出すこ
とはできない。しかしすべての動物はそれぞれの側に二つの葉を人間のように持っている訳ではない。それ
より多く持つ動物がいるが、すべて空静脈の下に置かれた特別な葉を一つ持っている。他の動物の葉の数の
各々について述べることが目的ではない。他の器官の構造についてもこの議論では触れない、ただし人間に
ついての説明に必要不可欠な出発点を提示する場合は別である。もし私がすぐに死ぬのでなければ、いつか
動物の構造についても、人間と同様に細かい部分に分けて説明するだろう。もし現在の著述ですでに仕上げ
たものより多くのことが残っていたとしても、最後まで到達することができるなら、今のところこれで満足
である。

こういったことを述べたので、別の話題に移ってもよいだろう。すなわち胸郭の拡張において、他のすべ
ての空洞を上部の葉が満たすのに対して、仮肋が分けている斜めで狭い下のところを別の細長い葉が占めて
424 いるということである。このようにして各々の側に二つの大きな葉が生じる。そして第五の小さな葉が右側
で空静脈のために生じ、横隔膜から心臓の耳に至るまで伸びている。そこから空静脈の一部は心臓自身の中
へと挿入している。別のより大きな部分は真っ直ぐ上に、心臓からの伸び出し［大動脈］としばらく併置さ
れながら、それから胸腺と呼ばれるものを乗り越えて、喉頭まで運ばれる。自然は非常に大きく柔らかいこ

の腺を、胸骨と呼ばれる胸の中央の骨の上部の下に置き、骨が空静脈と触れることがないように、またその場所に生じる空静脈の他のすべての無数の伸び出しが、最初に伸び出すところで支えられるようにした。脈管をぶら下がったまま分岐させるところで自然は、常にその分岐の隙間を満たすために必ずその真ん中に腺
425
を置く。

その場所に最大の静脈の分枝〔鎖骨下静脈〕があって肩甲骨と腕へ運ばれ、枝分かれの手前から胸郭の上部に配分され〔奇静脈とその枝〕、そして前方かつ下方に分かれてその最大の配分〔内胸静脈〕が乳首から腹壁のあたりにまで至る。それらすべての静脈の分岐に、そして何よりも空静脈のために、自然は先に述べた非常に大きな腺を助けとして考案し、近くにある骨に対する隔壁を置いた。これはフェルトによく似た物質で支えを提供し、すべての静脈に多大な安全性を与えている。同じやり方で自然は空静脈を横隔膜から頸のところまで非常に安全に引き上げた。

第五章

空静脈とは反対の方向に上から下へと食道が通じており、それは口から胃に向かって栄養が運ばれる通路
426
となるためにあり、自然は胸郭の中で置かれるのに最もふさわしい場所に置いた。さて今度は、用意された胸郭を通る通路が、食道そのものにとって最良であるだけでなく、呼吸の器官にとって最も害がないことを、示そうとしているのに注意を向けてほしい。呼吸の器官と心臓と胸郭全体は、そこに含まれるすべての動脈

とともに拡張したり収縮したりするときに、どのような動きも決して妨げてはならないし、食道そのものは胸郭の広い場所の中央をあたかも吊されたように通るのではなく、何か安全な支えの上に留まらねばならない。それら両方のために、すなわち呼吸の器官にとって害がなく、食道にとって大いに利益となるために、自然は驚くべきやり方で食道に適切な位置を提供した。それは背骨の椎骨［胸椎］の上に乗ってまたそれらと結合し、こうして胸郭全体の中を通り抜けて来るので、位置の支えに加えて、すべての面から安全になる
427 とともに、心臓にも肺にも胸腔の他のいずれの部分にも害を与えないようにした。

食道の位置が曲がっていることから、自然が二つの目的のために、すなわち呼吸の器官にとって少しも障害にならないように、また食道そのものが少しも害されないように、それのためにその通路を作ったことを、さらにいっそうあなたは教わるだろう。それは背中の最初の四つの椎骨［胸椎］の中央を正確に伸びて決して横に逸れない、胸郭の狭いところに決して押し込まれることがないように、また安定した支えをその位置によってとりわけ得て、外部からのいかなる危害も容易に受けることがないようにするためである。後方には椎骨とともに棘と呼ばれる背骨からの伸び出し［棘突起］があり、前方には胸骨と胸郭全体の空洞があるので、外部からの何ものもそれに突き当たり、傷を負わせたり潰したりするのが不可能であり、そのように
428 強力な防壁であらゆる場所が補強されているのはまったく明らかである。第五椎骨［第五胸椎］のところで、それは下への真っ直ぐな走行から右へと位置を変えて逸れて、より重要な他の器官、つまりすべてのうちで最大の動脈［大動脈］によりよい支えを譲る。心臓の左の空所［左心室］から伸び出し、生体の身体全体に配分される動脈が、まず等しくない二つに分裂し、下に運ばれるもの［胸大動脈］がはるかに大きくなること

は正しい[1]。生体全体の中で心臓より下の部分が上の部分よりずっと多くまた大きいからである。さらに、背骨の最良の場所である中央に沿って下るのも正しい。

第六章

なぜこの動脈が第五の椎骨［第五胸椎］に達するのか、またそれが背骨に乗るときにそれより高くても低くてもよくないのか、それについては少し後で述べよう。食道についての議論をすべて私は先に済ませて、それが中央から離れるのが良いことを正しく証明しておいた。だからそれが左側でなくむしろ右側に離れているのがよいことを、示そうとする私に注意を向けてほしい。動脈は脊椎の中央に乗るが、ひどく専横に強欲に食道を斥けることをしないで、自らわずかに場所を譲って受け入れ、脊椎にある支えの一部を共有することをよしとする。その結果、もし上から下へと背骨の中央を通って伸びている線を想定し、そのような線の上に大きな動脈［大動脈］が乗っていて、その大部分が生体の左の部分に、小部分が右の部分にあると想定するならば、脊椎の中央が動脈によって占められると主張しておきながら、同時にそれが正確に中央にはなく、より多くが左側を占めていると言っても、あなたは矛盾しているとは思わないだろう。というのも大

(1) 大動脈弓から三本の枝（腕頭動脈、左総頸動脈、左鎖骨下動脈）が分かれ出て、胸大動脈になる。ガレノスはこれら三本をまとめて上方への枝とし、胸大動脈を下方への枝としている。

動脈は食道より重要なものなので、いわば貴賓席を占めているのは正当であり、先にそのように述べたのは正しい、同様に食道が不要な部分ではなく完全に無視することができないと我々が考えるのは正しい。両方の理論を合わせてみると、それらの器官のいずれにとっても現在あるよりよい他のいかなる場所も見出されないだろう。

430 だが動脈は中央の線に沿うとともに幾分傍らに寄ることが絶対に必要なので、再びここでも自然の先見性と技術を見ることができる。心臓の左の部分から動脈が伸び出し、ただちに運ばれて左の部分に進むことは、たとえ心臓と背骨の間全体でいわば吊り下がった支えのないままで進むとしても理に適っている、そこでそのように危険な場所においては、距離の短さ以上に役立つものはなかった。そういう訳で、もし解剖に立ち会って観察するならば、背骨と心臓の間でまったく最小の距離を動脈がとっていることにあなたは驚嘆するだろうと思う、動脈が背骨へと急ぐことを眼と知性を備えている者たちに明確に示しているのである。これこそ動脈が第五の椎骨［第五胸椎］に乗ることの理由である。すなわち正確にこの椎骨の始まりのところで、心臓から［大動脈が］伸び出しているからである。だが呼吸の器官については、少し後に述べよう。

431 胃の管道［食道］は胸郭の椎骨の最初の四個の上に乗っており、残りの八個では右寄りにある、その理由はすでに述べた。それが胸郭の下端にある横隔膜に最初に触れるとき、強靱な膜［横隔膜の腱中心］によって十分な高さにまで［腹側に］持ち上げられ、大きな動脈を乗り越えて再びもう一方の側に向かい、そこで横隔膜を通って胃の口の中に挿入される。高く［腹側に］上がっているのは、より固い食物の通過で動脈を圧迫しないようにするためで、左側にあるのは、先の議論が示したように胃の口がそこに配置されているのが

よいからであった。また脳からの神経［迷走神経X］が食道の傍らを通って胃に運ばれるのは、斜めの通路
の方がずっと危険がなく、真っ直ぐな通路よりもはるかに安全だからである。神経は柔軟で細く、長く真っ
直ぐに伸びて、その大部分は食物の充満を任された胃[1]をぶら下げて、その量と重さで常に引き伸ばされて容
432 易にちぎれるだろう。こういったことが起こらないように、自然は食道そのものに沿って生じさせた神経を、
少し前に述べられた他の何かの小さな理由によって、そして神経の安全のために、その位置を斜めにしてま
た全体の曲がりを創った。さらにそれに加えて神経そのものも、胃の近くで挿入する前に食道の周りをめぐ
らせた。神経についてはさらに再び述べよう。

第七章

空静脈と食道の位置についてはすでに終わったので、今は再び呼吸器官に話題を変えよう。自然がそれぞ
れの器官に最良の位置、編制、造形、量、形状を与え、また柔軟さと固さそして重さと軽さ、身体に備わる
すべてのものをきわめて正確に割り当てて、すべてをどれほど秩序立てたのかを示すことにしよう。さらに
433 自然がそれら相互の関係を前もってどれほどよく考えて、合体させ、連結させ、取り囲み、覆い、安全性に

（1）底本のヘルムライヒ版では ἀνακείμενον（任せられた）は神経の大部分にかかるが、ἀνακειμένην と読んで胃にかかるものとして読んだ。

関わることすべてに工夫を凝らしたか、再び心臓から始めてこれらすべてを説明しよう。
心臓が胸郭の中央に配置され、それを囲む肺の指のような葉によって周りを包まれ、その両方を胸郭が外
から取り巻くべきこと、これらはすでにはっきり述べた。なぜ心臓が完全な球形ではなく、頭と命名されて
いる広い円形の基底が上にあり、そこから始まって松笠［円錐］のように少しずつ小さくなり下端が細く狭
くなるのか、このことは以前にはまだ論じられていないので、私は心臓についての議論を何よりもここから
始めるべきだと思う。そのすべての部分は同じだけの安全を必要としていない、それらすべてが同じ用途を
託されていないからである。［心臓の］基底は脈管の生成に、その両側から下端に至る側面のようなものは空
434 所の生成に預かっている。下端そのものは強靭で厚い伸び出しで、その空所の押し蓋のように、また同時に
心臓全体の防壁のようになっている。心臓が激しい動きによって胸郭の前方の骨にぶつかっても、決して妨
げられ苦しむことがないように、またそれにより動きの拍律を損ない失わなくてもすむようになっている。
心臓のその部分［下端］が最も瑣末であり、脈管の伸び出しを支配する部分［基底］がすべてのうちで最も
重要である。その中間の部分は、隣接する部分と同様の価値を持つ、すなわち基底に近い部分は最重要に迫
り、端に近い部分は最瑣末にほぼ近い。それらの間の部分は、両方の先端からどれほど離れているかで、そ
れぞれの重要度が減じたり増したりする。だから心臓が円錐形になっていること、その頭のあたりが最も重
435 要なので最も安全な場所を占めていて、下部がすべての中で最も瑣末なので最も傷つきやすいことは、少し
も驚くにあたらない。

心臓のある部分が最も瑣末であると言われるときに、人が真実から大きく隔たって、単に最も瑣末だと理

解することを私は望まない。実際そのような心臓の他の部分が、その下端そのものでさえも、たとえば脚や腕のすべての部分よりも重要でないとあなたは見出すことがないだろう。すべての部分が重要であったとしても、それらをたがいに比較するならば、あるものが劣っていて他のものが優っているのだと考えねばならない。私の議論に、今だけでなくこれからも何も誤解せずについてこられるように、動物の身体における部分が瑣末か重要かを何によって識別すべきなのか、私はあなたに説明したい。どちらも有用性から判断することができる。それには三つの種類がある。生きること自体のためのもの、よりよく生きるためのもの、そして種族を守るためのものに分かれる。生きること自体のために有用な部分は完全に重要と見なされ、残りの二つの瑣末なものの中で、重要なものと一緒に影響を受けやすいものは他よりも重要であり、影響を受けないものはより瑣末である。

それゆえ心臓はいわばかまどのように内在熱の源であり、それによって生体は制御される、だからそのあらゆる部分はこれほど重要であろう、そしてその有用性が生体全体の生命の維持に関わるものはいっそう重要である。二つの脈管の口が心臓の左の空所［左心室］のところにあり、その空所は医師の間で精気的と呼ぶ慣わしである。心臓はこれらの口のより小さな方［左房室口］を通じて肺の動脈［左心房＋肺静脈］に繋がり、より大きな方［大動脈口］を通じて動物全体の動脈に繋がるからである。心臓のもう一つの空所［右心室］は血液的と呼ばれ、その口は重要さで劣る(1)。しかしこれらは［心臓の］他の部分より重要である、一方［右房室

(1) ガレノスによれば左心室は、肺静脈から送られ変化した空気と血液から生命精気を生成するためにある。そのため左心室が↖

437

口〕は心臓に血液を引き入れ、もう一方〔肺動脈口〕はそこから肺へと血液を送り出すからである。前述のこれらの脈管と口はそれぞれ特筆すべき大きさであり、心臓はその部分において最大となり、胸郭全体の中央を占めるのは理に適っている、ここは外部からぶつかって来るものすべてから最大限に離れているので、最も安全な場所であるからだ。なぜなら生体を押しつぶし、切断し、加熱し、冷却するもの、また危害を加えるあらゆる他のそれに類するものは、前述の一部に到達するよりずっと前に必然的に胸郭全体と肺と心臓自身のすべての部分に害を加えて通り抜けるのだから。

第八章

438

心臓の形状とそれぞれの部分の位置に関することがらは以上のとおりである。物質全般について以下に順次述べよう。心臓は強靱で傷つきにくい肉質であり、多くの種類の線維から構成されており、たとえ筋肉に類似しているように見えても、次の二点によって、筋肉とは明確に異なる。筋肉の線維の性質は単形で、真っ直ぐで縦方向か幅に対して横方向かであり、同時に両方であるものはない。心臓はそれらの両者と、第三の斜めの線維をそれに加えて持っている。だが強靱さと張りと全般的な強さにおいて、また傷つきにくさにおいても、心臓の線維は他のあらゆるものよりも大いに優れている。いかなる器官にも心臓ほどに継続的で激しい仕事がないからである。それゆえ本体そのものの物質が強さと傷つきにくさのために用意されているのは理に適っている。だが線維の種類の多さはいかなる筋肉にもないが、他の多くの器官、たとえば子宮、

嚢［膀胱、胆嚢］、胃などにはあり、自然はさまざまな動きのためにそれを用意しておいたのである。これを
先の議論で私は示しておいた。それぞれの筋肉は一つの単純な動きをする、このことは別のところで示して
おいた(1)。だが胃と子宮と両方の嚢は吸引し保持し排出する、心臓も同様である、そしてそれゆえにそれらの
線維はすでに示されたようにそれぞれ種類が多く、自ら収縮する真っ直ぐな線維によって吸引し、横向きの
439 線維によって排出し、包み絞るすべての線維によって内容物を保持する。

　心臓の線維のそのような運動を観察することが、二つの状態で可能である、一つは動物から取り出された
ばかりでまだ拍動しているものを観察することで、もう一つはその前方にある胸骨と呼ばれる骨を切り取る
ことでである。それについては『解剖手技』で述べておいた(2)。縦方向に伸びた線維が短縮して他のすべての
線維が緩んで離れると、長さは短くなるが全体の幅が増す。このときあなたは心臓全体が拡張するのをみる
だろう。反対に縦方向の線維が緩んで横方向の線維が短縮すると、逆に心臓が収縮するのをみるだろう。そ
れらの動きの合間に、ある短い静止が生じるが、そのときには心臓が中のものをきっちりと包み絞り、すべ
440 ての線維とりわけ斜めの線維が働く。心臓の空所そのものの内がわに帯紐［腱索］がしっかり張り詰めて「心
臓の」収縮に大変な助力をする、というよりほとんど成し遂げる。これは非常に力をもち、縮み込むときに
心臓の外被を内向きに一緒に引っ張ることができる。心臓の二つの空所の間に隔壁のようなもの［心室中隔］

---

(1)『筋肉の運動について』第一巻第四章。

(2)『解剖手技』第七巻第十二章。

↙精気的と呼ばれる。右心室は肺の栄養のために存在し、大静脈から血液のみを受け入れるので血液的と呼ばれる。

がある。しっかり張り詰めた帯紐は、隔壁に向かって終わり、それをそれぞれの空所を外から覆う物体［心
室壁］と結び付ける。これを人々は心臓の外被と呼ぶ。これらの外被が隔壁に近づくとき、心臓の長さは伸
びて幅が縮み込む。それらが最大限に離れるときは、心臓の幅が増して長さが短くなる[1]。そしてもし心臓の
拡張と収縮が、空所の広さを最大限に拡大させることと縮小させること以外の何ものでもないなら、各々が
441 どのように生じるかを我々は見出したのだ。このため心臓は強靱な帯紐とさまざまな線維の形を獲得した。
たやすくただちに三つの状態に変化するためである。つまり、何か有用なものを吸引しようとする際には拡
張し、吸引されたものを適切なときに享受する際には包み絞り、余剰物を排出させようとする際には収縮す
るのだ。私はこれらについて別の多くの場所で、とりわけ『呼吸の用途について』において詳細に語った。
今は心臓の運動について語ってこれ以上引き伸ばすべきではない。

第九章

さてここで心臓の周りの脈管の数を説明し、それぞれの口の形について教え、その空所の数についても述
べ、それに伴う諸々のことがらすべてを詳しく述べる。心臓の空所の数から始めるのがよい、これはすべて
442 の動物において同一ではない。咽頭、鼻、口を通じて空気を吸息する動物には、当然に肺があり、また当然
に心臓の右の空所［右心室］がある。だが他のすべての動物には肺がなく、また心臓の右側にいかなる広が
りもない。肺が失われると常に次の二つのものが必ず失われる、すなわち動物の声と心臓の右の空所である。

それぞれにどれほどの用途があるか、そこから明らかになる、というのも右の空所は肺のために生じたからであり、肺そのものは呼吸と声の器官だからである。だからアリストテレスが心臓の空所の数を決めるときに、[2]それらの数に関して身体の大きさや小ささにまで言及したのは正しくなかった。なぜなら非常に大きな動物みなに三つあるのでもなく、非常に小さな動物に一つあるのでもないからである。非常に大きなウマは非常に小さなスズメと正確に同じ心臓の構造を持つ、たとえあなたがネズミやウシを、またネズミよりもっと小さな動物、あるいはウシよりもっと大きな他の動物のいずれかを解剖しても、それらすべてにおいて空所の数は等しく、また心臓の他の構造も同じである。自然は身体の大きさや小ささに注目して器官の形を変えるのではない。働きの差異が自然にとって構造の目途となり、働きそのものは主要な用途に基づいて測っている。たがいに連続する働きと用途の非常に驚くべき連鎖ができあがっており、そのことは過去の議論で示したが今の議論においても、注意深くたずさわる人々に対して同様に提示しよう。

議論をまとめると次のとおりである。もちろん水中で生活する魚には声が不要で、咽頭を通じて呼吸をすることも不可能である、それは我々自身が水中にいるときに不可能なのと同じである。これら［魚］には、

（1）ガレノスの説明では、心室の収縮は幅の短縮と縦の伸張、拡張は幅の拡大と縦の短縮からなる。実際の心臓では、収縮期に心室は縦横ともに短縮し、拡張期には縦横ともに拡大する。

（2）アリストテレス『動物部分論』第三巻第四章六六六b二一―三五、『動物誌』第一巻第十七章四九六a四、一九―二五、第三巻第三章五一三a二七―三五。

444 呼吸と発声のための一つの最大の通路が、有翼のまた歩行の動物と違って生じないのはよいことであった、だが鰓と名付けられた構造が肺に代わって役立つ。鰓には多くの細かな孔が開いていて空気と蒸気が通過可能であるが、水の粒子には細かすぎるので、後者を外に締め出して前者を容易に通過させる。さらに魚は性質がより冷たいので、その心臓は充分な冷却を必要としない。他の多くのことに加えて、これらの体質はとりわけ無血であることが示されている。それらは血液を全然持たないかごくわずかしか持たない。そしてそれゆえに水中の多血で温かい動物、たとえばイルカやアシカ、クジラは、非常に驚くべき呼吸の仕方で空気から息を吸い込む。このことは他の動物の構造に関するところに来たらあらためて、いま人間について行なっているのと同様に説明しよう。さて人間のことに立ち戻るべき時である、肺とともに心臓の右の空所の有用性を示せるほどに想起させたのであるから。

第十章

445 心臓は血液からの栄養を肺に返礼のようなものとして与えているように見え、これを肺から受け取る空気への見返りとして与えているように見える。もちろん肺にも栄養が必要である。しかし空静脈からそこに血液が直接に行くのはよいことではない、たとえそれが傍らを通り肺に接触しているのであっても。なぜなら、肺を養うのに空静脈に似ていない別の脈管［肺動脈］が構築され、また今あるような膜の伸び出し［肺動脈弁］を持たねばならなかったからである。このような脈管を肺は心臓以外にどこからも得ることができなかった。すべてにおいて賢い自然は無駄に闇雲ではなく、すべての動物においていかなる物も無駄に作ることなく、肺の脈管の外被を交換して、静脈は動脈性に、動脈は静脈性に作った。他のすべての部分では、対応する動脈と静脈の外被の厚さは同じではなく、とても違っているので、ヘロピロスは動脈が静脈の六倍の厚さがあると主張したのは正しく推量したのだと思われる。すべての器官と部分の中で肺においてのみ、動脈は静脈の、静脈は動脈の外被を持っている。

446 まず自然の知略はいったい何であるのかを説明しなければならない、その次に膜の伸び出し〔肺動脈弁〕について、そして動脈性の脈管とそのような膜が空静脈から伸び出すことがありえないことを述べなければならない。これらのすべてを先に詳述しなければ、心臓の右の空所〔右心室〕が生成されたことの有用性を示すことはできない。何よりも最初のところから始めて、肺は静脈性の動脈と動脈性の静脈を持つのが良いことを示そう。この問題は二重であり、一対のようなものであるように思われる。なぜなら肺にとって静脈〔肺動脈〕の外被が十分に厚いことと、動脈〔肺静脈〕の外被も最大限に薄いことがよいだけでなく、生体の他のすべての部分において動脈の外被が厚く、静脈の外被が薄い方がよいと示すのが、いかなる困難も、自然の仕事のうちに不明確で未知なるものも、残さないでおこうとする者には適切である。

447 動物の身体全体にわたって、薄く粗い外被によって血液が包まれ、厚く緻密な外被によって精気が保持されるのが良いことを長々と述べる必要はないだろう。なぜなら両方の物質の性質、すなわち血液が濃厚で重く不活発であり精気が薄く軽く流動的であることを想起させることで充分であるから。そして精気は生体から容易に飛散して消え去る怖れがあった、もし厚く緻密でしっかりと包み込む外被によって保護されていな

かったならば。逆に血液に関しては、もしそれを包んでいる外被が薄く粗くなかったならば、周囲に容易に
配分されず、その結果その有用性のすべてが完全に損なわれていただろう。だが我々の創造者はこのことを
予見して、素材［内容物］の性質とは逆の脈管の外被を考案した、精気が時期尚早に排出されたり、血液が
長時間にわたって保持されたりしないように。
　いったいなぜ肺のところでも同じように静脈を薄く、動脈を厚く創らなかったのだろうか？　ここでも必
448 ず精気は薄く軽くなっていて、保持される必要がある。他方血液は濃厚で重くなっていて、肺のすべての部
分に送り出されるべきであり、ここは生体の他のどの部分よりも栄養を補給される必要がある。それは不断
の運動をして多量の熱をもつためであるが、その熱は肺が心臓に近接して自身も絶え間なく運動するためで
ある。このことに関してもあなたは創造者の先見性に感嘆するだろうと思う。まことに肺だけが、まわりを
四方から包み込んで強靱で激しく動く胸郭を所有している器官なのである。そのために創造者は、その構造
を生体の他の部分すべてよりも際立ったものにした、どうしてこれが驚くべき先見性の証拠でないといえよ
うか？　私は『肺と胸郭の運動について』という著作の中で次のことを示しておいた[1]。すなわち、肺は自身
による運動を何も持たずに、常に胸郭によって動かされている。胸郭が収縮するときには、肺も四方から締
449 め付けられ圧迫されるので収縮する。これは呼息と発声のときに生じる。反対に胸郭が拡張すると、肺がこ
れに続いて、あらゆる方向に同様に広がっていく。これは吸息のときに生じる。だが吸息と呼息のときに、
動脈とは異なり静脈は拡張する必要がない、なぜなら役務を任されていないからである。自然は動脈を精気
の受容器のようなものとして考案し、吸息すると容易に満たされて、また呼息したり発声したりするとすぐ

に空にされる必要がある。静脈の方は栄養の貯蔵庫のようなものとして創り上げ、吸息するときに拡張する必要も呼息するときに収縮する必要もない。したがって一方［肺静脈］では本体を柔軟に、他方［肺動脈］では強靱に作るのがまことによいことであろう、前者が胸郭の両方の働きを従順に聞き入れ、後者がそれらに耳を貸さないのがよいことであるので。だが私が別の著作で証明しておいたように[(2)]、身体は脈管の外被を通じて誘引する血液によって養われることが正しいなら、肺は栄養が不足するという危険がある、静脈の外被が充分過ぎるほどに不透性だからである。だが私があの著作で示しておいたことをここでも思い出させるな
450 らば、あなたは自然の驚嘆すべき先見性を見出すだろうと思う。すなわち生体のある部分は濃厚な、またこう言ってもよいと思うが粘泥性の血液によって、別の部分は反対に希薄な蒸気性のものによって養われる必要がある。さらにすべての部分とりわけ動脈と静脈はすべてを分有し、動脈は希薄な蒸気性の血液をわずかに用い、静脈は霧のようで濃厚な精気をごくわずかに用いる。実際のところそうなのだが、肺の本体が、肝臓と異なり粘泥性の濃厚な栄養によって養われるのでなく、希薄な軽いまた蒸気性のもので養われる必要があるなら、すべては驚嘆するほどに生体の創造者によって用意されているように見える。それぞれの部分は自身に似た栄養で養われる、そのことを私はすでに証明しておいた。肺の本体は軽く粗放であって、何か固まった血液性の泡のようなものからできており、そのために蒸気性で薄く純粋な血液を必要とし、肝臓のよ
451 うに粘泥性で濃厚なものを求めない。そういう訳で肺において脈管の性質は、肝臓の脈管とも身体の他の部

（1）『肺と胸郭の運動について』は断片が現存する。

（2）『自然の機能について』第二巻第六章。

452 分の脈管とも正反対である。これらに従事する脈管の外被は粗く薄く、多量の濃厚な血液が周囲にただちに配分される。他方、肺では厚く緻密なので、非常に希薄なもの以外何も通過させない。他の部分において、動脈は厚く緻密になっているので、周囲の部分にごくわずかな蒸気性の血液だけを吸引させるが、肺にだけはそのような血液を多量に放出する、［動脈が］粗放で薄いので保持することができないからである。

その結果、栄養に関することは、肺では生体の他の部分とまったく逆になっている、本体の形に関することも同様である。身体の他の部分でこれほど粗放で軽く精気性のものはなく、またほとんど純粋で希薄な空気性の血液によって養われるものもないことが分かるだろう。密で厚い静脈［肺動脈］は肺と栄養を分け合うことが少ないが、その分すべてを薄く純粋で蒸気性の血液を豊富に送り込む動脈［肺静脈］が埋め合わせている。しかしこれは温かいよく動く内臓［肺］では充分でない。自然が肺にとても大きな静脈［肺動脈］を創り上げたのは、外被の緻密さのせいで栄養を充分に与えられない分を、それらの大きさによって補おうとしたためである。さらに栄養の便宜のために肺には、他の三つの補助が必ず必要になるだろうと自然は知っていた。第一の方法はその場所の多量の熱であり、それがすべての栄養を細かく砕いて散乱させ、そうして蒸気化がもっと容易になる。第二の方法は吸息の際に肺が拡張することであり、それにより非常に緻密な器官からも力ずくで吸引する。第三にすべての中で最も重要な方法だが肺だけに心臓から、心臓の中で完全に加工されて希薄になった血液が送られることである[1]。

こういう理由だけで肺が心臓によって養われるのがよいということではない。最初に説明すると約束して
453 あったようにそれがよいことなのは、肺の中の静脈が外被において動脈性であること、何か膜の伸び出し

［肺動脈弁］を持つことが必要だからであり、それらのいずれも空静脈から生じることは不可能なのである。提示された第一の問題は、実際すでに示した。今は第二の問題に移るべき時である、すなわち動脈性の静脈［肺動脈］の開口部に、現在あるような種類と数の膜がそこにあるのがよいことである。脈管が非常に厚く硬く創られていて、容易に拡張したり収縮したりできないほどであったとしても、力強く大きく激しく働く器官すなわち胸郭にまったく負けないほどに硬いのではない。とくに大量に呼息をするとき、あるいは大きな声を発するとき、あるいはすべての筋肉を強く張りつめてあらゆる方向から胸郭を内がわに引き込むときにそうなるのである。その静脈の分枝が、そのような状況のどのときにもまったく圧迫されず潰されず自分を守り続けることは、不可能である。そしてもしそれが圧迫されて圧縮されれば、血液は容易に逆流して再びすべての分枝から元の開口部に、さらに再び元の方へ収まるだろう。そしてこれ［血液が逆流すること］は三つの点で不都合である。［第一に］血液そのものが無意味に止むことなく往復して動くこと、肺の拡張時にはそこにあるすべての静脈に流入して充満させ、収縮時にはあたかも海峡における引き潮のように流れ動き、常に変化して決して血液にふさわしい運びをしない。たぶんこれは些細なことなのだろう。しかし呼吸の用途にとっては少なからぬ損害となる。［第二に］もし大量の空気が一回の吸息の働きで吸引され、呼息の働きで送出されるのがよいことだとしても、それは動脈が最大限に拡張・収縮しなければ起こりえない。静脈が

（1）肺以外の部分には、栄養となる静脈血が静脈を通して肝臓から送られるが、肺に対しては、右心室で加工された血液が送られることを述べている。

動脈と同じように働くときには、動脈の運動の大きさを損ない無にするようなことになるだろう。栄養の器
官［静脈］が拡張・収縮するならば、どれほど呼吸全体を損なうかはもう明らかである。それ［静脈］はあ
455 たかもまったく存在しないかのように完全に静止し、精気の器官［肺と動脈］が拡張し収縮する場所を胸郭
からいささかも切り取ることがないようにしなければならないからである。胸郭のすべてがそれら［肺と動
脈］だけのためのものであるのは、吸息の際に最大限に拡張して最大限に外部から空気を吸引し、また呼息
の際に最大限に収縮して最大限に送り出すために有用である。さらにまた呼息に際して血液が逆流すること
によって、第三のとても不都合なことが伴うだろう、もし我々の創造者が膜の伸び出し［心臓弁］を考案し
なかったならば。それがどのようなものであるか、またどのように血液の逆流を防ぐかを、少し後にあなた
ははっきり聞くだろう。もしそれらが生じなかったなら、それが生体にどれほどの害をもたらしたか、それ
を語る私に注意を向けてほしい、ここでも私は議論を進めるに際して他で証明した説を用いるだろう[1]。
　身体全体にわたって動脈は静脈と開口により接合し、たがいに血液と精気を目に見えない非常に狭い道に
よって交換する。しかしもし動脈性の静脈［肺動脈］の大きな開口［肺動脈口］が同様に常に開いているなら
456 ば、そしてもし自然がそれを適切なときに閉めたり開けたりする仕掛けを考案できなければ、胸郭が収縮す
るときに目に見えない微少な開口を通じて血液が動脈へと決して運ばれることはないだろう。吸入と送出は、
すべての場合に常に同じではないからである。まさに軽いものは重いものより容易に、拡張する器官によっ
て吸入され、収縮する器官によって圧縮される。広い道を通る方が狭い道よりも、楽に吸入されまた再び送
出されるのである。胸郭が収縮すると、あらゆる方向から強く押され圧縮されて、肺の中の静脈性の動脈

457 ［肺静脈］はただちに中にある精気を激しく押し出し、細い開口を通して血液のいく分かを代わりに取り込む。もし心臓へのその静脈の口［肺動脈口］と同じような大きさの非常に大きな開口を通って戻り逆流するのが可能だったら、このようには交換されなかっただろう。実際には四方から押され、大きな口を通る帰り道が閉ざされると、それのいくらかの量が細い開口を通って動脈［肺静脈］に滴り落ちる。これが肺にとってどれほどよいことであるか、その栄養に関する議論を覚えている者には明らかだろう。もしそうでなければ、現在のこの議論をすっかり終えたあとも私はこの話を続けよう。

第十一章

これらの膜［心臓弁］の最大の用途と、肺そのものを養うとても厚く硬い静脈［肺動脈］のさらなる用途が示されたので、次に動脈性の脈管とそのような膜が空静脈から生じるのが不可能であることを示すべきだろう。動脈性の脈管が静脈性の脈管から生じるのが不可能であることは、すべての人に明らかである。なぜなら静脈の外被は一重で薄いが、動脈の外被はそのように一重でも薄くもなく、実際のところ外被は二重である。その内がわはとても厚く緻密でまた硬く横向きの線維に分けられ、外がわは軟らかく薄く粗放であり、
458 静脈のものと同様である。それゆえ空静脈にあるような単一で薄い外被から、二重で厚い外被が生じるのは

（1）『自然の機能について』第三巻第十四―十五章。

不可能であった。実際に心臓そのものはたとえ分厚くても、そのあらゆる部分から動脈性の脈管や静脈性の
脈管が生じることはなく、そのより薄く軟らかな部分からは単一で軟らかで薄い外被が生じ、そのより不透
性の部分からは二重でまた厚く硬いものが生じることができる。
　動脈性の静脈の口に現在あるような大きさと性質の膜を、心臓のもの以外に生じさせることは不可能であ
る。というのも、これらの膜が乗りかかって成長するための安定した土台を持つことが適切だからである。
それは、胸郭が激しく働いて肺全体を内向きに引き締めてぐるりと囲んで収縮させて、静脈を圧迫し圧縮す
るときに、真っ直ぐで傾かずに物質の逆流に抵抗するためである。たとえ静脈の外被が非常に厚くて動きに
459 くいとしても、それほどの数の強力な大きな筋肉とまたそれほどの数の脊髄のない硬い骨［肋骨と胸骨］か
らどんな影響も受けないほどに、すべての部分において不動ではない。筋肉と骨のすべてが激しく胸郭全体
を収縮させ、強力に肺そのものを圧迫するとき、静脈が圧迫され収縮させられることは避けられないが、
［血管の］口が膜によって先に閉ざされているので、内容物がその口を通って逆方向に排出されることはない。
胸郭が圧迫して血液を激しく押し出すのに応じて、よりしっかりと膜が口を閉める。[1]
　内から外へと伸びて、ぐるりと口の全体を包み、それぞれの形状と大きさがこれほど完璧なので、もし全
部が張りつめて真っ直ぐに止まるなら、口全体を塞ぐ一つの大きな膜になる。それらが内から外へと運ばれ
るものによって向きを変えて、静脈の外被そのものに外向きに落ち込むとその口を最大限に開け広げること
460 で膜を容易に通り抜けるのを許す。もし外から内へと何かが運ばれるのであれば、これ自体は膜を同じとこ
ろへ導き、たがいに重なり合い、しっかりと閉じる門のように合わさる。心臓から始まる脈管のすべての口

461

のたがいに重なり合う膜は、このように完璧であるので、もし張りつめると同時に真っ直ぐに止まるなら、口全体を塞ぐ。それらすべてに共通の用途は、物質の逆流を防ぐことである。それぞれに固有の用途は、心臓から物質が引き出されるところでは決して戻らないようにすること、また心臓に引き入れられるところでは決して逃げないようにすることである。なぜなら自然は心臓に無駄な労苦をさせて疲れさせようとはせず、吸引する方がよい部分に時に送出しないように、送出すべき部分から頻繁に吸引させないようにした。全部で四つの口がある、それぞれの空所に二つずつ、一つは入口〔房室弁〕で、他方は出口〔肺・大動脈弁〕である。しばらく後でそれらについて、またそれに関わる他のすべてがどんな様子であるか、そして伸び出す膜がいくつありどのような形かを説明しながら、そしてそれらがより多くも少なくもなく、より大きくも小さくもなく、またより厚くも薄くもなく、より強くも弱くもなくできていたのが、よいのだということを述べよう。これまでに述べられたのは、それらの膜が不可欠な用途を持っていたこと、そしてそれらの始まりを空静脈から得たのではなく、今あるように心臓そのものから得ていることである。

そして実際、今述べられていることと前に書かれたことの主要な議論のすべてをまとめるならば、最初に提示したことが証明されたとあなたに分かるだろう。肺は他の静脈によってよりよく養われることはなく、また空静脈からそのような外被と膜をもつ分枝は生じえない。これらすべてのことから、肺が心臓によって養われるのがはるかによいことは明らかである。確かに、もし一重の外被を持つ脈管が心臓に入り込み、二

（1）ガレノスは呼息における胸郭の圧力だけが肺動脈弁の閉鎖の原因だと考えている。

462 重の外被を持つものがそこから伸び出しているなら、溜め池のようにそれらに共通の場所、そこで両者が終わり一方から血液が吸引され他方に送出されるような場所が、生じる必要がある、これが心臓の右の空所［右心室］であり、議論が示したように肺のために生じたものである。それゆえ肺を持たない動物には心臓の空所は二つなく、すべての動脈の運動を指揮する空所だけがある。静脈は肝臓から始まるが、それは『ヒッポクラテスとプラトンの学説』の多くの箇所で証明されたとおりであって、すべては相互に一致し真実であることを証言するのである。[1] 心臓の右の空所に関する我々の議論は適切な結論に達した、すべての動物の種類においていつでも肺が消滅・生成するとそれに従って右の空所も消滅・生成する。

第十二章

463 もし心臓の空所の数について正しく教示しない医師と哲学者たちの無知の原因を知りたいと望むなら、解剖におけるあらゆる不一致に関するこのようなすべてのことは別のところで示された。[2] また働きに関する証明が、いま私が着手している論述に先立って行なうものであるように、解剖における不一致と解剖の手技の証明は、働きの証明に先立って行なう。それゆえ動脈あるいは静脈の外被の数に関する不一致について、また私がすでに述べまたこれから引き続き述べるであろう他のことについて、ここで言及する必要はない。私はそれらのことがらすべてを個々に先に提示しておいたが、それは今の我々の記述がそれ自体で完結し、他の探求に触れないようにするためである。その議論全体において他の著作で証明されたものを目下の仮説と

464

して用い、それぞれの部分の用途だけを私は論じるが、他の者たちによって誤って述べられたことについて、何かのついでででなければ無知に対してここで反論することはない。その議論が多くの教説にとってとても必要であり、また共通して有用となる場合は別である。それゆえ私はアスクレピアデスが肺の脈管について誤って述べたことに言及することにした。そして大変な無法者で雄弁家でも、アドラステイアの掟[3]から逃れることができず、時には当人が無法を認め、他の者よりもはるかに信頼できる真実の証言者となり、意に反して証言してしまうほどであると示すことにした。

すべての生成の第一の原因は、プラトンがどこかで示したように働きの目的である[4]。したがって、広場にやってきた原因を問う者に、よりよい返答を省いて別の仕方で答えることは許されない。もし誰かが道具か奴隷を買うために、あるいは友人に会うために、あるいは何かを売るために来たという答えを省略して、自分には自由に動かすことのできる足が二本あって、それで安全に地面に支えられ［いま述べた足を交互に用い[5]］

（1）『ヒッポクラテスとプラトンの学説』第一巻第七章、第六巻第三章、第八巻第一章。

（2）フバイシュとフナインによるアラビア語訳、およびDaremberg［7］によるフランス語訳とMay［19］による英語訳では、著作名『解剖の不一致について』として解釈している。この著作は『解剖手技』第一巻第四章、第七巻第十一章と『自著の順序について』でも言及されるが、現存しない。

（3）アドラステイアは逃れられない女を意味し、女神ネメシスの別名である。アドラステイアの掟は、復讐が逃れられないこと（自業自得）を意味する。

（4）プラトン『パイドン』九七C―一〇〇E。

（5）この部分について底本のヘルムライヒは削除を要求しているが、その他の校訂本およびアラビア語訳は残している。

465 たので広場に着いたと言うならば、それは笑うべきことだろう。彼は何か原因を述べたのだろうが、これは
本当の原因ではなく第一の原因でもない。ただ道具としての原因のようなもので、それなくしては成り立た
ないもの、いやむしろ原因でないものである。プラトンは原因の性質についてこのように正しく知っていた。
だが我々は名称に関してでたらめを述べていると思われないようにしよう、原因の種類が多数存在するもの
と譲歩して、とりわけ第一にはそれのために生じるもの、第二にはそれによって生じるもの、第三にはそこ
から生じるもの、第四にはそれでもって生じるもの、もし望むなら第五にはそれに従って生じるものがある[1]、
本当に自然学者であるならば、生体のすべての部分についてそれぞれの種類を区別するように要求しよう。
私としては何のために肺の脈管がその性質を交換したのか、静脈を動脈性に、動脈を静脈性にしたのかと問
われるならば、私は正しく第一の原因を答える、この内臓にとってのみ、静脈が不透性で動脈が粗放である
のが良いことだからであると。だがエラシストラトスはそのようには答えずにこう述べた、静脈［肺動脈］
466 は全身へと配分される動脈の源となる場所［肺］から伸び出して血液の空所［右心室］に挿入され、動脈［肺
静脈］はまた静脈が始まる場所［肺］から伸び出して心臓の精気の空所［左心室］に挿入されるのだと。

第十三章

アスクレピアデスは両方の原因を見逃している。一つは創造者の先見性によるもので、私が第一の原因と述べたものであり、もう一つはいわば質料的な第二の原因である[2]。そして彼は原因のうちでも最も価値のな

い種のものへとたどり着いたのだ。弁証法に長けた者はこれを単に「原因」と呼ぶのではなく、偽ドラクマのように「偶然的な原因」あるいは「結果的な原因」と呼ぶだろうと思う。彼は自分に説得力があり賢いと考えており、思うにアドラステイアの掟が分かっていない。どんな他の議論も彼の教説の愚かさに反論しないので、彼自身が自分で賢くも発見したと思っているほどだからだ。

467

彼は次のように言う。「したがって、すべての器官の中で肺のみにおいて、動脈〔肺静脈〕は二つの運動を行なっている。一つはそれに固有で自らの特性によるもの、すなわち拍動である。もう一つは呼吸の仕事によるもので、これは肺が常に揺れ動くために得られる。それゆえ、この動脈は過労のために痩せ細っているが、他の部分にある動脈は自立して動き、自身に固有の一つだけの動きをするので、よく養われ強くなっている」。また彼はこうも言う。「静脈は身体の全体の中で奴隷か何かのように怠惰で鍛錬もせず、不動のままであるから、当然に痩せ細っている。しかし肺の静脈〔肺動脈〕はこの内臓の運動を獲得しているので、適度の鍛錬をしている者のように分厚くなる」。

おお、すべての人間の中で最も賢いアスクレピアデスよ、あなたの議論の他の誤りを反証するのは、相当に長い時間を必要とする仕事である。子供にもほら吹きにも分かる誤りは二つあり、一つは解剖学に関して

(1) アリストテレスは『自然学』第二巻第三章で、四原因について述べており、ガレノスの挙げた五つの原因の第一は目的因、第二は作用因、第三は質料因、第五は形相因に対応する。第四の原因は、中期プラトニズムに由来する道具因に対応する。

(2) 実際にはガレノスが先に挙げた第三の質料因である。

いい加減な態度を取ることから生じ、もう一つは論理的なことから生じる。もしあなたに解剖の経験がある
468 なら、外被の厚さのみならずその数と質においても、動脈が静脈と異なることをおそらく知っているだろう。
厚くて硬い内がわの横方向の線維を持つ外被は、静脈にはまったく存在しない。あなたはそれが存在するか
否かを大きな問題にせず、それについて充分な知識がないのに、あたかも知っているかのように傲慢に振る
舞う、そのあなたはヘロピロスの解剖を唾棄し、エラシストラトスを非難し、ヒッポクラテスを軽視する。
あなたは肺の静脈[1]が内がわに硬い外被を持たないことを本当に知らないのか？　それとも知っていながらこ
う考えているのか、ある部分が薄くなるときには、その外被の厚さでなく、その数が減るのであると？　そ
して非常に痩せた人においては胃の外被が一重であり、とくに健康な人においては四重であるのだというの
か。またたとえば、労咳を患っている者において眼の外被は三重だろう、そのような者たちでは眼が非常に
疲弊しているからである、他の病気にかかっている者たちでは四重の外被を持ち、我々のように健康な者で
469 は五重の外被を持つだろう、だが我々の中でとくに健康な者では六重になり、また運動競技者では七重、さ
らにミロンやポリュダマスのような者[2]ではそれよりもっと多くなるだろう。もし健康なときに手の指の数が
より多くなり、不健康なときにより少なくなるのであれば、それは結構なことだろう。そうだとしたらまこ
とにアスクレピアデスの知恵にとっては、テルシテスの指が三本で、アイアスでは七本、アキレウスでは
もっとそれ以上になり、オリオンやタロスではムカデ以上の指を持つことになるのがふさわしい光景だろう。[3]
だがそうではない、最も高貴なアスクレピアデスよ、教説に悪質な前提を用いる者は、いたるところで嘲笑
の的になることを免れないのだ。知性というものが存在して、これらすべてを命じて秩序立てるのであり、

470 粒子がたがいにひとりでに複合することはない(4)。それゆえ肺の動脈が静脈性で、静脈が動脈性であるのは、それが良いことだからである。また肺を持つ動物で心臓の空所が二つ、持たないもので一つであるのは、まことにそれが良いことだからである。開口部のそれぞれに膜があるのは心臓が無駄骨を折らないためであり、肺に第五葉があるのは空静脈を支えるためであり、また他の部分でもそれぞれ同様である。賢いアスクレピアデスはそれらのどれについても生成の原因を語らないのは、何の答えも持たないからである。すべての中で一つ〔肺の血管〕についてだけ原因を提示するのは、説得力のある論理を提供できると彼が考えるからである。あなたが肺の脈管について見事に述べたということだけは認めよう。では生体の他の部分についても述べることを試みたまえ。

我々はすべてについて、一種類だけでなくすべての種類の原因を、そして第一の最も重要なことを述べよ

(1) ここでガレノスが意図しているのは肺静脈であって、肺動脈ではない。

(2) クロトンのミロンは古代で最も有名な競技者で、前六世紀の人、オリュンピアおよびピュティアの競技会で何度も勝利を重ね名声を得た。またテッサリアのスコトゥサのポリュダマスも有名な競技者で、前五世紀末に勝利を重ねた。

(3) テルシテスはホメロス『イリアス』に登場する一兵士、依怙地な性格が体格の奇形に表わされる。アイアスとアキレウスも『イリアス』に登場する英雄である。オリオンは神話の巨人の狩人、アルテミスに気に入られたが、彼女の手によって誤って死んでしまい、星座となった。タロスはクレタ島を守る青銅製の巨人でヘパイストスによって作られ、アルゴー船の英雄たちによって滅ぼされた。

(4) プラトンの『パイドン』九七C—Dに出てくるアナクサゴラスの言葉に類似した表現である。

う、そうするのが非常に良いことだから。それに続いて道具と質料の原因について述べるが、これらを用いて創造者は生成する個々のものによりよき形相を与え、すでに述べた理由で肺の動脈は粗放に、静脈は不透性に作った。なぜならそのように、心臓の動脈的な部分から静脈を伸ばし、静脈的な部分から動脈を伸ばすことが良かったからである。それぞれの脈管に適切な質料を提供する必要があったので、創造者は精気の空
471 所［左心室］に動脈［肺静脈］を、別の空所［右心室］に静脈［肺動脈］を通じさせた。こちらの脈管は容易に傷つかない形を与えた方がよいので、丸く作った。質料を用い道具を使ってそれらを創造する必要があったので、湿を乾と混ぜて両者から形取りやすい蝋のような体液を作り、この質料を使って生成しようとするものの下地を作った。熱と冷とを組み合わせて、質料に関して有効な道具を用意し、さらにある質料を熱によって乾燥させ、他の質料は冷によって固化させ、それらの混合によってよく混ざり合った精気を作り出して、それからこのようにして質料を膨らませたり分離したりして、細長い中空の脈管を創造した、より厚くなることがよいときには沢山の質料を注入し、より薄くなることがよいときにはより少なく注入した。すでにこの説明によってあなたはすべての原因を手に入れた、目的から、創造者から、道具から、質料から、形相から出たものである。

472 あなた［アスクレピアデス］がたとえ最重要の原因、すなわちそのために生じる原因［目的］とそれによって生じる原因［創造者］を見過ごそうとしたら、それぞれの部分について少なくとも他の原因は言えただろう。だがあなたはそのようにしない、私が思うにあなたは信ずべき論理を提供することができない、すべての個々の部分について悪質な前提に基づいているのだから。それは以前に私が示唆したのと同じことであり、

論理的な理論に無知なゆえに生じたのである。すべてにわたって個々の生成の原因を無視した方が、あなたが意図的に沈黙していると思わせるためによかった。一つ二つの説明を与えて他のことに沈黙することが、疑念を抱かせると分からぬほどに鈍感な者たちは、肺にある動脈と静脈について語ろうと試みて、プラトンが命名したような神的な種類の原因を与えず、他のすべてを無視して必然的な原因だけを与えている。(1) 彼らは心臓がいまあるような場所に置かれているのが必然であることも、ある動物には二つの空所があり他のものには一つあることも、また肺を持たない動物に右の空所［右心室］がないことも、他のすべてのことについてもあえて説明しようとしないのであり、もっともらしい戯言を考えついては、私たちの時間を浪費させているのである。アスクレピアデスが、すべてのことについて行き詰まっている（その一つは解決できたと思っている）という大きな疑念を自分に持たれることに加えて、さらに解剖を通じて明らかなことを知らないのに見つけたというほどの愚かさに陥っていなければ、私は彼に反論して時間を無駄にせず、初めしていたように目下の目的を保って、そして彼が誤って述べたことには反論しないでおいただろう。

ところでそのような学派の信奉者のある人々は、そのことについて我が身を恥じるべきであるのに誇り顔をしているので、彼らの言葉を当然に反駁すべきであると私は思った、多くの人が欺かれないためにも。その反駁方法は先に述べたように二通りである、一つは解剖から、もう一つは論理的な帰結から始まる。それらのどちらも、賢いアスクレピアデスが知っていたとは思えない、そもそも彼は外被の厚さのみならず、そ

(1) プラトン『ティマイオス』六八E―六九A。

474
の数も、硬さも、また線維の位置も、動脈が静脈と異なることも知らない。これらのことから分かるように、彼は話題にすべき問題を他に何も持ち合わせていないのが明白である。ところで明白に反駁するために、解剖から明らかになるものについてあらためて語ろう。

胎児のどれも呼吸しないということに、彼は同意する。たった今生まれたばかりの動物を、あるいは妊娠中の胎児を解剖しても、肺の中の動脈は静脈性であり静脈は動脈性であると、たとえ彼がそう言わなくても私はあえて言う。そしてこれらはたがいに一致しない[1]。呼吸の運動をもとに、動脈が働き過ぎているとか、静脈がほどよく活動しているとか、どうして人は言えるのだろうか、呼吸する前の胎児においてさえそのような状態が明白であるというのに。しかし胎児における心臓の基底全体の驚くべき姿については、しばらく後で述べよう。それらのどれひとつとしてアスクレピアデスは知らなかった、たとえ彼が知っていたとしても、彼には原因を見出すことは不可能であっただろう、万物の生成の始原を見出そうとして粒子と空虚に導
475
く彼にとっては。私は彼を冷やかすことに決めた、そして彼が持っている解剖の経験がどれほどで、その結果や矛盾についての知識がどんなものか、気づいているのを示すことに決めたので、現在の議論で胸郭と心臓についてもまたこの者に思い起こさせよう。さて脳は肺から遠く離れているので、脳が常に動いているのにその静脈が動脈性でなくまた動脈が静脈性でないことを、彼は忘れたのだろう。ともあれ胸郭全体は動き、アスクレピアデス自身にしたがえば肺よりもずっと激しく動き、もしこれが空気の通過によって、あたかも漏斗のように揺れ動くなら、胸郭はそれだけでなく、最大限の拡張と収縮も行なう。胸郭には動脈性の静脈がなく、また静脈性の動脈もない。私の考えでは、一方は適度な運動をするために厚くなり、他方は過度に

西洋古典叢書

月報 157

2022 ＊第 2 回配本

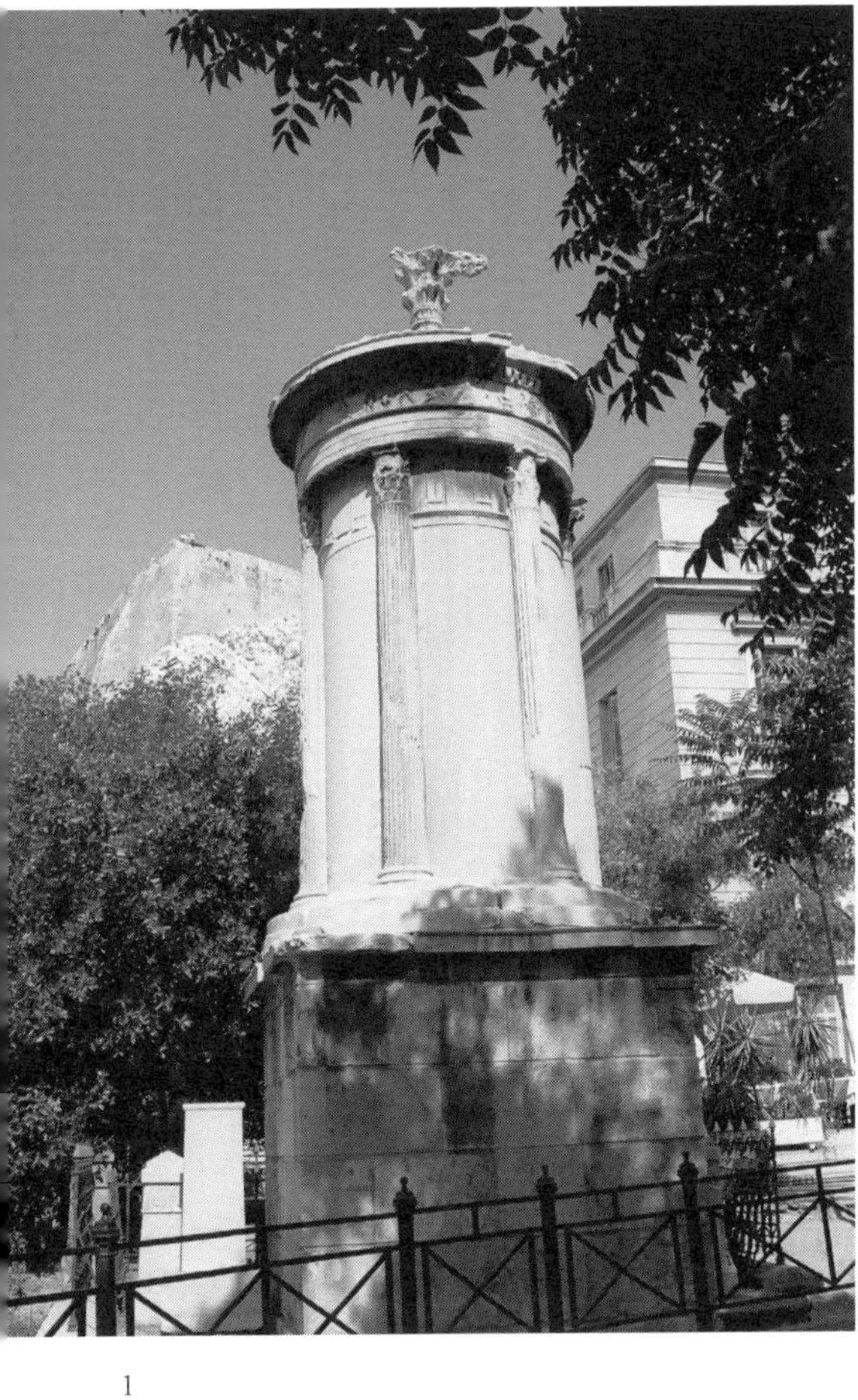

【後方（西）にアクロポリス南東角の壁面が見える】
リュシクラテスの記念碑（アテナイ）

目 次

リュシクラテスの記念碑……1
ガレノスと古代ギリシア・ローマ医学史研究　今井 正浩……2
低く響く声を聴く　中畑 正志……6
2022刊行書目

2022年10月
京都大学学術出版会

ガレノスと古代ギリシア・ローマ医学史研究

今井正浩

京都大学学術出版会より、西洋古典叢書の一冊として、ガレノス『身体諸部分の用途について2』（坂井建雄・池田黎太郎・福島正幸・矢口直英・澤井直訳）が刊行されることになったのは、実に喜ばしいかぎりである。本書の刊行によって、西洋古典叢書に収められるガレノスの著作の翻訳は、『自然の機能について』（種山恭子訳、内山勝利編、一九九八年）、『ヒッポクラテスとプラトンの学説1』（内山勝利・木原志乃訳、二〇〇五年）、『解剖学論集』（坂井建雄・池田黎太郎・澤井直訳、二〇一一年）、『身体諸部分の用途について1』（坂井建雄・池田黎太郎・澤井直訳、二〇一六年）につづいて五冊目になる。本書についても、既刊のものと同じく、西洋医学史研究の分野における研究成果と、西洋古典学の専門的な研究対象としての古代ギリシア・ローマの歴史文化全般に関する研究成果が見事に融和した、古典ギリシア語原典からの翻訳書の刊行になるわけで、その学術的意義はきわめて大きいと言うことができる。

　そこで、本書の刊行を機に、ガレノスの学問的業績の一端を紹介するとともに、欧米を中心とした古代ギリシア・ローマ医学史研究の最近の動向にも触れることを通して、ガレノスという人物に対して学術的関心を向けることが、ヨーロッパの歴史文化の源流としての西洋古典古代に対する理解をより一層深めていく上でいかに重要であるかを、西洋古代医学史の研究者のはしくれとしてのわたし自身の経験知に即して解説してみたい。

ガレノス（一二九―二一六年頃）は、ローマ帝国のアシア属州の主都市ペルガモン出身の医学者で、ヒッポクラテス（前四六〇頃―三七五年頃）とともに、西洋古典古代の医学を主導した人物の一人である（医学者ガレノスの生涯とその思想、および後世への影響等については、拙論「ガレノス――西洋古代最大の医学者とその遺産――」日本科学史学会編『科学史事典』丸善出版、二〇二一年、一七四―一七五頁を参照していただきたい）。以上の観点に立った場合、ガレノスは「医学の父」ヒッポクラテスとならんで、西洋医学史に登場する「ビッグ・ネーム」の一人ということになる。事実、従来の研究史において、研究者たちのガレノスに対する学術的関心は、もっぱら、この人物の医学者としての業績とそれが後世に与えた影響に対して評価を下すことに向けられてきたわけである。これに対して、最近では、ガレノスという人物に対して医学史的評価を与えるだけでなく、より広く思想文化史的な観点に立って、かれを二世紀の帝政ローマという時代と場所を生きた一人の思想家として位置づけた上で、その学問的業績の全体像を明らかにするという方向へ動いているように思われる。

ガレノスという人物を医学者としてだけでなく、思想家の一人として位置づけるということの重要性を、わたし自身が強烈に認識させられたのは、「ガレノスと知の世界」というタイトルで、二〇〇五年七月十八日―二十一日の四日間にわたって、イギリスのエクセター大学において開催された国際研究集会に出席した折のことである。この国際研究集会は、同大学西洋古典学・西洋古代史学科のクリストファー・ギル教授（当時、現在は名誉教授）らの主催で開催されたもので、イギリス国内はもとより、ドイツ、フランス、オランダ、イタリア、アメリカ合衆国を中心に、世界中から総勢五〇余名の研究者たちが参加した（日本からの参加者は、残念ながら、わたし一人であった）。発表者たちの中には、長年にわたって欧米のヒッポクラテス研究を主導してきたパリ第Ⅳ大学のジャック・ジュアンナ教授、西洋古典古代の科学史研究の第一人者として名高い、ケンブリッジ大学古典学部のジェフリー・ロイド教授等が名を連ねていた。この国際研究集会の成果の一端として、Christopher Gill, Tim Whitmarsh and John Wilkins (edd.), *Galen and the World of Knowledge* (Cambridge University Press, 2009) という研究論集が刊行されているので、ぜひ参照していただきたい。なぜなら、この研究論集は、ガレノスをはじめとする古代ギリシア・ローマ医学史研究の先進国にあたる欧米の最近の研究動向について知る上で、もっとも重要な指針を与えてくれるからである。

ガレノスが西洋古典古代の医学を主導した人物の一人として西洋医学史に登場するという点については、先述した通りである。しかし、かれの学術的関心はきわめて広範囲にわたっていて、解剖学・生理学・発生学・病理学・診断学をはじめとする医学の全領域にとどまらず、論理学・哲学・文献学（「ヒッポクラテス医学文書」に収められている医学書の註解書の執筆）等の領域にまで及んでいるという事実がある。若い頃、ガレノスは、プラトン学派やペリパトス派、ストア派およびエピクロス派等に属する哲学者たちから、各学派の哲学を熱心に学んだとされる。ガレノスは、医学の領域においては、自らをヒッポクラテスの正統的な後継者であるとみなす一方で、哲学に関しては、プラトンの支持者であることを明確に表明している。事実、ガレノスは、主著の一つ『ヒッポクラテスとプラトンの学説』全九巻（西洋古典叢書の同書の翻訳第一分冊は、このうち、第一巻から第五巻までを収める）の中で、プラトン（前四二七―三四七年）が、人間の魂を「理知的部分」「気概的部分」および「欲望的部分」という三つの部分に区別したこと（「魂の三部分説」）を前提として、魂を構成するこれらの三つの部分を、人体の主要三器官にあたる脳、心臓および肝臓にそれぞれ位置づけている。その一方で、心臓を動物の体の唯一の始原（アルケー）として位置づけたアリストテレス（前三八四―三二二年）やストア派の哲学者クリュシッポス（前二八〇頃―二〇七年頃）の心臓中心主義の立場に対しては、厳しい批判を展開しているというわけである。

ガレノスは、アリストテレスやストア学派の心臓中心主義に対して、自説の正当性を主張するための論拠を提供するものとして、『神経の解剖について』と題する小論考（この論考は、既刊『解剖学論集』に収められている）をはじめとする解剖学関係の論考や著作に論及している。解剖学的知見に裏付けられた正確な人体の構図を提示することは、ガレノスにとって、ヒッポクラテスやアリストテレスの時代から、医学者たちや哲学者たちの間で数世紀にわたって展開してきた、人体の中枢器官をめぐる論争に対して決着をつけるという明確な意図を含んでいたことがわかる。

アリストテレスの心臓中心主義に対しては批判的である一方で、体とその諸部分の構造と働きをめぐる基本的理解において、ガレノスは、アリストテレスの哲学に依拠している。『身体諸部分の用途について』と題する論考は、全一七巻で構成される大著である（既刊第一分冊『身体諸部分の用途について1』は、このうち、第一巻から第三巻までを収め、今回刊行される第二分冊『身体諸部分の用途について2』は、第四巻から第七巻までを収める）。本書中には「自然（ピュシス）は……を為した」等の表現が随所に確認される。このような表現は、アリストテレスが目的論的自然観に立って、動物学関係の諸論考（『動物の諸部分について』等）の中で多用しているものであって、ガレノス自身がアリストテレスの目的論の立場を受けついでいることを明確に裏付けている。ガレノスは、アリストテレスが提唱した目的的自然観を共有しつつ、医学者としての解剖学的知見にもとづいて、人体を構成する諸部分・諸器官の構造と機能をより一層厳密に説明しようと試みたというわけである。

このように見ると、ガレノスの医学は、ヒッポクラテスの生理学（「四体液説」）や病理学、診断学等を踏襲しつつ、プラトンの「魂の三部分説」を理論的根拠とした人体理解に立つとともに、人体とその諸部分の構造と働きを明らかにしていく上で、その基本前提として、アリストテレスの目的論に依拠することによって成立していると言うことができる。それは、ヒッポクラテスによって経験科学としての基礎を確立したとされるギリシア医学に、プラトン・アリストテレスの哲学の理論・方法論等を合体させることによって、医学と哲学を融合・一体化させるという基本構想に立った、きわめて野心的な試みであって、非常に豊かな知的バックグラウンドと広範囲にわたる学術的関心を持ち合わせた者でなければ、到底、成し得なかったことである。そのことが、また、ガレノスという人物を西洋古典古代におけるもっとも独創的な思想家の一人として評価することに、正当な理由を与えているわけである。

このように、ガレノスを、西洋古典古代を代表する思想家の一人として位置づけ、その学問的業績の全体像を明らかにしていくことは、このような人物を輩出した当時の地中海世界の知的環境全般について、より厳密な情報を得る上で、きわめて重要な意味を持っている。以上のことが、ヨーロッパの歴史文化の源流としての西洋古典古代に対する理解をより一層深めるのに大きく役立つことは明らかである。

『身体諸部分の用途について2』の刊行が、より広い思想文化史的観点に立った、わが国の古代ギリシア・ローマ医学史研究の今後の進展に大きく寄与することを願ってやまない。

（西洋古典学／西洋古代医学史・弘前大学教授）

「西洋古典叢書」創刊二十五周年を迎えて

低く響く声を聴く

中畑正志

西洋古典叢書の創刊二十五周年を記念したエッセイも、私が三人目で最後である。前号と前々号には長年職場でも同僚だった南川高志さんと高橋宏幸さんが寄稿され、お二人とも、いつもどおりの生真面目さで、叢書の来し方を的確に回顧し行く末に対して貴重な意見を寄せられている。そこで私も、いつもどおり、好き勝手に書かせてもらおう。

二〇年ほど前にも、私はこの叢書の月報を書く機会をいただいた。四回連続の掲載だったので、そのときには「巨人たちの饗宴」と題して、哲学者のブレンターノやJ・S・ミル、古代史の大家ジョージ・グロート、精神分析家フロイトといった十九世紀初めの思想家たちが、古典作品を媒介として交錯するさまの一端を紹介し、このあたりの事情をより詳しく調べることを「老後の愉しみ」の一つにしたいなどと書き連ねた。しかしその後この話題については（ブレンターノについて無粋な研究論文をものした以外は）探索する余裕がなく、老後の備えは、蓄えとともに、心許ない。ただし、ジョージ・グロートの妻ハリエットについては多少とも知見を得ることができた。

もともとジョージの伝記の作者としての彼女には興味があった。その伝記は、書簡などの資料を巧みに利用して、政治家と研究者としてのジョージの生涯を活写している。未完に終わったアリストテレス研究に対する彼の自負と熱意も知ることができて、ちょっと嬉しい気分にもなる。

しかしハリエット自身についても少し調べると、その活動的な生涯に圧倒される。一七九二年にレヴィン家の三女として生まれ、幼い頃から屋根に登ったりして大人を驚かせていた活発な少女は、やがて大学者の妻となるだけでなく、英国の知的かつ政治的な改革者たちを支える存在となった。その生涯はゴシップにも事欠かない。ある高名な古典学者（!）が、自身の求愛をハリエットに断られた腹いせについた嘘のせいで、交際中のジョージとの仲が引き裂かれそうになったり、最晩年にはジョージの裏切りによって離婚の危機に直面したり……。こんなふうに紹介すると（「おはなはん」の記憶だけで言うのだが）NHKの朝ドラのヒロインにうってつけの女性に思われるかもしれないが、実際のハリエットは、そうした女性像を遙かに超える存在である。ジョージと結婚後は、芸術家たち――独墺の大作曲家から未婚の母となったバレリーナや女性芸術家たちの協会まで――を援助し、新聞にさまざま批評も寄稿している。また、このころジョージや功利主義者ベンサム、ミル親子らの「フィロソフィカル・ラディカルズ」たち、そして経済学者リカードらは頻繁に集まり議論を重ねたが、ハリエットはそのホストとなり、自身も積極的に議論に参加している。交際の範囲は驚くほど多彩で、上記の人びと以外に、コントやトクヴィルといった思想家、メンデルスゾーンやリストなどの芸術家、首相グラッドストーンを含む当時の有力政治家に及び、書簡のやりとりなどを通じて自身の意見を率直に伝えている。そして彼女は、そうしたチャンネルを利用して、女性が参政権を得るまでにはまだ半世紀を要するこの時代に、英国の国会における改革者グループを束ねるリーダー的役割を果たしていた。

そんなハリエットは、文才にも恵まれ、私的に回覧したもの以外に、何冊かの書を公刊している。しかしその中心は、ジョージの伝記をはじめとした、彼女の周辺の人びとの記録である。その社会的活躍を考えるなら、そして著作に明らかなその力量からすれば、ハリエットもまた、当時の女性たちと同様に、声を奪われた存在だったのではないかと考えざるをえない。傑出した彼女でさえ、政治や社会について自身の考え方をまとめて世に問う機会を得られなかったのではないか、と。とはいえ、他者の記録というかたちではあっても、その著作が残されているおかげで、そのなかにハリエット自身の低く響く声（ショパンは彼女の声をそう表現している）を聴きとることは可能である。

ここでようやく、西洋古典叢書のことを想い起こす。これまで訳された作品の著者は圧倒的に男性である。作品の伝承状況からしてこの状況は今後も変わらないだろう。女性たち（そして奴隷たち）の声が直接届けられることは、絶望的に少ない。しかし男性の著者たちも、女性や奴隷とともに生き、彼女たちなくしては生きられなかった存在である。その作品のなかには、さまざまなバイアスがかかっていても、彼女たちの声も反響せざるをえないはずだ。そしてそれを聴きとるために必要なのは、（一部の現代哲学者たちは身につけているらしい）書かれていない何かを読み込む特別な能力ではない。作品の言葉と文脈に注意深い、むしろ伝統的な意味で良質の翻訳こそが、多くの鋭敏な読者にそうした機会を提供できるのだ。――こうしたことも考えながら、この叢書のために私も貢献したいと思っている。

（西洋哲学史・京都大学教授）

西洋古典叢書

［2022］全6冊

★印既刊　☆印次回配本

●ギリシア古典篇

ガレノス　身体諸部分の用途について　2★　坂井建雄・池田黎太郎・福島正幸・矢口直英・澤井　直 訳

テオプラストス　植物誌　3　小川洋子 訳

ホメロス　オデュッセイア★　中務哲郎 訳

●ラテン古典篇

ケルスス　医学について　石渡隆司・小林晶子 訳

シーリウス・イタリクス　ポエニー戦争の歌　1　髙橋宏幸 訳

ボエティウス　哲学のなぐさめ☆　松﨑一平 訳

●月報表紙写真――オリュンポス・ゼウス神殿域の北西角にあるハドリアヌス門から西方にアクロポリスを見上げながらその東麓に近づいて行くと、途中にリュシクラテスの記念碑がある。四メートルほどの石製台座を含めて一二メートルを超える高さで、繊細優美な本体部分は総大理石、六本のコリントス式石柱（現存最古）とその間の壁面の上にアーキトレーヴ（梁）やフリーズ、さらに円屋根の上にオリーブ樹を象った台座が載る。そこには元来は青銅の鼎が据えられていた。これはアーキトレーヴに刻まれた碑文にあるとおり、前三三四年にリュシクラテスなる人物が経費負担し祭礼に出場させた少年合唱隊の優勝を記念して建造したもの（鼎はその優勝賞品）。往時このあたりには同様の記念碑が多数並び立っていた。内部の空洞は近世の一時期に女子修道院の施設の一部とされ、のちにバイロンが詩作の場としたことでも知られる。（一九八二年五月撮影　高野義郎氏提供）

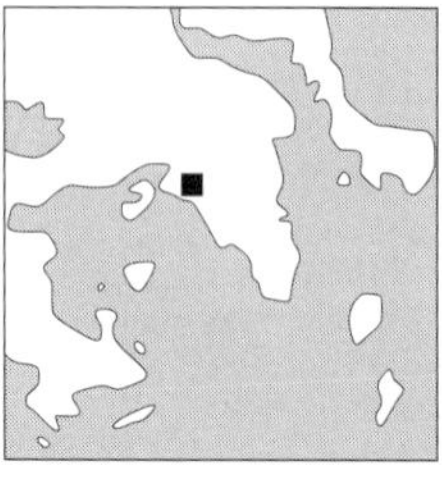

476 働くために薄くなる必要があった。心臓そのものについては何を言うべきだろうか、これはすべての中でもっとも激しく動き、生体のすべての部分と同様に動脈と静脈を持ち、私が述べたように胸郭全体や脳と同様であるのに？　ところですべての部分、すなわち過度に働くもの、適度に働くもの、まったく怠惰なものは、同じような静脈と動脈を持っている、それがよりよいことだからである。ただ肺だけは、これもよいことなのだが、脈管の外被のところで入れ替わった形を獲得した。このようにすべてにおいて我らの創造者は、部分を形成するにあたってよりよいものを選択するという一つの目的を持っている。アスクレピアデスについてはこれで、たぶん必要以上であろう。

第十四章

477 すでに述べられたことにひき続いて述べようとするもの、後回しにしておいたもの、それを今は述べることにしよう。心臓には四つの口があり、それぞれに三枚の膜がある〔右房室弁、肺動脈弁、大動脈弁〕が、静脈性の動脈だけには二枚の膜がある〔左房室弁〕。膜はすべて口そのものから伸び出すが、あるものはそこから始まって心臓の空所の内に入り込み、強力な帯紐〔腱索〕によって結びつけられる〔右・左房室弁〕、またあるものは心臓のそれぞれの脈管が第一に現われるところで外に向きを変える〔肺動脈弁、大動脈弁〕。動脈

(1) アスクレピアデスの説明と実際の胎児の状況が一致しない。

性の静脈について私は肺を養うと言ったが、その口〔肺動脈口〕のところに内から外へと垂れる三枚の膜が
あり、その形から解剖を行なう者たちによってシグマ状〔C〕[1]と呼ばれている。血液を送り込む静脈の口
〔右房室口〕のところに三枚があるが、外から内に垂れており、厚さと強さと大きさにおいて先のものより大
いに優っている。右の空所〔右心室〕のところに第三の口はない。胸郭の下部を養う静脈〔奇静脈〕と心臓を
取り囲む静脈〔冠状静脈洞〕（実際そのように呼ばれている）は、膜〔右房室弁〕より外に伸び出しの始まりを
持つ[2]。また心臓の別の空所にすべてのうちで最大の一つの口があるが、それは大きな動脈の口〔大動脈口〕で、
そこから生体にあるすべての動脈が生じる、そこには三つのシグマ状の膜の伸び出しがあり、内から外へと
478 向かう。もう一つの口は肺へと分岐している静脈性の動脈の口〔左房室口〕で、外から内へと生え出す膜の
二つの伸び出しを持っている、解剖家の誰一人として、シグマ状の膜とは異なり、その形状をすでに知られ
ているものと比較しようと試みなかった。それ〔シグマ状の膜〕を三尖[3]と命名した者たちは、その各々の形
状からではなく、たがいの配置からその名を作ったのである。そしてそれらの組み合わせは完全に鏃の尖に
似ている。空静脈の口にあるもの〔右房室弁〕は三枚なので、そのように命名するのは許される。しかし静
脈性の動脈のところにあるもの〔左房室弁〕は二枚なので、そう呼ぶのは正しくない[4]。何ゆえにこの口にお
いてのみ二枚の膜が生じたのか、自然がこれをいい加減に行なったのではないことを少し後で述べよう。
　物質を引き込むために脈管の膜が強力で大きいことが、それを送り出すためにより弱いことが理に適って
いることを、さらにまた物質の牽引と送出のために自然によって別のものが準備され用意ができていること
479 を、これから述べてみよう。ところでたとえ部分を観察した後でさえも、これを明確に説明することは困難

であるが、いわんや見ていない場合にはほとんど不可能である。しかしそれにもかかわらず、可能なかぎり明確にそれを説明する試みをすべきである。外から内へと向かう膜が強く大きいと私は述べたが、それらすべての端は強力な帯紐で結ばれ、心臓自身に固定されている。心臓が拡張すると、帯紐〔腱索〕のそれぞれが心臓の拡大によって緊張し、膜を自分の方に引いて心臓本体の方向にいわば反り返らせる(5)。三つの膜がすべて心臓に向かって丸まって反り返ると脈管の口が開き、そこにある物質を心臓が広い道を通して容易に引き寄せる。その際に、とりわけ脈管そのものを自身に向かって引き寄せる、それを張りつめさせ膜によって近づけることで。実に膜が心臓に向かって引き寄せられると、それに続く脈管が牽引を感知しないでいることはありえない。このようにして心臓が拡張する際の一つの働きによって、膜は帯紐によって引かれて心臓の空所の方に傾き、これら〔房室弁〕が丸まって退き下がると口が開く。その場合に、脈管は膜によって心臓の方へ引かれ、脈管にある物質も邪魔されることなく空所へと入り込む。同じことに協力すると物質を非

(1) 一般的なシグマ（Σ）ではなく、Cの形をした三日月型のシグマ（lunate sigma）を指す。

(2) 奇静脈は上大静脈に開口し、冠状静脈洞は右心房に開口する。これらはいずれも右房室弁より外でガレノスのいう空静脈に開口しており、右心室にある口は右房室口と肺動脈口の二つである。

(3) 三尖（τριγλώχινες / τριγλώχις）は、三つ（τρι）の鏃（γλωχίν）から由来する。鏃はラテン語で cuspis である。現在の解剖学では、右房室弁は三尖弁 tricuspid valve とも呼ばれる。

(4) 左房室弁は現在の解剖学では、司教の帽子 mitra になぞらえて僧帽弁 mitral valve とも呼ばれる。

(5) ガレノスは腱索が引っ張ることで房室弁が開くと考えている。現在の医学では、血液の流れによって房室弁が開くとされている。

常に速やかに転移させうる原因のどれも、逆に働くことがないからである。転移するものは、何かによって吸引されたり送出されたり、誘導されたりするはずだからである。そしてこれらすべては心臓が拡張するときに物質に起きることである。心臓が吸引し、その手前の心耳の凹所が送出し、脈管が誘導する。そしてそれらすべての動きの源泉はただ一つ、心臓そのものの拡張である。

第十五章

心耳は筋紐性で、開口の手前にある中空の伸び出しであり、もともとは弛緩してそのために中空になっているが、心臓が拡張すると膜のように緊張して縮み、それによって物質を絞って心臓に送り出す。それらに続く脈管の口［房室口］は心臓によって激しく内へと引かれ、心耳によって押し出された物質を送り届ける。心臓そのものは人が考えるかぎりのあらゆる牽引の能力を持つので、[1]流入してくる物質を奪い取りまるで呑み込むように、空所の窪みに速やかに受け取る。もし鍛冶屋のふいごのように広がって空気を吸入するとしたら、それは何よりも心臓にふさわしいことだろう、もしランプの炎が油を吸収するとしたら、その能力は内在熱の源泉である心臓に欠けていない。もしヘラクレイアの石［磁石］が親近性で鉄を引き寄せるとしたら、冷却のために空気よりも心臓に親近性のあるものがあろうか？　栄養のために血液よりも有用なものがあろうか？

心臓が牽引の全能力を同時に用いたならば、脈管のどれかが破裂するだろうと私には思われる、もしここでもそのようなことが起こらないように創造者が驚嘆すべき保護手段を講じて、物質を中に導き入れるそれぞれの開口部の外がわに栄養の倉庫のように固有の凹所を付けておかなければ。その結果、心臓がときどき多量に激しく吸入して、脈管そのものが狭さのために心臓が要求するだけの量を惜しみなく提供できない場合でも、脈管は破裂する危険を決して冒すことがない。同じように人が空気に満ちた脈管を空にしようと、孔を通して口で吸い出そうと無理に力を加えるなら、破裂してしまうだろう。私が思うにそれと同じように、心臓がそれぞれの脈管の広がりよりも何倍も広い空所を多量に満たす必要があるなら、脈管は無理な吸引によっていつか破裂するだろう、もしそれぞれの耳［心耳］のところに今あるような外部の凹所を何も付加せずにいたなら。それゆえ心臓の耳はでたらめに生じたのではないが、でたらめに命名されている。多大な有用性が生体にとってあると見えるからである。肺に分岐している動脈［肺静脈］および空静脈が何の危害も蒙らないことが大きな目的であるなら、心耳の有用性は生体にとって大きい。

というのもとりわけ、両方の脈管は外被が薄いからである、一方はまさに静脈であり、他方の肺の動脈は静脈性なのがよいことが示されている。脈管が薄く柔らかであるのは、容易に収縮するのに適していることになり、また引っ張られたときに容易に断裂することにもなる。心臓に物質を供給している両方の脈管は、外被が薄く柔らかで、また心臓が拡張するときに乱暴に心臓に引き込まれるので、容易に破れるだろう、も

(1) 牽引の原因についてガレノスは『自然の機能について』第三巻第十五章で二つ、すなわち空虚追従原理、質の親近性を挙げている。

し自然が今あるような保護手段、すなわちそれぞれの耳のところの凹所を考案していなかったならば。それ
らが準備されているので、脈管の外被は危険を免れており、それらが共働することで速やかに心臓を充満さ
せる。柔らかな外被が硬い外被よりも速く収縮し、その分だけ心臓が速く充満するのは理に適っている。外
被だけが存在して傍の凹所がなければ、充満させるのには充分でなく、その際に緊張すると心臓によってた
484 だちに破裂させられるだろう。凹所がさらに付け加えられたので、過度に緊張する前に心臓が満たされて、
本体の柔軟さが何の危害も蒙らないための多大な助けを得たのである。そしてまた肺の動脈が静脈性になる
ことが必要であると、あなたに示されたのである。私が思うに、それゆえに耳のそれぞれは薄く筋紐性に
なったのである。容易に収縮するために、それらの薄さは大いに寄与する。何の危害も蒙らないためにその
本体の強さは寄与する、筋紐性のものは非常に強靱だからである。このように命名されたのは、何かの用途
や働きによってではなく、わずかな同質性によるのである、すなわち心臓の両側にあたかも動物の頭の耳の
ように置かれているからである。
　さらに拡張の運動の強さが収縮の運動の強さに優る分だけ、膜の中でも物質を送り込む脈管にある膜［房
室弁］の方が、引き出す側の膜［大・肺動脈弁］よりも強靱で大きくなるのがよかった。心臓が拡大して吸入
485 する方が、心臓が収縮して排出するより、さらに力強いことが必要だからである。だが三枚の膜がそれぞれ
の口に生じて、正確かつ速やかにそれを開きまた再び閉めることは、自然によって驚嘆すべき仕方で用意さ
れている。それらの膜が二枚であったなら、膜のヒダは大きくなり、口が正確に迅速に閉じることも開くこ
ともできなかっただろう。もし三枚よりも多ければ、今述べたことのそれぞれ［閉じると開く］はヒダの小

ささゆえにずっと迅速によりよく行なわれていただろうが、その小ささのせいで必ず不安定で弱くなってし
まっただろう。当然ながら、すばやくまた同時に力強く正確に口が開いて閉じるために、それぞれの口の膜
は三枚になった、他のどの数もすべてを同時に与えることができないので、三枚よりも少ないと正確さが
劣って緩慢になり、多いと働きが弱くなる。

静脈性の動脈の口［左房室口］一つだけに、二枚の膜の伸び出しが生じたのは理由がある。その口だけは
486 正確に閉まらないのがよいことである、なぜなら心臓からの煤状の余剰物がこれのみを通して肺に運ばれう
るのがよいことなのだから。それは多量の内在熱によってそこに必然的に生じ、より短い流出路がこれ以外
にないからである。これによって、膜が口に覆いのようなものとして用意され、これが同時に牽引の器官に
もなることを、私が正しく述べたことは明らかである。先に私が述べたように脈管の外被は、その膜を通じ
て心臓によって緊張させられるので、心臓が物質を吸収するときに容易に収縮して軽々と押し出す。さらに
この緊張は内から外に向かう膜［大・肺動脈弁］を基底から引っ張って、内へと心臓へと逆に曲げ、すべて
を真っ直ぐに立たせて脈管の口を閉める。それゆえ心臓の拡張の働きが、物質の牽引に寄与する多くのこと
の原因であると私は指摘したが、今やそれが動脈性の静脈と大きな動脈の口［肺・大動脈弁］を閉める原因
487 であり、こうして心臓のあらゆる部分は先見性と同時に技術の頂点に達していると思われる。

第十六章

ところで本体［心臓］そのものは左側で充分に厚くて硬いが、それは精気の空所［左心室］の覆いとなるか
らである。だが右側では薄くて柔らかい、それぞれの側の本体が［内容の］物質にふさわしくなり、また同
時に心臓が均衡を保つためである。精気がより厚い外被によって覆われることが、また右の空所［右心室］
にある血液の重さが左の量と均衡をとることがよいことだからである。もし同じ空所を自然が、厚くかつ血
液で充満したものとしたなら、心臓全体がそちらの方に完全に傾いていただろう。実際は、より軽い物質は
より厚い本体で囲まれ、重いものは軽いもので囲まれるので、心臓は左右で釣り合いが取れているのである。
488 その結果、心臓はいかなる帯紐によっても周囲のものと結ばれていないにもかかわらず、傾くことも片寄る
こともなく、ペリカルディオス［心膜］[1]と命名された硬い外被の中央に常に浮遊して留まるのである。
　この外被は心臓の頭から伸び出すときは充分に広いが、それから次第に狭くなり、心臓と同様に円錐の頂
点のようになって、胸骨と結合して終わる。命名の正確さに配慮する者は、これを正しくは外被と呼ばず、
むしろ心臓の住居か取り囲む防御柵のようなものと呼ぶ[2]。それは心臓から四方に充分に離れていて、それ自
身と心臓との間に非常に広い場所を取り分けているので、それ［心臓］が拡張するときに充分に受け入れる
ことができる。それをもっと大きくしたなら、呼吸において内へのまた外への息の移動を委ねられた胸郭の
広さを毀損していただろう。またここに再び別の驚くべき自然の仕事がある、この心膜である、それを被膜
489 とまた膜とあるいは住居と、好きなように呼んでよい。その形はそれによって囲まれる内臓そのものと同じ

であり、大きさにおいても胸郭が損なわれたり心臓が狭められたりすることがないような大きさを持っている。胸郭に対しては必要以上に広さを犠牲にせず、心臓に対しては動きに必要な居住空間を奪うことがないように。その厚さと強さが均衡の頂点に到達したことが、どうして驚嘆に値しないだろうか？　心膜は胸郭の疑いもなく硬い骨に、そしてすべての内臓の中でもっとも軟らかい肺に、触れることを余儀なくされていたのである。もしそれが現在そうであるよりも硬かったなら、この内臓が圧迫されまた潰されて苦しみ、もし軟らかかったなら、それ自身が骨によって傷つく危険があっただろう。こうしてその位置が対立するものの中間にあるのと同様に、本体の性質もそれら両極の中間である。骨よりも軟らかい分だけ、肺よりも硬いからである。そのため両者と隣接することは苦痛にならない、それ自身が骨によって悩まされることも、肺を毀損することもないからである。

心膜は驚嘆すべきものである。だが心臓の口における技術はもっと大きく、より大きな働きに仕えるのである。心臓の仕事のほとんどすべては、その口によって成し遂げられる。またそれらに立ち返って語ることにしよう、以前に無定義に語られていたのなら定義を明確にして、充分に語られていなかったなら付け加え

(1) ペリカルディオス *περικάρδιος* は、周囲（*περί*）と心臓（*καρδία*）から由来する。現在の解剖学でも心膜 pericardium がある。

(2) 心臓を包む心膜は、肺を包む胸膜や腹部内臓を包む腹膜と同様に二重壁であるが、外壁（壁側板）が丈夫な結合組織（線維性心膜）によって補強されているので、心臓は丈夫な袋（心嚢）に包まれている。

て語ろう。心臓が拡張するときに膜の根元を引っ張って、物質を引き込む脈管の口［房室口］を開き、送り
出す口［肺・大動脈口］を閉めることは、先に述べて示した。より軽いものはすべての引き寄せるものに容
易に従うこと、また他の口の上には三枚の膜が乗っているが、静脈性の動脈の口［左房室口］はそうではな
いこと、なぜなら心臓から肺に煤状の余剰物が運ばれる際にそこを通り抜けなければならないから、そうい
うことを私は述べた。このことからたぶん人は、他の三つの脈管の口では何ものも逆に運ばれることがない
491 と推測するだろう。ところが実際はそうではない。膜が閉じられるそのときに先手を打って、血液と精気が
心臓に引き入れられることが必要である、そして収縮の際にそれが閉めきられる前のまさに閉めているとこ
ろで、再び逆に送り出されることが必要である。しかしすでに膜が閉じてしまっていても、心臓がより激し
く動くと、空気と精気のみならず血液そのものも、幾分か通り過ぎることが時に可能である。粗面の動脈
［気管］に関しては、飲み込まれた液体が入りこんでしまうことがあると私は示したが、[1]ここ［心臓］でも同
様であり、自然は多量の液体を妨げるもの［心臓弁］を見出したが、ごくわずかはその関門をくぐり抜けさ
せてしまう、と考えるべきである。私は別のところで、ヒッポクラテスが言ったように「すべてがすべての
内に」と、また動脈は軽く純粋で蒸気性の血液を、静脈は霧的な空気をわずかに含むと示しておいた。[2]この
492 ように飲み込んで吸い込んだ空気が食道を通過して胃に至ること、身体全体の中に完全に純粋なものが何も
ないこと、すべてはすべてを共有することが示された。[3]だがそれにおいても同等ではなく、器官のあるもの
は血液にあるいは他の何かの栄養に、またあるものは呼吸に関するものである。それゆえそのように心臓自
身の空所も、胸腔が開かれていると両側が拍動するのが見られるが、両側が同じように血液と精気を保持す

るのではない。右のところでは血液の物質が、左のところでは精気の物質が大いに優勢であるからだ。

第十七章

ところで、もし重要な多くの動脈が同時に傷つくならば、それらを通って血液が注ぎ出すことに、ほとんど全員の意見が一致している。またそれゆえエラシストラトスのように、動脈に血液をまったく割り当てない人々であっても、なお動脈と静脈が繋がった接口を持つことに同意する。そうして、すべてが自然によって無駄ではなく巧みに構築されていると考えているにもかかわらず、それらの接口が虚しく作られていることに同意しているのだと気づいていないのである。これらが無駄に構築されていて、生体にとって何ら有益でないというだけなら、取るに足らないことだったろう。だが、これよりもひどくて自然の大きな過ちと考えられるものは、何ら益することがないばかりか非常に害をなす、そのことを彼らは結果的に認めているのである。

実にエラシストラトス自身がこのことを注意深く我々に教えている、炎症は静脈から動脈に血液が流れ込まなければ起こりえないと。そしてもし他の仕方で炎症が起こりえず、それらの接口が取り除かれれば、胸

(1)『ヒッポクラテスとプラトンの学説』第八巻第九章。
(2)『自然の機能について』第三巻第十四章。
(3)『自然の機能について』第三巻第八章。

膜炎も横隔膜炎も肺周囲炎[1]も生体を苦しめないだろうし、また接口が存在しなければ、眼炎もおこらないだ
ろうし、咽頭炎や喉頭炎[2]もないだろう、また肝臓やいわんや胃や脾臓や他のところの炎症も起こらないだろ
う。もし接口が存在しなければ、重要な病気のほとんどは生じないということに当然なる。その接口は先見
494 性のある自然が創造したにもかかわらず、動物にとって有用なものを提供せず、致死的な病気を生成する道
具となるだけである。接口が存在しなければ、傷や多血症[3]で炎症が生じることもなかったし、肝臓や胃や心
臓や他の何か人間がすぐに死ぬような炎症で熱病にかかることもなかった。

エラシストラトスの動脈の仮説について、それがどれほど矛盾しすべての明白な事実に対立するかを、一
度や二度ならず、しばしばこれまでに多くの場所で論じてきたが[4]、今それを行なうのは余分だと考えている。
動脈と静脈との接口を、自然はいたずらに虚しく創造したのではなかった、呼吸と脈拍による援助を、心臓
と動脈だけでなく、静脈にも割り当てるためである。それらの援助がどれほど大きいかは別の場所ですでに
書かれている[5]。今我々の前にある論述には、この了解されたことで充分である。

495 さらに身体のすべての部分が同じ栄養で養われる必要のないことを少しばかり前に述べ、またここから異
なる種類の脈管の用途も示した。もし血液の脈管が一種類だけ生じたのであれば、すべての部分は同じ栄養
で養われただろう。たとえばもし肝臓と肺が、つまり内臓の中で最も重く緻密なものと最も軽く粗放なもの
が、栄養のために同じ血液を利用するならば、それは何よりもきわめて非論理的で馬鹿げたことである。そ
れゆえに動脈のみならず静脈をも、自然が動物の身体の中に作っておいたのは良いことである。そして肝臓
は静脈のみからほとんど栄養を受ける、とりわけて最も軽く粗放なものから、だが肺は動脈から栄養を受け

るのである。そしてまた肺を養うための静脈は、少し前に述べたように動脈に似ている。ここでもまた自然は二種類の脈管を作り、接口によってそれらの隣接する末端をたがいに繋ぎ、それより前に心臓の空所［心室］そのものも繋いでおいたのであり、その先見性に驚嘆すべきであることも、また別の著作で示しておいた(6)。というのも、今はこれが動物の身体に生じるということではなく、何ゆえかを示すのが大事だからである。アリストテレスが述べたように、「かくある」ということが必然的に「何ゆえに」に先立つので、働

(1) 胸膜炎（プレウリーティス πλευρῖτις）は、脇腹（プレウラー πλευρά）の炎症、横隔膜炎（プレニーティス φρενῖτις）は精神の異常をきたす疾患でプレーン φρήν に由来する（プレーンには、横隔膜と心の二義がある）、肺周囲炎（ペリプネウモニアー περιπνευμονία）は肺の炎症とされる疾患である。いずれも死に至る急性病とされている。

(2) 咽頭炎（シュナンケー συνάγχη）と喉頭炎（キュナンケー κυνάγχη）は喉の痛みを意味し、古くは区別されていたが、ガレノスは「『急性病の摂生法』註解」第四巻第二十七章で、両者が区別されないと書いている。

(3) 多血症（プレートーラー πληθώρα）は、体内での体液の充満ないし過剰を意味する。現代の医学用語に多血症 plethora がある。

(4)『自然状態で血液は動脈の中に含まれるか』。

(5)『呼吸の用途について』。

(6)『自然の機能について』第三巻第十五章。ガレノスは心室中隔を通り抜ける小孔を想定している。イブン・ナフィース（一二八八年没）は、ガレノスの述べた心室中隔を通る小孔が実際にはないと初めて主張し、ヴェサリウスも『ファブリカ』（一五四三年）第六巻第十一章で解剖を行なって心室中隔の小孔が観察できないことを指摘し、同書第二版（一五五五年）では血液の通路となることに疑義を呈している。

きを想起するより前に用途を説明することはできない[1]。
さて心臓の中央でとりわけ隔壁に見られる孔は、すでに述べられた連絡のために生じたのである。なぜな
ら他のことも含めて、静脈の中で前もって加工された血液を動脈が受け取るのはよいことであり、胃が静脈
に対してすることを、静脈が動脈に対してなすためである。有用な血液から揮発するものが魂精気であると
いう論理は、少しも不可能ではない。これについて私は他の場所でもっと充分に述べておいた[2]。当面のとこ
ろ、動脈が純粋で希薄な血液、つまり魂精気に栄養を与えようとする血液を包含することの必要性について
は、こう述べるだけで充分である。それらすべては次のことの大きな証拠となる、すなわちその二種類の脈
497 管が自然によって見事に作りあげられたことの証拠、さらに常に動こうとしている動脈にある程度の外被の
強さが必要とされること、だが強くなるのと同時に薄くなるのが不可能であること、またそれが厚くなると
身体の多くの部分にきちんと栄養が与えられないことの証拠である。だが自然はそれらすべてを動物の身体
全体、とりわけ心臓そのものの中に、静脈のために細い口を通じる動脈への連絡を考案して、見事に用意し
た。そしてその理由で心臓の中に伸び入る静脈［大静脈］は伸び出る静脈［肺動脈］より大きいのである、た
とえ心臓の熱で溶け出した血液を受け入れるにも拘わらず。だが多量の血液が中央の隔壁［心室中隔］でそ
こにある孔を通して左の空所［左心室］に受け入れられるので、肺に入る静脈［肺動脈］が血液を心臓へと引
き入れる静脈［大静脈］よりも小さいのは当然である。同様に肺から心臓へと空気を導く動脈［肺静脈］その
498 ものは、身体中のすべての動脈を生み出す大きな動脈［大動脈］よりもずっと小さい、というのも大きな動
脈は右の空所［右心室］からの血液をいくらか加えて受け取り、また生体の全体のすべての動脈の源泉とも

なるはずだからである。

心臓の本体は厚く不透性で、それのための栄養もより濃厚な必要があるので、心臓に入る前の空静脈からの血液によって養われる。そこまで来ると、血液は温かく希薄で蒸気性になるように定められているからである。この点で、ある人々に非論理的であると見えたとしても、心臓が自分自身のためにではなく肺のために栄養を準備することは、すべての中で最も論理に適っていることが分かる。肺のためには希薄で蒸気性の血液が必要であり、心臓のためには必要でないからである。自ら動く心臓は、本体が強靱で厚く不透でなければならない。しかし胸郭によって動かされる肺は、重く緻密ではなく、軽く粗放である方がよい。それぞれの臓器はそのありように合った栄養を用いるので、心臓が濃密な血液を、肺が蒸気性の血液を必要とするのは理に適っている。そしてこの理由で、心臓は自分によって養われないで、空静脈が右の空所［右心室］に挿入される前に、その一部分で心臓を養うのに充分なもの［冠状静脈洞］が分岐して、心臓の頭の周りの外を巡り、その全体に分散されるのである。動脈［冠状動脈］が静脈とともに巡り分岐すること、これが大きな動脈の分枝でありすでに述べた静脈を冷やし、また心臓の外における内在熱を適切に保つために足りるほどの分枝であることは理に適っている。肺から挿入された脈管［肺静脈］では、充分に厚く不透な心臓の

(1)アリストテレス『分析論後書』第二巻第一章八九b二三——第二章九〇a三四、『形而上学』Z巻第十七章一〇四一a六——b一一。

(2)『呼吸の用途について』第五章。

500

本体全体を冷やすのに充分ではない。『自然の機能について』の中で示したように[1]、物質はある程度しか本体そのものの中に進入できず、広い通路の助けなしにはそれ以上進むことができない。またそれゆえに適切な間隔をあけて、心臓にのみならず生体の全体にわたって、動脈と静脈のすべては配置されている。もし何かの広い通路なしでも物質を送り込むことができたとしたら、自然はそのようにしなかっただろう。

第十八章

501

さて動脈と静脈は心臓の本体の周りを丸く回っている。しかし神経がその中に分岐することは、肝臓や腎臓や脾臓の場合と同様に見られない。ただ心臓の周りの覆い〔心膜〕のみが、細い神経の分枝を受け入れるのが見られる。またそれらが分岐すると、認識できるようなはっきりしたものが心臓そのものに入りこむのが、少なくとも大きめの動物で見られる。それが心臓でどのように分岐しているかは、まだ明確に感覚によって識別できないが、その様子は肝臓と腎臓と脾臓での、神経の枝分かれや大きさに似ている。これらにおいては先に述べたように、知覚できるような神経が外被に挿入されている。しかし本体そのものには、分岐している様子が充分に見られない。先に私が書いた巻において、すべての内臓での神経の分布について充分に論じておいたので、もし注意を払うなら、自然的な仕事を果たす心臓に、なぜごくわずかな神経だけが必要なのか、あなたがさらに聞く必要はないだろう。すなわち筋肉は、魂的な働きの器官なので、すべてが大きな神経を必要とするのであり、心臓にはいかなる魂的な働きも託されていないので、前述の内臓のそれぞれで必要とされるほどの神経がある。さらに肺でも同様である。それらの器官すべては共通して、ある程度の感覚を備えていて、植物などではなく、そのため神経を分かち持っている。とりわけ肝臓と心臓はある種の能力の源泉、片方は欲望的な魂のもの、他方は気概的な魂のものなので、そうなのである。『ヒッポクラテスとプラトンの学説』の中で示されたが、これらの源泉は感知し合い、ある程度まで結合し、連絡する必要がある。

第十九章

ある種の骨が大きな動物の心臓の頭のところに見出されるので、その用途についても無視しないのが適切だろう。まことにアリストテレスによって述べられたことは、おそらく理に適っているのだろう。それは心臓の支持あるいは台座のようなものであり、そのため大きな動物に見出されると彼は言う(2)。明らかに、大きな胸郭の中に吊り下がる大きな心臓が、そのようなある種の部分を必要とするのは当然である。むしろこのように言った方がよいだろう。自然はいたるところで靭帯の端を軟骨あるいは軟骨性の骨に付着させている

(1)『自然の機能について』第三巻第十五章。
(2)アリストテレス『動物部分論』第三巻第四章六六六b一七—二一、『動物誌』第二巻第十五章五〇六a八—一〇、『動物発生論』第五巻第七章七八七b一七—一九。

のだと。心臓のところの靭帯は[1]、脈管の口のところにある膜の性質をもち、また動脈の外被は本体の物質に
おいて靭帯に似ているが、どちらも自然は無視することなく、それらすべての端を軟骨性の骨と結合させた、
このことを私は『解剖手技』の中で示しておいた[2]。大きな動物には軟骨性の骨があり、非常に小さな動物に
503 は筋紐軟骨性[3]の物体がある。すべての心臓は同じ場所に硬いある物質を持っており、同じ用途のためにすべ
ての動物に生じたのである。より大きな心臓が、そのようなより硬い物質を必要とすることは驚くに値しな
い。なぜなら靭帯の端がより安全に結合されるために、また心臓全体の台座のために、大きな心臓ではより
硬いことが適しているからである。

第二十章

これはすでに完成した動物の心臓に関する一部分である。まだ胎内にある動物では心臓の脈管の接口がい
くつか観察されることについては、先に予告したもののまだ述べていない、その前に完成した動物について
の議論を終わらせるのがよいと考えたからである。話が終わりに近づいたようなので、約束を果たさねばな
らず、この話を始めることにしよう。肺に静脈性の動脈と動脈性の静脈があることは示した、それは適切な
504 栄養によって養われるようにするためであり、さらに容易に収縮する動脈［肺静脈］と容易に収縮しない静
脈［肺動脈］を持つようにするためである。だが心臓のそれぞれの口に付着した膜について、内から外に向
かうもの［肺・大動脈弁］は物質の逆流を防ぐために生じ、外から内に向かうもの［房室弁］も同じであるが、

505

これは牽引のために生じた器官でもあることを示しておいた。このことは完成した動物で充分であるが、まだ胎内にある動物ではすべてが不充分である。その結果、自然が何一つ巧妙に作らなかったと考える私の反対者たちは、私の説を覆そうと考えてこのことのみを議論に徹底的に取り入れた。胎児の中では肺から心臓にではなく、心臓から肺に精気が運ばれると彼らは言う。動物がまだ口で呼吸をしないで、栄養と同様に精気もまた母親から臍のところの脈管をとおして供給されるときには、心臓から背骨に沿った大きな動脈にではなく、動脈から心臓に精気が来るのが当然であり、また肺そのものは心臓から［精気を］供給されるのであって、肺から心臓に供給されるのではない。実際、彼らが言うには、もし大きな動脈の口の膜の伸び出し［大動脈弁］が、まったくあるいはごくわずかしか動脈から心臓に入ることができないような、また静脈性の動脈の口［左房室弁］で再びごくわずかしか心臓から肺に運ばれないような構造をしているなら、心臓も肺も精気を受け取れないことは明らかである。同様に、肺の中の脈管に関することがらは無意味で偽りであるように見える、と彼らは言う。まだ胎内にある動物の脈管は、生まれた後と同じ性質を持つからである、た

（1）心室の上面（基底面）には、四つの弁口を囲む結合組織性の線維輪があり、また大動脈口と左右の房室口の間に結合組織が集まって左・右線維三角を作っている。これらの結合組織性構造は合わせて心臓の線維性骨格と呼ばれ、心室と心房の壁の心筋線維が付着する場所になっている。ウシやウマなどの大型の動物では、この線維性骨格の内部に軟骨や骨が生じることが知られている。

（2）『解剖手技』第七巻第十章。

（3）筋紐軟骨性（νευροχονδρώδης）は、筋紐（ネウロン νεῦρον）と軟骨（コンドロス χόνδρος）から由来する。筋紐の三種類（神経、靭帯、腱）の説明については、『骨について』の序論を参照。

とえまだ口を通して呼吸をしていないとしても。彼らが言うには、脈管の置き換わりの有用性を説明する議
論は、すでに口を通して呼吸する動物から導かれたものである。だからこれらのことから、自然が動物のこ
とに先見性を持たないことが、また私が述べることはすべてもっともらしいが真実でないことが、明らかで
あると彼らは考える。
　また私は、これほど私と自然の仕事を咎める者たちをある点で赦さねばならない、だがまたある点で非難
506 しなければならない。私が赦してやるのは、彼らが賢しらぶらず論理も破綻をしていない点であり、彼らの
論理はしばしばそうなっている。私が非難するのは解剖学を軽視する点であり、その無知によって彼らは不
遜にもそのような議論をできるのである。彼らが陥った状況は、ロバを数えようとして自分が乗っているも
のを数え忘れ、そばにいる人々をロバ泥棒呼ばわりするような連中や、自分が所持する物を捜しまわるよう
な連中に似ている。こういうことを私も見て、大騒ぎをする男を笑ったことがある。家中を引っ繰り返して
掻き回して金貨を探し回ったのだが、自分でパピルスに包んでもう一方の手に持っていたのである。そのよ
うに大声で叫んでいる者たちに対して、落ち着いた男は小さな声を出して、一方には乗っているロバを指し
示すだろうし、他方には左手に右手で触れるように命じるだろうと私は思う。非難攻撃する者たちに眼があ
507 るなら私も同じように、大きな動脈の分枝［動脈管］と空静脈の口［卵円孔］を指し示してやろう、これらは
まだ胎内にあるときに肺に通じているものであると。彼らが盲目なら、手の中に脈管を置いて触れるように
命じるだろう。それらはそれぞれ小さくもなければ偶然の産物でもない、充分に広く内部に顕著な通路を備
えていて、眼のある者のみならず触れることができる者も見落とさないほどである、もし解剖に立ち会う意

508

欲さえあれば。さてそういう訳で怠慢の責めをより負うべき立場なのは、自然ではなく彼らである。自然は怠慢でもなく先見性に欠けることもなく、これが彼らの言うことだが、まだ胎内にあり形成中で運動しない肺が、完成してすでに動いている肺と同じ管理を必要としないことを、前もって考慮し予知していたのである。自然は強靱で厚く不透な脈管［肺動脈］を大きな動脈に開口させ［動脈管］、脆弱で薄く粗放な脈管［左心房］を空静脈［右心房］に開口させた［卵円孔］。

彼らは自然の仕事の探求について完全に無知で無関心である。人はこれだけを心得ればよいのであり、それに伴ってただちに技術を賛嘆するようになる。彼らが自然のことを罵倒するそのような議論を聞き、それほど馬鹿げたことを微細な工夫で救済する方法を自然が見出したのを目のあたりにして、その技術を誰が賛嘆しないだろうか？　彼らは喚いた、胎内にある肺が完成したものと同様に管理されることも、完成したものが胎内のもののように管理されることも間違っていると。呼吸をして動く肺ではある管理が必要であり、動いていない肺には別の管理が必要であると彼らは言う。しかし自然は喧噪や喊声なしで、仕事そのもので正しさを示す。それを聞いた者はすでに賞賛したのだと私には分かっている。目と同じほどの賛嘆を耳は引き起こさない、これらおよび私が語る他のことを、人は自分の目で確かめる必要がある。

第二十一章

肺に関するこれらのことは、すでに呼吸しているものおよび胎内にいるもののために、自然によって正し

509 くこのように準備された。心臓に関することも、同じ知略によってどのように正されたかも語ろう。自然は
大きな動脈を肺の厚い不透な脈管〔肺動脈〕に接口させ〔動脈管〕、また空静脈〔右心房〕を薄く粗放な脈管
〔左心房〕に開口させ〔卵円孔〕、それによってすでに述べたように、肺に両方の物質〔血液と精気〕を正しく
配分し、同様に心臓を肺への役務から解放した。成長したものと違って、〔胎児の〕心臓が血液も精気も肺に
送らず、また生体全体の動脈にも提供しないが、ただ自分の生存のためにごく少量の精気を必要とするのな
ら、驚くべきことではない。これはとりわけ、〔肺動脈と動脈管から〕大きな動脈そのものから得られたと私
は思う。というのも、先に示したように膜の伸び出し〔大動脈弁〕は、何ものもまったく内へと入らないよ
うにするためにではなく、多量に一気に入らないようにするために自然が考案したのであるから。そしてま
510 た血液と精気が混ざり合ったものを、肺から口〔左房室口〕を通じて心臓が吸引することが可能であり、外
から内へと伸びる二枚の外被〔僧帽弁〕がその一つにだけ置かれていると私は述べた。胎内にあるものでは
この脈管〔肺静脈＋左心房〕は、空静脈〔右心房〕から相当な大きさの接口〔卵円孔〕を通して血液を受け取る。
〔肺静脈＋左心房は〕成長したものでは血液性であるが胎内のものでは精気性の器官〔右心房＋右心室＋肺動脈〕
から血液を受け取る[1]、つまり成長した動物では〔肺内での〕目に止まらない多くの細かい接口を通じて受け
取るのに対して、胎内のものでは〔卵円孔を通して〕より容易に精気を受け取りうるのだと先に示した。さら
に胎児において、二つの種類の脈管が〔卵円孔で〕たがいに接口することと、いくらかの精気を静脈が分け
持つことが、それの大きな証拠として付け加えられるべきであると思われる。

もし胎内にあるものがまだ母親に付着しているときに、『解剖手技』[2]に記した手法で腹壁と子宮を切開し

511 て臍のところの動脈を紐で結ぶなら、胎盤のところの動脈全体は拍動を止めるが、胎児の動脈はまだ拍動を続ける。だが臍のところの静脈も一緒に紐で結ぶと、胎児の動脈はもう拍動しない。このことから、一つには胎盤の動脈を動かす能力が胎児の心臓から始まることが、もう一つには静脈との接口によって動脈が精気を供給され、それによって内在熱を少なくともある程度まで維持できることが明らかである。〔胎児の〕心臓そのものにおいて、心臓の左の空所にある内在熱への助けが、血液を含む脈管〔左心房〕からいくらか生じることは不可能でない、〔成体では〕それのために生体が呼吸と拍動を必要とすることはすでに示した。自然が先見性によってすべてを用意したことと、真実はいたるところで自らに証言することは、ここにおいて明らかだが、物質〔血液と精気〕が決して混ざり合わないとエラシストラトスが述べていることは、たがいに矛盾し事実とも一致しない。

実際、今私が述べたことは以下のことを示す。心臓からの精気によって満たされても動脈が拡張しないこ
512 と、また拡張するときに何かを静脈から引き寄せること、そして胎児においてはもちろん心臓が拡張するときに、空静脈から血液を受け取る静脈性の動脈〔左心房〕から大量の血液が左の空所〔左心室〕に吸引されるのが必然だということ、である。それは膜の伸び出し〔僧帽弁、三尖弁〕が何も妨げないからであり、明らかに外から内へと伸びているからである。そのため心臓は、すでに成長した動物でも胎内にある動物でも、動

（1）胎児では、胎盤で受け取った精気が、臍静脈と空静脈（下大静脈、右心房）に入り、そこから右心室と肺動脈に送られると、ガレノスは考えている。

（2）『解剖手技』第十二巻第六章。

513 脈にそれ自身を動かす能力を供給するが、皮袋のように膨らませることも満たすこともない。ところで他の場所で私は、動脈が充満することによって拡張するのではなく、拡張することによって充満することを示した[1]。今述べたことからもそのようであることは明らかだ。すなわちもし皮袋のように充満することによって拡張するのではなく、あたかも鍛冶屋のふいごのように拡張することによって充満する性質になっているのであれば、動脈が静脈から何かを吸引することは必然である、エラシストラトスその人によってさえ動脈と静脈のたがいの接口は同意されているのであり、これはすべての人に明らかであると私は思う。さもなくとも、他の場所で私は証明した[2]。それゆえこれ以上に引き伸ばすべきではない、心臓のところの脈管の接口が必要性から生じたと考える人々は、その少なからざる証拠を他の著作で示されたことからも得られると私は述べた。

他の多くの部分の有用性を述べることがエラシストラトスに困難であるように、まさにこの箇所の場合でも同様であると私は思う。接口が存在するかしないかという問題の議論は、彼には容易でない。もしそれが存在するならば、物質は心臓の左の空所［左心室］で必然的に混合する。それが存在しなければ、心臓がいかにして精気を受け取るのか説明が困難であり、また肺が成長した人と胎児とで両方で同様に管理されるのかは、さらに説明が困難である。しかし何ごとも真実そのものにおいて説明は困難でない、動物の身体に起こる他の現象でもこのことでも。働きの発見でまさに始めから間違っていない者にとって、すべては充分に
514 容易で明白でたがいに調和している。しかしこれは他の場所で議論する問題である。

さて自然は、臍から肝臓に至る静脈［臍静脈］を、また背骨のところの動脈［臍動脈］を、時間とともに乾

上がらせて細い紐か何かに似たものにするように、それと同じ仕方で心臓のまわりの脈管の先に述べた接口を新生児において消失させる、これは驚嘆すべきすべてのことの中で最大のものであると思う。まったく用をなさなくなるものが、もはや胎児でないものに存在することを、自然は絶対に許さないのである。そして余計な何かを胎児のために作るよりも、作られたものを成長した動物において有用でなくなったがために破壊することの方が、ずっと大事なことであると私には思われる。胎児に関する問題について成長した動物とは異なるものを、現在のすべての論述が終わればただちに、子宮の部分の用途に関して引き続いてこれからすべて書くつもりである。心臓の膜［心臓弁］について、また肺の脈管の入れ替えについて、私がすでに述べたことを誰も批判していないのならば、ここで言及しなかっただろう。当座の議論に立ち帰って、残された問題を説明しよう。心臓そのものに関してこれ以上問題は残っていないが、肺と胸郭に関しては多くの問題が残っていると思う。それらすべての問題については次の論述が説明するだろう。肺に加えて粗面の動脈［気管］の上端の始まりである喉頭の説明をしよう。

（1）『ヒッポクラテスとプラトンの学説』第六巻第七章。
（2）『脈の用途について』第五章、『自然の機能について』第三巻第十五章。

第七巻

第一章

516 肺が呼吸と声の器官であることは、先に述べた。何ゆえ現在あるような種類のそして数の部分からできているのか、その数がより多くても少なくてもよくないこと、またその本体の大きさ、形状、構造、構成を変えることができないことを、この巻において述べるだろう。まずここでも肺の部分の探求から始めるのが理517に適っている、我々はこの探究において動物を解剖しながら観察すべきこと、内臓で現われるすべてを、どんな言葉であっても感覚と同様に充分に教えられると考えるべきではないことは、すべての者に明らかである。だがこのことのために肺の構造を言葉で説明するのを我々は躊躇すべきではなく、解剖したことのある者たちには思い起こさせ、まったく知らない者たちには前もって教示することにしよう。

第二章

この内臓［肺］は肝臓と同様に、多数の脈管の網細工であり、その間の場所を柔らかい肉質が詰め物とし

て満たしている。これらの脈管の、一つ〔肺静脈〕は心臓の左の空所〔左心室〕から、もう一つ〔肺動脈〕は
右の空所〔右心室〕から、また一つは咽頭から〔気管〕始まる。その後、いずれもそこから進んでまったく同
じ仕方でまず二つに分岐するが、それは肺の一つが生体の右側にあり、もう一つが左側にあるからであり、
両方は強靱な膜〔縦隔胸膜〕によって隔てられている。その後、それらはそれぞれ再び別の二つに分かれる、
518 なぜなら肺のそれぞれの側には二つの葉があるからである。このようにして、すでに述べられた脈管の全部
で四つの部分は、肺の四つの葉の中にさまざまな形で分岐して入っていく。第五の小さな葉が胸腔の右の広
い場所にある。それが空静脈の支えまたは下敷きのようなものだと私は述べたが、その周囲にある大きな葉
に分配されている脈管から小さな分枝が運ばれ、いたるところに枝分かれしている。ある薄い膜〔肺胸膜〕
が外からそれらすべての葉を包んでおり、食道に沿って胃まで下る神経〔迷走神経X〕の一部を受け取る。
これが肺の性質である。静脈が動脈性になり、動脈が静脈性になるのがよいことだということを、心臓の右
の空所について述べた際に充分に示した。

第三章

なぜこれら〔肺動静脈〕に第三の脈管〔気管、気管支〕を自然は繋いだのか。それは咽頭から始まって、あ
519 る者たちは粗面の動脈と、別の者たちはブロンコスと命名したが、今は議論を明確にするために先にその構
造すべてについて説明しよう。動物の身体の中にはある単純な部分〔軟骨〕があり、手の議論のところでも

先に述べたが、[1] それは他のすべてのものよりも硬いが骨よりも軟らかく、ほとんどの医師はそれにコンド
ロス[2]と言う名をつけた。自然はこのようなたくさんの軟骨を粗面の動脈［気管］を構築するために用意し、
すべてを曲げて完全な円周状にして、そのため我々が触れる外部では凸状に、内部では凹状になるようにし
た、それに続いて次々に頸の向きに沿って置き、咽頭と肺の間の全体を満ちわたらせ、それらをザリガニの
殻に非常によく似た強靭な膜性の靭帯で結んだ。後ろにある食道に触れようとするそれらの部分を、自然は
軟骨にしなかった、その部分を円の中でいく分空けておいたので、それぞれの軟骨［気管軟骨］はシグマの
520 形［C］のようになっている。そういう理由である人々はそれをシグマ状と呼ぶのだと思う。これらの靭帯
と別のより丸い靭帯とさらに軟骨、それらの奥で共通に、完全に丸くなった他のある外被がすべてに貼りつ
きながら内がわに伸びる。それは緻密で不透で、縦に伸びる線維を持つが、それが口全体をまた食道と胃全
体の内がわを、いかに連続して貼りついているかについては、先にどこかで述べたはずである。[3] さらにこれ
らすべての外がわから、膜があたかも外套か上着のように動脈［気管］全体を包みこむ。
　これが頸の動脈［気管］の性質である。それによって生体は吸息し、再び呼息し、発声し、強呼息する。
それは鎖骨を越えて胸郭の広い場所に入るとすぐに、分かれて肺のいたるところへと運ばれ、心臓から来る
脈管とともにすべての葉に分配される。その性質は、上の方と違いがなく、またその枝分かれのどれも変わ
521 りがない。しかし、膜性の帯紐［輪状靭帯］によって結びつけられた多くのシグマ状の軟骨は、この内臓の
葉の末端に至るまでずっとそのままである。これだけが肺の中でまったく血液をもたない脈管である。私が
何度も述べたように、エラシストラトスはもう一方の滑面の動脈［肺静脈］もそうであると誤って想定した。

そこには蒸気性で希薄で純粋な血液が相当量含まれているが、それに対して粗面の動脈［気管］は、少なくとも生体の自然な状態においてはまったく血液を含まない。もし何か脈管の破裂、接口、侵食が肺に生じると、この動脈［気管］の中に血液が流入し、通路を塞いで空気の通過を妨げる、そうすると動物はすぐに咳こみ、血液が咽頭を通って口まで上ってくる。

第四章

なぜ自然はこの動脈［気管］を完全に軟骨性あるいはすべて膜性に作らずに、軟骨と膜を交互に置いたのか、なぜまた軟骨そのものを完全に円形に作らずに、それぞれが少し欠けるのか、それをこれから説明しよう。そして最初に、声の器官が完全に軟骨から成るべきであることを論じよう。『声について』という著作の中で、空気への衝撃だけでは声を作り出すのに充分でないことを、衝撃を与える物質と力にある種の均衡が存在していて、空気がいく分かの抵抗をすることと、最初の衝突に負けて跳ね返されないことが必要だと私は示した。そして動物において軟骨はこの均衡を獲得している。それよりも柔らかければ弱さゆえに空気に対する衝撃を鈍くし、硬ければただちに空気を跳ね返すからである。そうならば、空気は止まって抵抗し

(1) 本書第一巻第十一および十五章、第二巻第十二章。
(2) コンドロス χόνδρος は、もともと挽き割り小麦や塩の粒を意味する。
(3) 本書第四巻第八章。『解剖手技』第十巻第九章。

てその衝撃を受忍するのではなく、避けて逃れて衝撃というよりも流れに似た作用を蒙る。あなたはこれら
の証明を今聞こうと求めてはならない、他の働きの証明を求めてはならないのと同様である。それぞれの働
523 きについて個別に書いた後で、すべての部分の用途についての最後の論述、すなわち当初から示したように
働きについて先に理解しておくことが必要な論述に、私は向かったのである。
粗面の動脈［気管］の軟骨は、声そのものに固有の器官である。そして全体が軟骨になり、どこにも靭帯
や外被は必要ではなかっただろう、動物が吸息したり呼息したりまた強呼息や発声するときに、どんな運動
も生じることがなかったならば。それらすべての働きにおいて、これ［気管］は長くなって次に短くなり、
狭くなって次に広くなる必要があるので、拡張することも収縮することもできない軟骨性の材質のみからな
るのではなく、今述べた運動を機敏に行なえるように膜性のものが加えられたのは理に適っている。『肺と
胸郭の運動について』という私の書にあるように[1]、吸息に際して胸郭全体が拡張し、それから空虚追従原理
524 のために肺が拡張すると、動脈［気管］の膜性部分の幅も長さも容易に拡大する、軟骨のシグマ状を埋める
部分［膜性部］は幅が増し、軟骨そのものを結合する部分［輪状靭帯］は長さが増す。このことは死んだ動物
でも充分に見ることができる、気管を通じて肺全体に空気を送り込み、その後また圧力を加えてそれを空に
すれば[2]。吸息そして肺全体が充満する際には、軟骨を結合する帯紐［輪状靭帯］が伸びて、性質上伸ばされ
うるところまでたがいに離れるのが、また呼息の際には、帯紐が弛み重なり縮んで軟骨をたがいに触れさせ
るのが見える。それのシグマ状の軟骨を埋めるものは、吸気に際して広がり伸び外に凸になり、呼気の際に
は弛んで内に落ち込む。ここにおいて明らかになるのは、この臓器［気管］の長さと短さの変化は軟骨を結

525 合する部分によるのであり、幅の増加あるいは減少はシグマの形を埋める部分〔膜性部〕によるということである。

第五章

それゆえ肺は粗面の動脈〔気管〕があるお陰で、音声のまた同時に呼吸の器官として存在するために何も不足することがない、というのも粗面の動脈には声の器官として軟骨が、呼吸の器官としてそれらを結びつける帯紐があるからである。この軟骨が声の主要な器官であることは、とりわけ喉頭であなたに示される。咽頭と粗面の動脈〔気管〕を結ぶ部分はそのように呼ばれ、頸のところで前に突き出すのが見え、触れると硬く、飲み込むときに持ち上がる。

526 喉頭が声の器官として主要で最重要のものであることは、声の生成に関する私の著作で示しておいた。その全体が軟骨であることは、述べる必要がない。見てのとおりである。それらの著作で述べたように、動脈〔気管〕は喉頭のために声を前もって調節し準備する、手前に位置した共鳴板のような口蓋とバチのような口蓋垂がここですでに生成された声を増大させる、さらにまた声は単純に呼息によって発生するのではなく、

（1）『胸郭と肺の運動について』という著作の断片が伝存している。

（2）ガレノスはここで、解剖による構造の観察に加えて、死体を用いた実験を行なって知見を得ている。

声の固有の材料は強呼息であり、それがいかに呼息そのものと異なるか、胸郭の筋肉がそれを作り、いかな
る仕方でそれが生成されるか、さらにまた声の発生が行なわれるかを私は示した。今ここで私は、先に述べ
たように、このどれかを証明しようというのではない、これを用いながら、呼吸と声の部分に別のよりよい
構造が生じるのは不可能であると提示しようとしている。
それらの用途に関して今示していることは、働きに関して先に正しく示されたことの証しになるだろう。
たとえば声は、前もって粗面の動脈［気管］によって喉頭のために準備されるが、それ自体ではまだ完全な
声になっていないことをそれらの著作で示した。さらに動脈［気管］の軟骨性の部分が前もって声を調節す
527 るということを説明して、そこから喉頭に関してはそれが声の第一の器官であると正しく証明したことを、
動脈［気管］に関してはその軟骨性の部分が声の器官で、他のすべての部分が呼吸の器官であるということ
を裏付けた。
現在と異なる構造であったなら、一つの器官が二つの働きをよりよく手助けすることができないのは明ら
かである。動脈［気管］は必ず不動部分と可動部分から構成されねばならなかった。声の器官では拡張・収
縮の両方を交互に受けるのにはあまりに硬くなってしまっているので、それができないからである。さらに
呼吸の器官では、その第一の仕事が運動であるため、声を調整するほど硬くなることができないからである。
だがさて可動部分と不動部分は交互に置かれ、声は不動部分によって、呼吸は可動部分によって生じる。実
際、不動部分は可動部分とともに随伴的に動かされる、それらは結びつけられていてともに運ばれるのであ
528 る。さらにまた動脈［気管］は肺の固有な部分である、そして魚は当然にそれも肺も持たない、なぜなら水

中で生活するので声が必要ないからである。ところで心臓の熱を冷却するのに、我々は呼吸を必要とするのだが、魚には自然によって鰓の構造が与えられている。それについては先にも述べたが、すべての動物について我々が議論をするときに再び個別に徹底的に述べることにしよう。この著作で用途について論じたこと、また以前に働きについて述べたことが、すべてたがいに一致し真実であると証明したので、肺の部分について残りの説明をしながら先に進むことにしよう。

第　六　章

私は粗面の動脈［気管］の軟骨が声の器官であり、膜性の帯紐［気管の結合組織］が呼吸の器官であると述べた[1]、そしてそれらが合わさったもの、すなわち動脈［気管］が呼吸とまた同時に声の部分であると述べた。
529 それよりもよい他のどのような構造も持つことができない、もし軟骨よりも硬いものや柔らかいものが声の生成をよりよく助けることができないのであれば。さらに今ある結合とは違うように結ばれていたなら、吸息で拡張し、呼息で収縮する際に、幅と長さがよりよく動かされることはなかっただろう。もしそれら［軟骨、帯紐］のどちらかをあなたが壊そうと考えるなら、ただちにすべての働きがそれとともに壊されるだろう。もしあなたが軟骨を取り去るなら、声が失われるだろう。なぜなら膜と外被、そして同じように軟らか

(1) 気管壁の結合組織には、気管軟骨の間を結ぶ輪状靭帯と、気管の後壁を作る膜性壁の二種類がある。

いすべてのものの物質は、湿った弦のように声の生成に役立たないからである。もしまた帯紐を取り去ろうと考えるなら、動かない器官に任せることによって呼吸を損なう。もしそれらのあるものを取り去り、あるものを残すなら、取り去られた分だけ全体の働きを損なう。丸いもの［軟骨］をたがいに結ぶ帯紐［輪状靭帯］が失われると、動脈［気管］の長さの増加が損なわれる。シグマ状のものを補完する帯紐［膜性壁］が失われると、動脈［気管］の幅の増加が損なわれる。

第七章

技術を極めた仕事を行なった自然が、軟骨のうちより円形のものを外に、それらの残りを織り上げる帯紐［膜性壁］を円周の補完のため内に置いているのに、位置に関して無関心であったというのか？　動脈［気管］が食道に触れるはずのところでは、軟骨を結合する帯紐［輪状靭帯］をその下に置くことで、また外から落ちてくる物と接触するはずのところでは、軟骨そのものを手前に置くことで、食道は軟骨の硬さによって圧迫されず、動脈［気管］は自らのより柔らかい部分を外からの物と接触させて容易に損なわれることがないようにしたのであるから、これもまた自然の技術の実例ではないのか？　頸の前方に終わる動脈［気管］のより硬い部分と、食道に接するより柔らかい部分は、実際このようになっているのであるから、自然は驚くべき仕方で両方の器官、つまり食道には動脈［気管］に対する、動脈［気管］には外からくる物に対する傷つきにくさを与えた。

531 自然は動脈［気管］の軟骨を配置することから、この利点のみを生体のために考案したのだろうか？　あるいは食物または飲物の大きな塊を飲み下すことにおいて、それより大きな別の利点があるのだろうか？私にはこれもまた、驚くべき仕方で自然によって用意されていると思われる。もし軟骨のそれぞれが完全な円環になっていたならば、食道を圧迫することに加えて、それに膨らみを押しつけ、とりわけ大きなものを飲み下す際にかなり狭めてしまっただろう。しかし実際には、そのようなときにそこに置かれた動脈［気管］の外被は、飲み下される物によって押しやられて軟骨の広がりに戻されるので、食道の円環の全体が栄養の通路として役立つ。そのとき軟骨の膨らみが食道の膨張に向かって突き出すのなら、それ［食道］の広さが大部分失われ、それによって食物の通路を狭くしただろう。

532 もし嚥下と呼吸が同時に可能なら、今あるような配置からは有用でないばかりか有害な結果が生じただろう、というのも食道が膨らむ分だけ動脈［気管］の広がりに入りこむので、呼吸の通路がそれだけ狭くなるからである。ところが実際は呼吸の働きと嚥下の働きは別々のときに行なわれるので、動脈［気管］と食道は空いている場所をそれぞれ使うことが可能となり、その結果、短時間に多量の適切な物質がそれぞれの通路を運ばれるのである。さらにそれぞれの器官が丸くなることは、多量の物質が最小の場所を通過するために、またそれらが傷つかないために最良の備えである。先に示しておいたように、これがさまざまな形の中で最も傷つきにくく、同じ周長を持つすべての形で最大のものである。そうであるなら、多量の物質でもとても小さな器官を容易に通り抜けることができるだろう。

そしてそれらはある共通の外被［粘膜］によってたがいに、また口とも繋がれている、これもまた驚嘆す

533 べきではないだろうか？　この外被が食道での嚥下において大いに助けになることは指摘した。動脈［気管］の軟骨の内がわに貼りついて、生体が物を飲み込むときにそれを喉頭とともに咽頭の方に引っ張る、跳ね釣瓶と呼ばれるものにとてもよく似たやり方で。何ゆえに、動脈［気管］の軟骨にそのような外被が貼りつくのがよりよいことなのだろうか？　その理由は、頭からそこにしばしば不要な粘液の上澄みが流れ込むからである、飲み込むときには、飲物の一部がそこに絶えず流れ込み、ときには食物の一部も入る。吸息するときには、刺激性で煤や灰や炭やその他の毒物性の成分を含んだ空気が吸い込まれるだろう。そして咳をするときには、悪性で腐食性の膿や、他の体液つまり体内で腐敗した黄胆汁と黒胆汁や塩気を持つ粘液をときおり排出する。これらすべてによって、その軟骨は擦られたり侵されたり傷つけられたりすることが避けられない。それゆえその軟骨の不具合がまったく治癒不能あるいはたいそう治癒困難であることは、たとえあなた自身が医術を業としていなくても、医師から教えてもらうことができる。実際、あなたはそのような
534 ことがらに対して、彼らを必要とはしないだろう、これらのことに対して、すでに経験という教師をあなたは有しているからである。そして動脈［気管］の軟骨の下にある外被［粘膜］はきわめて治癒しやすく、そこに生じる不具合はすべて処置しやすい、その一部が何か大きな腐食にあい、軟骨が完全に露出していなければ。そのような場合には、治療するのが容易ではない、それは当然外被のせいではなく、不具合が軟骨に達したからである。これはまさに、ふつうならまれにしか起きないことだが、もし軟骨が元から露出しているならば継続的に起きただろう。

いったい何ゆえに外被は薄くかつ緻密で、そして適度に乾いているのだろうか？　もしそれが今あるより

535 も厚かったとしたら、何の役にも立たないだけでなく、動脈〔気管〕全体の幅を少なからず占有しただろう。もしそれが疎であったなら、湿り気がその下にある軟骨まで流れて届くのを防がないだろう、そしてそれ自身も濡れやすくなり、嗄れ声になるだろう。また適度に乾いているのも同じ理由である。濡れたものより乾いたものの方がよい音を立て、また完全に乾いたものは適度に乾いたものより響きが悪いからである。あらゆる焼け付くような熱病では、咽頭と動脈〔気管〕がはなはだしく乾燥して、ヒッポクラテスによって命名されたような金切り声が生じる。(1) 同様のことは、非常に長い頸と乾いた軟骨を持つ動物、たとえば鶴にも生じる。まことにその理由でかのホメロスも歌っている。

啼き声も高らかにオケアノスの流れをめざして〔鶴は〕飛び、(2)

乾いた器官はそれほどの悪声を発するのである。またカタル(3)とコリーザ(4)〔鼻風邪〕においては、湿度の過剰により声が嗄れる。我らの創造者はこれらすべてを知悉しているので、軟骨の下に置かれた外被をどちらの極端にもならないように、適度に乾いた状態にしたのである。肺の動脈〔気管〕の性質はこのようで、ブロ

(1)『コス派の予後』五五〇、『予言』第一巻一七。
(2)ホメロス『イリアス』第三歌五行（松平訳）。
(3)カタロオス *κατάρροος*, もともと下に流れるから由来し、鼻風邪を意味する。現在の医学でカタル catarrh は分泌の増加を伴う粘膜の炎症を意味する。
(4)コリュザ *κόρυζα*, 鼻風邪を意味する。現在の医学でコリーザ coryza は急性鼻炎など鼻感冒を意味する。

ンキアと呼ぶのが医師たちの慣わしになっている軟骨からできている。同様に動脈［気管］の全体をブロン
536 コス[1]と呼ぶ。また上の端を頭と呼ぶが、それには喉頭という名前もある。しかしこれらの構造については少
し後で述べることにしよう。

第八章

現在の議論に関するかぎり、またこのようなことを不注意に扱う人々にとって、もし肺が一つの器官すな
わち粗面の動脈［気管］によって発声し、強呼息し、呼息し、吸息することが可能ならば、それによって肺
は必要なものすべてを得ていると思われるだろう。しかしあなたは、肺が何らかの静脈［肺動脈］と結ばれ
なければその器官自身を養うべき血液の供給がないことに、また肺が別の動脈［肺静脈］を通じて心臓に結
ばれなければ心臓が呼吸から何の助けも得られないことに、注意を向けるのがよい。そうすれば、自然が異
なる二種類の脈管と粗面の動脈［気管］を正しく混ぜ合わせ編み上げたことを、そして宙吊りになった脈管
が安全に分岐されえないことをあなたは知るだろう。そのためには、その分かれ目に柔らかな海綿状の物質
537 が置かれ、すべての脈管の間の空いたところを詰め物のように満たし、その弱さに対する支えと補強となら
なければいけない。こうして肺の肉質が正しく先見によって作られたことをあなたは知るだろう。この肉質
には重要な別の用途があるが、それについてはしばらく後で語ろう。

しかしすでにしばしば示したように、滑面の動脈［肺静脈］は粗面の動脈［気管］を心臓に繋ごうとして、

希薄で純粋な蒸気性の血液を含み、また精気だけの器官ではないが、これについての現在の議論は何にも増してその裏付けとなる。もしエラシストラトスが想定しているように、それらが粗面の動脈［気管］のように完全に血液を含んでいないなら、なぜ粗面の動脈は直接に心臓に終わらないのか？ 静脈［肺動脈］の小さな分枝はなぜ粗面の動脈［気管］に挿入されて、滑面の動脈［肺静脈］に挿入されないのか？ エラシストラトスにしたがえば、自然は何ものも無計画に創造しなかったというのに、肺の滑面の動脈［肺静脈］に加えて静脈［肺動脈］は、無駄にできたことになるだろう。一方［気管］について、心臓が粗面の動脈［気管］と直接に結ぶことが可能であれば、滑面の動脈［肺静脈］を必要としない、他方の静脈［肺動脈］について、その動脈［肺静脈］とすべての生体の部分の動脈の外被は、静脈と動脈と神経が織り交ぜられ理論上でしか観察されない単純な静脈によって養われており、大きな複合した静脈を必要としない、と彼は言うのである。もし心臓の左の空所［左心室］が、粗面の動脈［気管］と同様に精気のみを含んでいて、それゆえに肺が滑面の動脈［肺静脈］を必要としておらず、そして静脈によって外から運び込まれる栄養をどのような動脈も欲しないのであれば、肺が粗面の動脈［気管］のみからできているのは当然のことだったろう。さらにそれら

（1）ガレノスではブロンコス *βρόγχος* は、気管もしくはノド全般を指す。ブロンキア *βρόγχια* はその派生語で、気管もしくは気管の軟骨を意味する。気管（粗面の動脈 *τραχεῖα ἀρτηρία*）の同義語としているが、現在の医学では、気管 trachea は喉頭から下って分岐するまでの部分、気管支 bronchus はその分枝で肺の中に入ってさらに枝分かれをする末端までの部分を指す。本巻第三章も参照。

に加えて、エラシストラトスを助けようと努める者にとって、軟骨から構成される粗面の動脈［気管］が心
臓に結びつけられることが不可能だと言うことはできない。軟骨が膜性の物体を介してたがいに結ばれてい
るように、動脈［気管］が同じように心臓と結ばれることは当然可能であった。それでは肺でなぜ一種類の
動脈だけにならなかったのか？　なぜ静脈も必要とするのか、エラシストラトスにとっては、なぜ動脈の外
539 被が静脈性で静脈において動脈性なのかということも、同様に説明できないだろう。だが私にとってそれは
困難ではない。
　有用性についての論証は、働きの証明によってはっきりと裏付けられる。生体全体の他のすべての動脈は
心臓の左の空所［左心室］と同じように血液を含んでいるので、そして粗面の動脈［気管］だけが血液を有さ
ず滑面の動脈［肺静脈］を介して心臓と結ばれているので、当然それらの口は、何ものも理由なく作ること
をしない自然によって、蒸気と精気に通路を提供するが血液やまたそのような濃厚な物質は通さないような
均衡に至ったのだろう。もし本来の均衡が失われて口が開いたなら、滑面の動脈［肺静脈］から粗面の動脈
［気管］へと血液が流れ、ただちに咳と喀血を引き起こす。しかし本来であれば、粗面の動脈［気管］から滑
面の動脈［肺静脈］に受け入れられる精気は少量であり、肝臓の肉質が栄養の消化のために用意されるよう
540 に、肺の肉質は空気の消化のために用意されていることを充分に示している。外部の空気が大量に突然に生
体の精気の栄養になるのではなく、食物のように少しずつ変質していくこと、生来の精気に固有の性質を長
い時間をかけて受け取り、この変質を引き起こす主要な器官が肺の肉質であることは理に適っている、血液
への変化は肝臓の肉質が原因であることを私が示したのと同じである。

エラシストラトスはそこにおいても、空気の性質の親近と疎遠を原因とすべきなのに、理由は分からない
が、空気の希薄と濃厚を原因とすべきだと言い、カロンの洞窟で、新しく石膏を塗装されたばかりの家の中
で、また木炭の臭いや他のそのような物から発するもののために人が死ぬのは、身体の中の空気が薄くなる
ことに耐え切れないからだと考えた[1]。豆類や野菜やパンや他のそれに類する食物の性質が我々にとって親近
541 性であり、ツチハンミョウやアメフラシやそれに類する食物の性質が疎遠であるのと同様に、空気の性質に
も動物の精気に親近で友和的なものと、また疎遠で有害なものがあると見なすのがよいだろう。もしエラシ
ストラトスがそのような考察に一度でも到達していたなら、木炭の煙が純粋な空気よりも希薄だなどと思い
切った言い方はしなかっただろう、それがより濃厚なことはみなに充分に明らかであり、彼は自然によって
空気の消化のために用意された身体の部分を探求しただろうと思う。血液や他の体液の生成について述べた
ことがないのに、その人が自然の研究をして精気の変質や消化を理解できるほどだったと考えるのは、まっ
たく滑稽である。これらの問題については、別の場所で彼に反対して充分に述べた[2]。粗面の動脈から引き込
まれた外部の空気は、肺の肉質において最初の加工を受け、その後に心臓や動脈において、とりわけ網状織
542 物〔怪網〕において第二の加工を受け、その後に脳の空所〔脳室〕で最後の加工を受け、そこで完全に魂精

(1) カロンの洞窟は、有害な蒸気に満ちた洞窟で、冥界への入り口と考えられた。『呼吸の用途について』第四章に同様の記述がある。

(2)『自然の機能について』および『自然状態で動脈に血液が含まれるか』。

543

気になる。

何が魂精気の有用性であるかを説明したり、魂の本質について完全に無知であるのを認めながら、そのように〔魂精気と〕敢えて命名すると述べたり、いまはそうすべき時ではない。だが私は、肺の肉質が血管の分かれ目を埋めるとともに外からの空気を消化することを思い出させた。少し前に述べたような粗面の動脈〔気管支〕に挿入する静脈について、この動脈が完全に血液を欠如しているので当然に外がわから静脈が挿入していること、またもし自然が滑面の動脈〔肺静脈〕にも血液が含まれないことを認めていたなら、必ずそれの栄養にも配慮しただろうということを再び述べた。さらに先に示したように、静脈〔肺動脈〕にとって動脈性であること、また動脈〔肺静脈〕にとって静脈性であることはよいことであった。こうして私は要点を想起させたので、前に述べた理由によって自然は粗面の動脈〔気管支〕を滑面の動脈〔肺静脈〕と静脈〔肺動脈〕の間に配置したことだけを付け加えて、次の問題に移るべき時だろう。

粗面の動脈〔気管支〕はその両方に近付く必要があった、滑面の動脈〔肺静脈〕に近づくのは、粗面の動脈〔気管支〕がそれを介して心臓に呼吸の有用性を供給するからであり、静脈〔肺動脈〕に近づくのは、それによって粗面の動脈〔気管支〕が養われる必要があるからである。これらの理由でそれは両者の間に置かれたのである。それではなぜ静脈〔肺動脈〕は背骨の近くの後ろに、動脈〔肺静脈〕は前に置かれたのか？ 弱く薄い外被を持つ動脈〔肺静脈〕を心臓から遠く離れて前に置くことは安全ではないからである。それゆえ当然に自然はこちらの脈管〔肺静脈〕を、心臓から持ち出してただちに肺の中へと分岐させる。もう一方のより強靭な方〔肺動脈〕は、心臓から離れて動脈〔気管支〕の後ろに導く。これがその配置の理由である。

544

さて今はこれに続く問題を論ずべき時であろう。静脈［肺動脈］が呼吸の際に容易に収縮したり拡張したりしないように、また肺が濃厚で汚れた血液ではなく、希薄で蒸気性の血液によって養われるように、静脈［肺動脈］の外被が硬くなったことを私は示した。静脈［肺動脈］が拡張も収縮もできないことは、二つの点で有用だと示された、一つには胸郭の広がり全体が精気の器官［肺］のために提供されて奉仕すること、もう一つには決して血液が静脈［肺動脈］から心臓に力づくで逆流しないことである。すなわち自然がこのことを少なからず予見していたことは、以前に示したが、膜の伸び出し［心臓弁］からも示されている。さらにまた動脈［肺静脈］の外被が薄いことを証明したが、それは肺が純粋で希薄で蒸気性の大量の血液によって養われるため、また心臓が精気を引き寄せてそれを容易に導入するためである。これらの証明について知りたいと思う人は、これまでの議論を注意深く再読してほしい。

第九章

545

さて残りの問題について語るべき時である。呼吸の第一の最大の用途が、冷却を奪われた動物がただちに死ぬ元になる内在熱の保全であることはすでに示され、またそれに劣る第二の用途が魂精気の栄養だと述べられたので、この目的のためにまた同時に声の発生のために、自然が肺を適切に構築したことに驚嘆するのがよい。心臓の左の空所［左心室］は内在熱の源泉であり、そのため心臓に連続して冷却を用意したのだが、すべての滑面の動脈［肺静脈＋左心房］をこの一つの源泉に開口させたので、自然を称賛することはふさわし

い。さらに心臓の中の煤けて黒ずんだものは、収縮の際に同じこれらの動脈［肺静脈］を通して注ぎ出され、
また大きな動脈を通してより多く他の［全身の］動脈の中に注ぎだされるので、有害な余剰物によって抑え
られた心臓の熱が消えないようにと安全に配慮した自然を賛美するのがふさわしい。自然は肺の肉質を柔軟
で粗放で泡状にしたが、それは外からの空気を前もって消化するのが目的で、魂精気に適切な栄養を前もっ
て配慮したからであり、驚嘆に値する。さらにまた、一本の静脈と二本の動脈という三本の脈管が肺を織り
546 なすにもかかわらず、すべての精気が粗面の動脈に引き込まれ、発声の際に再びそこから送出されるように
したのは、継続的に吸息せずとも我々が最大限に話すことができるようにするためであり、それぞれの吸息
が長時間にわたって充分なものとなるので、ここでも再び前もって最良の配慮を払った自然を称賛するのが
ふさわしい。私は事実そのものを示し、そしてその原因を言葉で教えよう。これを準備した者［自然］を、
当然の称賛を惜しまないのであれば称賛することがあなたに残されている。

肺が胸郭の広い場所のすべてを満たしていること、また胸郭が拡張すると、肺そのものも全体的にともに
拡張し、収縮するならばともに収縮することを、『胸郭と肺の運動について』という私の著作の中であなた
は学んだ。さらにその著作であなたは次のことを学んだ。空虚追従原理によって吸引するすべての器官に軽
いものが重いものより先に追従すること、またその器官でより広い口を通すとより容易に満たされることで
547 ある。また、粗面の動脈［気管］全体の口は一つで最大のものであって咽頭に至り、滑面の動脈［肺静脈＋左
心房］の口は一つであって心臓の左の空所に至り、同様に静脈［肺動脈］の口は右の空所に至るということ、
そして咽頭からは空気だけが粗面の動脈［気管］に、右の空所［右心室］からは血液だけが静脈［肺動脈］に、

左の空所［左心室］からはその両者が混ざったものが吸引されるということである。もしあなたがこれらすべてを覚えていて一つにまとめるなら、目下の証明を容易に理解できるだろう。

肺が拡張し始めると第一に最も軽いもの、すなわち外からの空気がそれに従い、粗面の動脈［気管］を満たすだろう。第二に心臓の左の空所［左心室］からくるもの［血液と空気の混合物］も滑面の動脈［肺静脈］を満たすだろう。第三にそして最後にそれらに続いて［右心室から］血液が［肺動脈を］満たすだろう。粗面の動脈［気管］が完全に空気で満たされるより前には、他の脈管のどれにも何も運び込まれることはない。もしそうであるなら、心臓から滑面の動脈［肺静脈］と静脈［肺動脈］にいくらかがそのように流入する余地があるのは、粗面の動脈がすでに最大の拡張を行なって、胸郭がまだ拡張しようとするときだけだろう。もし粗面の動脈［気管］が最大の拡張に達したのと同時に胸郭が拡張を止めたなら、滑面の動脈［肺静脈］も静脈［肺動脈］も広がるための時間が残されていないだろう。実際、胸郭が拡張を止めたことで肺がもはや拡張しないなら、その各部分がさらに拡張することはできないだろう。したがって、もし肺の最大の拡張を拡張した粗面の動脈［気管］のみが引き起こすと示すならば、粗面の動脈のみが吸息において満たされることも、ただちに証明されるのは明らかだろう。(1) それではこの証明はどのようにするのだろうか？　死んだ動物で喉

(1) ガレノスは胸郭の拡張によって外界からの空気が気管を通って肺を満たし、右心室から血液が肺動脈に、左心室から精気と血液の混合物が肺静脈に吸引されると考えた。現在では、心臓の収縮によって血液が動脈に押し出されると考えている。

549

頭を通じて空気を吹き込むと、あなたは粗面の動脈〔気管〕が満たされ、そして肺が最大限にまで膨らむが、肺の中の滑面の動脈〔肺静脈〕と静脈〔肺動脈〕は同じ大きさを保つのを見るだろう。これによって次のことが明らかになる、すなわち自然が粗面の動脈〔気管〕を肺に最大の拡張をもたらすことができるように創ったこと、そしてこの一つの巧妙な知略によって吸息の際に粗面の動脈だけに必然的に外からの空気が入り込むようにしたことである。

それでは空気はいつ心臓の中に引き込まれるのだろうか？　明らかに、心臓が拡張するときである、収縮するときに再び排出されるのと同様である。滑面の動脈〔肺静脈〕は心臓の運動に、粗面の動脈〔気管〕は肺の運動に従う必要があるからである。これらの二種の運動の源泉がその性質において完全に異なること、心臓の運動は自然により生み出されるが、胸郭の運動は魂により生み出されることを、私はしばしば示しておいた。だが呼吸というものは我々の仕事であって、常に動物の意志に従う方がよいことを、前の巻において示しておいた。そして心臓と肺のすべての部分は、創造者における先見と技術の極致に達したと思われる。これで残されたものは何もないと私は思う、ただし以前に私がすべての部分に至る神経の分布について話したときに述べたことを覚えている人が、私の助けなしで理解できることは別である。その議論からは、肺にとっても、また心臓と肝臓と脾臓と腎臓にとっても、とても小さい神経が分布するのがよいことだと知るだろう。

第十章

550 私は肺が葉に分割されることについても述べた。その主要な点は思いださせる必要がある。その第一の用
途は肝臓の葉と同様である。肝臓が指のような葉によって胃を安全に包みこむように、肺も心臓を包みこむ
からである。両側それぞれに二つの葉があり、横隔膜上方の胸郭の上の広い部分を一つが、下の部分をもう
一つが占める。そして第五の小さな右側にある三角形の葉〔右肺の下葉〕が、空静脈のために生じている。
さらにこの内臓が葉に分かれているのは、全体が容易に拡張し収縮するため、さらに傷つきにくくするため
である。もしそれらの部位のすべてがたがいに連続してできていたなら、肺は胸郭の広さ全体を一気に満た
551 さねばならず、おそらくそのある部分は激しい吸息によって苦しむことになっただろう。胸郭の狭い場所に
容易に潜り込むために、葉に分かれているのは有用である。肺の部分については、以上である。

第十一章

次に喉頭の部分について述べるべきだろう。これも精気の器官だからである、先にも述べたように、これはその他にブロンコスの頭とも呼ばれるが、それは粗面の動脈〔気管〕そのものを人々がブロンコスと呼ぶからである。喉頭は三個の大きな軟骨からできており、それらは大きさにおいても形状においても粗面の動脈〔気管〕のものとは似ていない。それは筋肉によって動かされる。その筋肉は、それ自身を構成する固有のものが一二個〔喉頭の筋〕、他に近辺と共通のものが八個である〔喉頭周辺の筋〕。我々が触れることのでき

るこれらの中で最大の前方にある軟骨［甲状軟骨］は、外がわが凸状で内がわが凹状で、全方向が丸くなっ
た防御用の丸盾ではなく、縦長のテュレオス［扉状の長盾］と呼ばれるものに似ている。そしてそれに似て
552 いることからその軟骨は解剖家たちによって、テュレオエイデース［長盾状］[1]と呼ばれている。第二の別の
軟骨［輪状軟骨］は、それより小さな分だけ、第三のもの［披裂軟骨］より大きく、食道のあるその奥の部分
に置かれており、大きな軟骨［甲状軟骨］が完全に囲むのに足りない分をそれ自体が付け加えている。粗面
の動脈［気管］では、全体の食道に近い部分が膜性になっているのと異なり、喉頭のその部分は膜性でない。
　上方と下方に対する軟骨の位置はこのようである。第二と述べた軟骨［輪状軟骨］は、粗面の動脈［気管］
の末端の軟骨の手前にあり、全ての部分つまり前方でも後方でも側面でもその軟骨全体に接しているその軟
骨の前方部の少し上で長盾状の軟骨［甲状軟骨］が始まり、第二の軟骨はその後ろに引き下がる。これらは
横でたがいに関節をなしている。ある種の膜性で筋紐性の靭帯［正中輪状甲状靭帯］が第一から第二の軟骨へ
とやって来る。小さい方の内がわの軟骨［輪状軟骨］が終わるところに二つの小さな凸部［披裂関節面］が上
553 にあり、ここから第三の軟骨［披裂軟骨］が始まる[2]、その突出部と正確に調和する凹部［関節面］をもち、二
つの軟骨が接合し、二重の関節を作り上げる。第二の軟骨［輪状軟骨］は、［上部が］下の基部よりも狭い。
そのため動脈［気管］に接する喉頭全体の下端は、咽頭で終わる上端の口よりも広い。さらにまた第三の軟
骨［披裂軟骨］は末端がとても狭くなっており、その上端がアリュタイナと呼ばれることもある水差しの形
状に似ていることから、大部分の解剖家たちはアリュタイノエイデース[3]と呼ぶ。その軟骨の凹所は空気の通
路になり、その結果三個の軟骨が集まって管のようなものが生じる。喉頭の通路そのものの内がわには、形

状では笛の舌〔リード〕に似ているが、物質の特性では身体にある他のものと異なる物体が収められている。実際これは膜性であると同時に脂肪性で腺性である。喉頭に固有の本体の構造はこのようである。実際、内
554 がわに張っている外被〔粘膜〕は、動脈〔気管〕および食道と共通である。

声が最初に喉頭で生じること、その上部の口が最大限にまで拡張しかつ収縮すること、また完全に開いたり閉じたりすることを、私は別の著作で示した(4)。喉頭にとってその形が現在あるよりもよくなることがありえないことを、ここで示そうと思う。声の器官は、他の材質ではなく軟骨性のものだけから構築されるのがよい、そのことを私は粗面の動脈〔気管〕についての議論で示しておいた。また軟骨性であったとしても、いかなる関節もない一つの軟骨から構築されるのはよくない。なぜならそうであれば完全に不動になり、そして閉ざされることも開かれることもなく、収縮することも拡張することもまったくないからである。だから明らかに、結び合わされたいくつもの軟骨から喉頭が生じること、さらにまた動脈のように自然な動きが
555 生じるのではなく、動物の意志に応じて生じることも理に適っているのである。吸息と呼息、呼吸全体の完全な抑制と強呼息、また声に対して、喉頭が有用であり、すべてを我々自身の意志によって始めるのがよい

(1) テュレオエイデース *θυρεοειδής* は、長盾（テュレオス *θυρεός*）に似たものを意味する。現在の解剖学で甲状軟骨 thyroid cartilage, 甲状腺 thyroid gland が用いられる。

(2) 披裂軟骨は左右で一対あるが、ガレノスは一個だと考えている。

(3) アリュタイノエイデース *ἀρυταινοειδής* は、水差し（アリュタイナ *ἀρύταινα*）に似ていることを意味する。現在の解剖学では、披裂軟骨 arytenoid cartilage がある。

(4)『声について』という著作の名称が知られているが、現存しない。

のであれば、喉頭の運動が随意的で動物の意志に応じて生じるのは、理に適っているだろう。しかしこの筋肉は、そのようなすべての運動のために自然が用意したのだと示された。だから筋肉によってこれらの軟骨が動かされなければならないことは明らかである。

ではそれらの筋肉は何であり、いくつあり、どこから始まるのか、そしてどのようにして喉頭を開きまた閉じるのか？　まずは三つの軟骨に共通するものから始めよう。第一の軟骨を第二の軟骨に結合する筋肉は、人間も含む大きな声を持つ動物においては四つである〔輪状甲状筋の斜部、直部〕。そして他の四つの筋肉はすべての動物にあり、第二の軟骨を第三の軟骨に結合する〔後輪状披裂筋〕。他の二つが、第一の軟骨を第三の軟骨に結合する〔甲状披裂筋〕。第一の甲状軟骨から第二の軟骨〔輪状軟骨〕へと、次のように筋肉が挿入されている。両方の軟骨の下端、つまり両方の軟骨が粗面の動脈〔気管〕と接し、軟骨同士がたがいに接するところで、大きな軟骨〔甲状軟骨〕から第二のもの〔輪状軟骨〕に向かって二本の筋肉が外がわから〔輪状甲状筋の斜部〕、二本の筋肉が内がわから〔輪状甲状筋の直部〕やってくる、それぞれの部分で外のものは外のものに、内のものは内のものに正確に等しい。これらは第一の軟骨を第二の軟骨に近づけることで、正確に喉頭の下端を締め付ける。他の四つのものは、第二の軟骨〔輪状軟骨〕を第三の軟骨〔披裂軟骨〕に結んで喉頭の上端を開く、後ろの筋〔後輪状披裂筋〕は披裂軟骨を後ろへと曲げ、横の筋〔外側輪状披裂筋〕は横に最大限に引き離す。これら四つの筋肉と対極の運動と位置をもつ残りの二つの筋肉〔甲状披裂筋〕は、喉頭の上の口をしっかり閉じる、第一の軟骨〔甲状軟骨〕を内がわに引っ張ることで、それを囲む筋紐性の多数の膜で閉じられるように。私が述べたこれら一〇個の筋肉は[1]、三つの軟骨が共有するものである。別の二個〔披

557 裂筋〕が披裂軟骨の基部にあり、サルを含む小さな声の動物にはない。他の〔喉頭周辺の〕筋肉はそれよりか
なり大きく、甲状軟骨だけに関わる。そのうち二つ〔甲状舌骨筋〕はユプシロン形〔Υ形〕の骨〔舌骨〕[2]のよ
り低い側面から伸び出し、前方にある第一の軟骨〔甲状軟骨〕の長さ全体に乗っている。他の二本〔胸骨甲状
筋〕はこの軟骨から伸び出しを作り、胸骨に向かって運ばれ、喉頭全体と甲状軟骨が大きな動物のみでは、
別の二本〔胸骨舌骨筋〕と一緒になっている。残りの他の二本の筋肉〔下咽頭収縮筋〕は斜めに横切り、甲状
軟骨の側面から伸び出し、食道を丸く取り巻き、同じ場所に達している。

第十二章

　喉頭の軟骨と筋肉の形状はこのとおりである。それぞれの用途を、軟骨から始めて引き続き述べよう。実
558 際、自然は理由なくそれらをそのような数と性質にしたのではない。それらの関節と運動は、拡張・収縮と
開・閉の二種類が必要であったため、第一の運動〔拡張・収縮〕のためには、第一と第二の軟骨の関節〔輪状

(1) 喉頭筋は先に一二個あると述べられ、ここで一〇個五対が述べられている。甲状軟骨と輪状軟骨を繋ぐ①輪状甲状筋の斜部、②輪状甲状筋の直部、輪状軟骨と披裂軟骨を繋ぐ③後輪状披裂筋、④外側輪状披裂筋、甲状軟骨と披裂軟骨を繋ぐ⑤甲状披裂筋、である。

(2) ユプシロン形（ヒューオエイデース ὑοειδής）は、ギリシア文字のΥ／υに似たという意味。現在の解剖学で舌骨 hyoid bone がある。

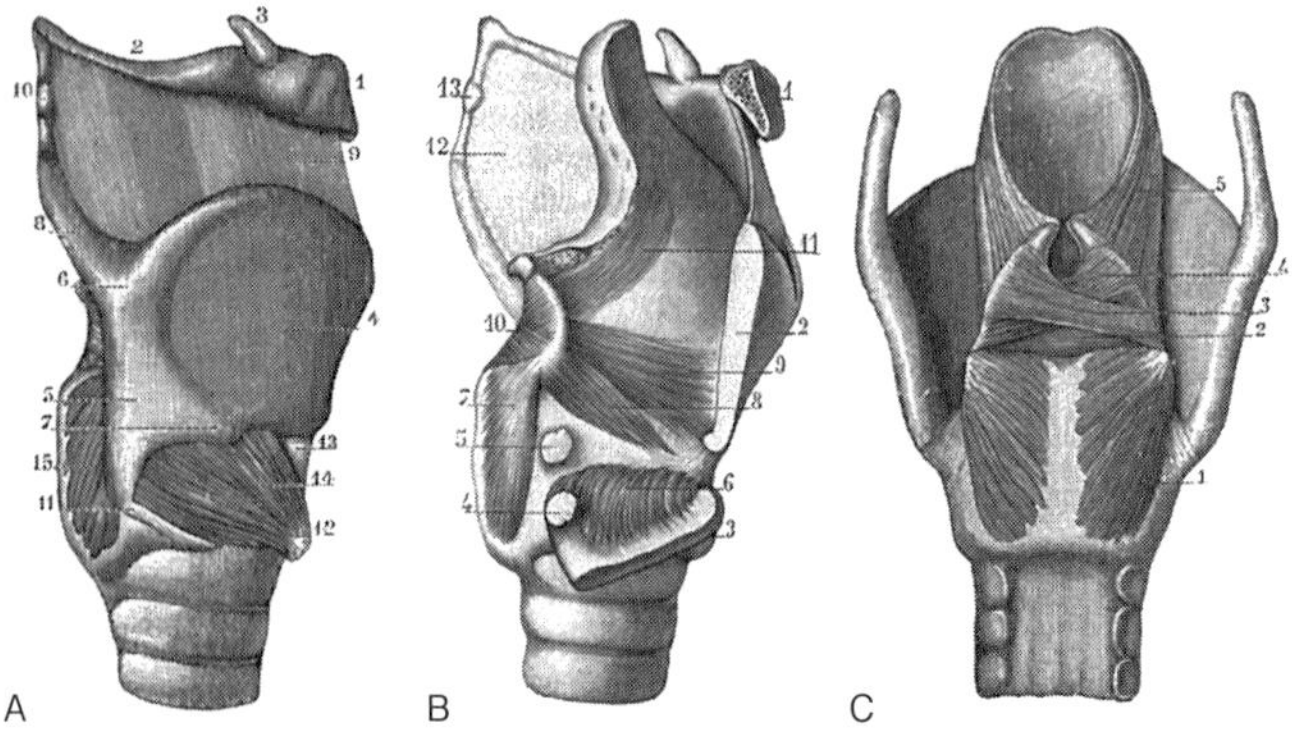

1図　喉頭筋の解剖図

（Schäfer, E. A.; Thane, G. D., ed.: *Quain's elements of anatomy*. Vol. III, Part IV, Splanchnology. 10th ed. 1896; Sappey, C.: *Traité d'anatomie descriptive*. Tome quatrième, Splanchnologie - Embryologie. 3rd ed. 1879）

A　右の外側面、1 舌骨、2 大角、3 小角、4 甲状軟骨の右板、5 その後部、6 上甲状結節、7 下甲状結節、8 上角、9 甲状舌骨膜、10 麦粒軟骨、11 輪状甲状関節、12 輪状軟骨弓、13 正中輪状甲状靱帯、14 輪状甲状筋、15 後輪状披裂筋。

B　甲状軟骨の一部を取り除いた右の外側面、1 舌骨体、2 甲状軟骨の垂直断面、3 甲状軟骨の水平断面、4 甲状軟骨下角の関節面、5 輪状軟骨の関節面、6 輪状甲状筋の上位付着、7 後輪状披裂筋、8 外側輪状披裂筋、9 甲状披裂筋、10 披裂筋、11 披裂喉頭蓋筋、12 甲状舌骨膜、13 外側甲状舌骨靱帯と麦粒軟骨。

C　後面、1 後輪状披裂筋、2 横披裂筋、3 斜披裂筋、4 斜披裂筋から甲状披裂筋と披裂喉頭外筋に加わる筋束。

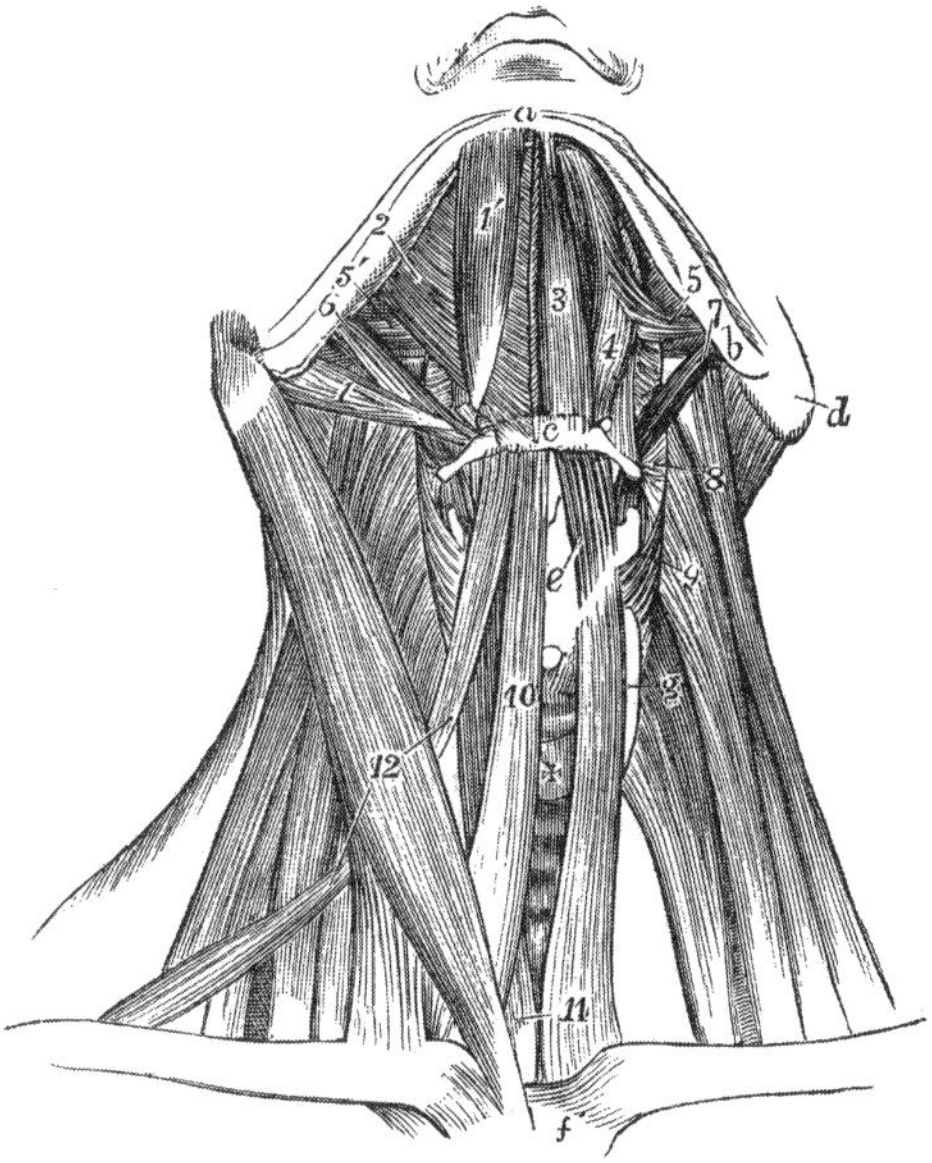

2図　舌骨と喉頭周囲の筋の解剖図
（Schäfer, E. A.; Thane, G. D., ed.: *Quain's elements of anatomy.*
Vol. II, Part II, Arthrology - Myology - Angeiology. 10th ed. 1894）

前面、a オトガイ隆起、b 下顎角、c 舌骨、d 乳様突起、e 甲状舌骨筋、f 胸骨柄、g 甲状腺、1 顎二腹筋の後腹（1）と前腹（1′）、2 顎舌骨筋、3 オトガイ舌骨筋、4 舌骨舌筋、5 茎突舌筋、6 茎突舌骨筋、7 茎突咽頭筋、8 中咽頭収縮筋、9 下咽頭収縮筋、10 胸骨甲状筋、11 胸骨甲状筋、12 肩甲舌骨筋（数字は胸鎖乳突筋の上に）。

甲状関節〕が、第二の運動〔開・閉〕のためには、第二と第三の軟骨の関節〔輪状披裂関節〕が生じたのだ。もはやこの他に第三の種類の運動は必要ではない。そのため第三の関節も必要ではない。したがって第四の部分も必要ではない。これが三つの軟骨〔甲状、輪状、披裂軟骨〕で共有される筋肉の数が一〇個となった理由である。すでに述べた最初の二つ〔輪状甲状筋の直部〕は、喉頭の大きな軟骨〔甲状軟骨、輪状軟骨〕の前の部分を結んで閉じる。それに続く二つ〔輪状甲状筋の斜部〕は深いところを結んで閉じる。他の六つのうちで四つ〔後・外側輪状披裂筋〕は披裂軟骨を開き、残りの二つ〔甲状披裂筋〕はそれを閉じる。それを助ける二つの横向きの筋肉〔披裂筋〕があり、多くの動物においては第三の軟骨の基部をたがいに結びつけ締め付ける。

これらのすべての筋肉は喉頭の中に収まっており、周りの器官のどれとも繋がらない。別の八つの筋肉は喉頭をまわりの物体に結びつけ、別の動きを支配し、それによって空気の通路全体が広がりまた縮む。舌骨から下りてくる筋肉〔甲状舌骨筋〕は、第一の軟骨を前と上に引っぱり、後ろの軟骨から引き離して通路を広げる。それらと対極の働きと位置をもつ筋肉〔胸骨甲状筋〕は、甲状軟骨から斜めに出て下方に運ばれ、この軟骨の下の部分にのしかかり、ゆっくり引き下げ、それとともに粗面の動脈〔気管〕にのしかかり締め付ける、そのため動物が声を出そうと望んだときに、それ〔気管〕は少しも畳まれたり皺が寄ったりすることも、広がりすぎることもない。甲状軟骨の側面から伸び出している残りの筋肉〔下咽頭収縮筋〕は、第一の軟骨〔甲状軟骨〕のこの部分にのしかかり、それを第二の軟骨〔輪状軟骨〕に巻き付けるので、その通路は狭くなる。

これらすべてについては『声について』という著作の中で示した。これまでにもしばしば述べてきたよう

に、今はその働きではなく用途について、働きを理解している人々のために詳述する仕事が控えている。あ
560 る部分が働けば、用途はそれとともにただちに現われる、そして用途を説明しようとする者は、ただ働きに
言及すればよい。しかし動物にとってははっきりとした有用な働きを持たない部分があり、そのため常に［用
途を］理解する必要がある。これらの部分は、働きをなす［他の］部分を手助けし、本書でより詳しく説明
すべきである。これは本書に特有のものである。筋肉と神経が働くもので、喉頭にある他のものはそれぞれ
固有の用途をもっていて、すべてそれらによって動かされる。

第十三章

喉頭と軟骨の筋肉については述べた。他のものについて引き続き述べよう。その内部の場所を通って空気
が出入りするが、ある物体［声門］がここに置かれている、少し前に私はそれが、物質においても形状にお
いても生体の他のどの部分とも似ていないと語った。それについて私は『声について』の中で、主要な最重
561 要の声の器官であることを述べた。目下のために有用なことだけを今は述べることにしよう。それはとくに
下や上から眺めたときに、笛の舌［リード］に似ている。下からと私が言うのは、動脈［気管］と喉頭が結合
するところからである。上からと言うのは、披裂軟骨と甲状軟骨の端にできた口のところからである。その
物体が笛の舌に似ているというのではなく、それ［笛の舌］がこの物体に似ているという方がよい。そして
まことに自然は時間において技術に先立ち、仕事においてより賢明であると私は思う。したがって、もしこ

の物体が自然の仕事であり、笛の舌が技術の発明であるなら、笛の舌はこの物体の模倣であって、自然の仕
事を理解し模倣する能力を持つ賢い人間が発明したのだろう。それゆえ舌がなければ笛は無用になることは
明白であるが、現在の議論でその理由を聞こうと望むべきでない。『声について』という著作においてもす
562 でに述べ、私はそこで出口が狭められることなしに声が生じえないと、明確に証明したからである。という
のも、もし出口の全体が完全に拡げられて、始めの二つの軟骨［甲状軟骨、輪状軟骨］が緩められてたがいに
引き離され、第三の軟骨［披裂軟骨］が開かれるなら、もはや声を生じることはできないだろうから。だが
もし空気を静かに外へ運ぶなら、呼気は音なしで成し遂げられる。だがもしそれが急激で力強ければ、うな
り声と呼ばれるものが生じる。生体が声を出すためには、下方から［空気を］より急激に運ぶことがとくに
必要である。それに劣らず必要なのは出口が喉頭で狭まっていることであり、それもまた単に狭まっただけ
ではなく、広いところから少しずつ狭いところへと移り、狭いところから再び少しずつ広がることが必要と
なる。

　まさにこのことを、今のこの議論で問題となっている物体は正確に成しとげる、これを私は声門（グローッ
ティス）あるいは喉頭の舌（グローッタ）と命名する[1]、その声門の物体は声の仕事のために喉頭にとって必要
であるだけでなく、いわゆる息の保持にとっても必要である。そのように［息の保持］と人々が呼ぶのは、
563 我々が息をしていないときだけではなく、胸郭をあらゆる方から引き縮め、同時に下肋部と肋骨に置かれた
筋肉を激しく張りつめるときのことである。すなわち胸郭全体の働きとまた喉頭を閉ざす筋肉の働きが、こ
のとき非常に強くなる。この筋肉は披裂軟骨を閉ざして、押し出される空気に強く抵抗する。先に述べた声

門の性質がこの仕事のために多大な貢献をするのである。声門の左の部分と右の部分は同じところに向かい、たがいにぴったりと突き当たって通路を閉ざすのである。声の大きな動物では喉頭全体が広くなっていることを示したが、そのような動物では［声門の］小さなところが閉まらないままとなるが、そうだとしても自然が無思慮に見過ごしたわけではない。声門のそれぞれの側に一つの隙間を作り、その隙間の奥に大きな内がわの空所［喉頭室］を置いたからである。広い通路を使って空気が生体の中に入りまた出て行くときには、何ものもその空所へと押しのけられないだろう。だが出口が塞がれると、閉じ込められた空気が激しく横に押され、それまで縁が折り畳まれて閉まっていた声門のところの開口［喉頭室の入口］を開く。まさにそのこと、すなわち縁が折り重なっていることが、目下の議論になっている隙間を以前の解剖家たちすべてが見過ごしていた理由である。喉頭の舌の空所［喉頭室］が空気によって満たされると、その容量が空気の通路の中に広がり、たとえそれ以前に［通路が］わずかに開いていても、当然ながら完全に閉じるに違いない。

これこそが自然の技術であり、喉頭の舌［声門］、その全体の形状、大きさ、位置、そして隙間と空所において正確さの極みに到達している。たとえばもしより大きな声門［声帯］が生じたとあなたが考えたなら、炎症の際に塞がれることがよくあるように、空気の通路を塞いでしまうだろう。あるいはまたそれより小さな声門［声帯］が生じて、まったく釣合を欠くならば、動物は無声になる。だが釣合がわずかに欠如するな

（1）声門（グローッティス γλωττίς）は、舌（グローッタ γλῶττα）から由来する。現在の解剖学で声門 glottis は、喉頭の声を出す構造、とくに声帯と声門裂を合わせたものを指す。また舌炎 glossitis, 舌切除 glossectomy などの語がある。

565 ら、声門［声帯］が均衡を欠くその分だけ、動物はより小さな声にまたより悪声になる。同様にもしあなたがその位置を、あるいは隙間や空所の大きさを変えたなら、有用性がすべて損なわれるだろう。たとえばすでに述べられたように両側で手前から奥に、たとえそれほど細くなくても線のように伸びる隙間［喉頭室の口］がある。だが膜性の唇［前庭ヒダ、声帯ヒダ］がいわば奥にある空所［喉頭室］に落ち込んでいて、そのために唇が広がるまで隙間はむしろ皺のように見える。しかし唇がはっきり開くと、隙間もその下の空所もはっきりと見られる。それぞれの隙間はこのようになっているので、右でも左でもいく分かの空気は傍らを流れ過ぎて、隙間を開けることも空所を満たすことも果たさない。もし空気が激しく下から押されて上で抑えられると、もはや真っ直ぐに進むことができないので、まるで何か回転させられたかのように通路の側面へと向きを変える。空気はそこに激しく襲い掛かり、それぞれの通路の膜性の伸び出しを本来傾く先である奥の空所に容易に向かわせ、声門［声帯］の全体を満たして膨らませる。それによって必然的に、通路はすっかり閉ざされる。

566 声門の本体そのものが膜性になっているのは、空気によって満たされても破裂することがないように、また喉頭全体が拡大や収縮をするときに逆の状態に導かれて破裂する危険がないようにするためである。それは単純に湿性であるだけでなく、幾分粘性でありまた油性も帯びている、それは適切な湿り気で常に濡れているようにし、絶えず乾燥する笛の舌が何らかの湿性の補充を求めるのとは違って、外部からの手当てを求めないようにするためである。希薄で水性の液体なら、蒸気の中に速やかに散らばり、容易に発散してただちに流出する、とくにその通路が急であるときに。粘性で油性の液体なら、とても長い時間そこに留まり、

567

簡単に流出せずまた乾燥しないだろう。そこで、他のすべての点で自然が喉頭の構造を驚嘆すべき仕方で作っていたとしても、そのような湿り気だけでも失念したら、声門が喉頭にあるすべてのものとともに速やかに乾燥するので、我々の声は損なわれていただろう、それは稀にではあるが強力な原因によって自然の管理が屈するときに起こることである。燃えるような熱病の者も、また激しい炎天下で歩いた者たちも、喉頭を湿らせなければ発声ができない。

第十四章

568

喉頭の舌〔声門〕についてはこれで充分である。そこで再び、喉頭を動かす筋肉、とくに閉める筋肉〔甲状披裂筋〕に戻ろう、そこからここへ議論が移ったのだから。人がそこに注意を向けるのなら、胸郭を収縮する筋肉の大きさと数がどれほどかを考慮すると、驚嘆すべきものがあるだろう。これらすべてに対抗して、この二つの小さな筋肉〔甲状披裂筋〕は喉頭を閉じるのである。すでに示されたように声門はそれらを手助けするのだが。ここでもまた生体の創造者の並外れた知恵があるが、喉頭の構造に関する他のほとんどすべてについてと同様に解剖家たちには認識されていなかった。なぜならそれを閉める筋肉〔甲状披裂筋〕は、甲状軟骨の基部の中央から始まり、第三の軟骨〔披裂軟骨〕との関節近くに達するように、後ろに横に大いに傾きながら真っ直ぐ上に伸びる。その頭は甲状軟骨の方の端であり、後の末端が披裂軟骨を動かすことは、明らかである。

すべての筋肉で、当然脳あるいは脊髄から感覚と運動の能力を運ぶ神経が、頭そのものあるいは少なくと
も頭の下の部分、または中央より先ではないところに挿入されるが、末端にはどの神経も挿入されない。挿
入されると、そこは始点になってしまい、末端にならないからである。横隔膜の神経のように、筋肉の中央
の場所に挿入されている神経は、そこから筋肉の全体に散らばり、すべての線維を中央に引っ張り、その部
分を筋肉の頭にするのである。さらにまたすべての筋肉に共通なのは、線維が収束する方に、枝分かれして
569 いるもの〔神経〕が伸ばされることである。
　語られたことすべてを正確に総合するなら、喉頭を閉める筋肉〔甲状披裂筋〕には下の部分から上ってく
る神経〔下喉頭神経〕が挿入することが必要だとあなたは納得するだろう、と思う。それと同様に、喉頭の
口を開く残りの二つの筋肉の対〔後・外側輪状披裂筋〕にとっても、神経が下から挿入されることが必要であ
ると思う。というのも、これらの筋肉も自身の始点と頭を下の方にもち、披裂軟骨を閉める末端を上の方に
もつからだ[1]。しかし、喉頭を閉める二つの筋肉〔甲状披裂筋〕と喉頭を開けるこれらの筋肉〔後・外側甲状披
裂筋〕は、大きさと強さの点で等しい力をもつ神経を必要としない。というのも、前者は胸郭のすべての筋
肉に対して、息を保持して対抗するからである。これら四本の筋肉のそれぞれの仕事は無駄な目的をもつの
ではなくて、胸郭の筋肉が空気を力強く外へと押し出すのに対して従順性をもち、空気のために容易な出口
570 を提供する。これは筋肉なしでも運搬の衝撃によって生じることが可能である。第三の軟骨は小さいために
容易に反転するからである。喉頭を閉じる筋肉〔甲状披裂筋〕にとってはその働きが激しいので、間にある
この筋肉によって披裂軟骨が引き寄せられるためには、神経が下の方の始点から真っ直ぐに送られることが

571

必要である。

解剖について何も知らないある人々が考えているように、もし心臓が神経の始点であるなら[2]、すでに述べられた六個の筋肉を、真っ直ぐに神経を送り込むことですぐに動かしただろう、それでもこのことは、上方に頭を持ちその下端で動かす部分に挿入する他の筋肉について、同じ難問を我々にもたらしただろう。実際のところ、すべての神経は明らかに脳あるいは脊髄から伸び出しているので、頭または頸のところにある他のすべての筋肉の動きは滑らかである。というのも上から下へ運ばれる筋肉には脳からの神経が、斜めの筋肉〔胸鎖乳突筋〕には脊髄の頸のあたりからの神経と第七の対〔舌下神経XII〕が斜めの伸び出しを持つためにそこからの神経が、明らかに挿入されているからだ[3]。だが先に述べられた残りの六個の筋肉〔甲状披裂筋、後・外側輪状披裂筋〕は、どちらからも神経を受け取ることができなかった。というのも、これらの筋肉は喉頭に沿って真っ直ぐにその下の部分から上へと運ばれてくるので、斜めの神経をまったく必要としなかったのだ。これらは心臓からくるのではなく、脳からきて自らとは反対の方向へ運ばれる神経を持つ。ところがすべての筋肉の中でいま述べられた筋肉だけは、感覚と運動を提供する神経のないことが大きな危険であった。

(1) ここでは披裂軟骨を「閉める」のではなく「開く」の方が文脈上は適切である。すぐ下で後・外側甲状披裂筋が喉頭を開くと述べている。

(2) たとえばアリストテレス『動物誌』第三巻第五章五一五a二七—三四が挙げられる。ガレノス『ヒッポクラテスとプラトンの学説』の第一巻の大部分は、これについての議論にあてられている。

(3) 胸鎖乳突筋は、脳神経の副神経XI（ガレノスの第六対）と頸神経叢の枝によって支配される。第七対の脳神経は舌下神経に相当して舌の筋を支配し、胸鎖乳突筋には分布しない。

　自然がいかにして巧みな仕組みを見出してその欠陥を修正したかと述べることを、私は望まなかっただろ
う、もしアスクレピアデスとエピクロス[1]の弟子たちが動物を創造する立場に置かれていたとして、いかなる
仕方で前述の筋肉に神経を分け与えたのか彼らに探求させることができなかったとしたら。というのも、と
きどきそのようなことをして、彼らに考察のために何日でも何ヵ月でも望むだけの猶予を与えるのが私の慣
572 わしである。しかし本を書くときにはそうする訳にいかない。また彼らの知恵は自然の技術不足と比較しよ
うもないし、彼らによって技術不足と悪口を言われる自然が彼らの知恵よりも巧みであること、しかも彼ら
が自然の仕事の技術について考察できないほどであることは、示しようもないのである。そこで私は、この
議論において先に問題にした筋肉に神経と運動を分与するための、自然の仕組みについて述べる必要がある。
　この議論を明らかにするために、あなたは逆向運動と呼ばれるものについて説明を先に聞く必要がある。
その仕組みを非常に多くの人々、建築家たちの中では技師、医師たちの中では実践家と呼ばれる人々が応用
している。自然はこれらの技術に先立って、そのような運動を用いて筋肉に働きを与えた。この著作の読者
のある人は、逆向運動の仕方をたぶん知っていて、適切な神経をこの場に与える自然の知略をすぐにも学び
573 たいと、この議論が遅延することに苛立っているだろう。だがこの議論はもちろん、一人や二人、三人、四
人、あるいは特定の人数だけに対して明らかとなることを目的とせず、議論にいそしむすべての人に順に
従って教える。逆向運動がどのようなものかを知らない多くの人のために、少数者にはしばし休憩してもら
い、大多数の医師に身近でよく知られている装置、箱形副木[2]と呼ばれる器具における運動の種類を、私が記
述するのを許してもらう必要がある。

それは、人間の脚全体を収めるための他の器具、腿や脛が骨折したときにしばしば用いられるような器具と同様に長い。この箱形副木という装置には特別な部分がある。それは下の端に回転軸があり、脚の周りに巻きつけた吊り縄の端がそこに達している。この装置には多くの滑車があり、それを適切な場合にその都度用いる。その仕組みは次のようである。骨折の際のならわしでしっかりと脚を縛るときには、骨折部分に対してどちらにも吊り縄をかける、一つは脚の上の部分に、もう一つは下の部分に。このために最も適切なのは「逆向き二連の吊り縄」であり、実際昔はこう呼んでいた。これをある人々は「狼」と呼ぶ、それはこの吊り縄が四本足となるからである。もちろん、足二本を脚の右側に、別の足二本を脚の左側に作ってから、下方の縄からの足を真っ直ぐに回転軸へ運び、これにしっかり巻き付けるのがよい。こうして骨折した脚が下に引かれるようにする。他方、上方の残りの吊り縄からの足は――これが先のものとは反対方向へ脚を伸ばすべきだからで――上へ運んで、外へ向かって滑車に乗せて下へ運び、回転軸に巻き付けねばならない。(3)

(1) ガレノスがエピクロスという名で言及する人物は実は三人いるが、ここではアスクレピアデスとともに列挙されていることから、最も著名なヘレニズム期の哲学者（前三―四世紀）を指すと思われる。

(2) 箱形副木（グローットコメイオン *γλωττοκομεῖον*）は、舌 *γλῶττα* の世話をする *κομέω* から由来し、楽器のリード（舌）を収める箱を意味する。ガレノスは「ヒッポクラテス『骨折について』註解」第二巻六四で、この名称の旅行鞄をアテナイ人たちが用いていること、ガレノスは通常のものより細く長い箱形副木を使うことを述べている。

(3) シャルティエは *τὰ σκέλη εἰς τἀναντία τῷ ἄξονι ἄγεσθαι* をテクストに補っている。それに従えば、「他方、上方の残りの縄から出た［足を回転軸とは反対の方向へ運ぶのが］よい」となる。

575 そしてその結果、両方の吊り縄の端が共通の軸を持つので、折れた脚は適切に伸ばされる。両方とも回転軸の回転によって操られ、同じように伸びたり弛んだりするからである。下の吊り縄の足は単一の緊張を、上の足は二重の緊張を持つ、というのも下の足は真っ直ぐに進み、上の足は曲がって往復しているからである。

その往復路を自然は、上では脳から運ばれて頸を通って下行する頸の神経［迷走神経Ｘ］に対して何よりも最初に考案した、そして逆向運動のようなものを先に述べた筋肉［喉頭の筋］に供給した。というのも、それらは頸のあたりの脊髄もしくは脳そのものから、神経を受け取る必要があったからである。頸からでは斜めになるだろうから、それを避けて、上の方からの始まりでよりよいものを選ぶことが絶対に必要だった。これも二つあって、一つは正確に真っ直ぐであり、マリノス[1]は第六の対［舌咽神経Ⅸ、迷走神経Ｘ、副神経Ⅺ］と数えるが、もう一つは真っ直ぐでないもので第七の対［舌下神経Ⅻ］である。第七の対は真っ直ぐな筋肉にはまったく無用である。第六の対は走行が真っ直ぐなことは有用であるが、反対のところから向かってい
576 くことは無用であるばかりかむしろ有害である。その走行がこのようなので、この議論で先に述べた筋肉に挿入されるのだとしたら、上の方をその頭に、下の方をその末端に作っただろう。しかしそれとは逆になる必要があることを私は示した。

もしあなたが導師の言動によって完全に心を虜にするようなエレウシス、サモトラケ、他の聖なる秘儀[2]に与ったことがあるなら、そのとき以上の注意をもっと私に向けてもらいたい。そしてこの秘儀がそれらの秘儀よりも劣っておらず、動物の創造者の知恵や先見性や能力を劣ることなく証明できるのだと、とくに私たちがいま取り組んでいる秘儀を私があらゆる人に先んじて見出したのだと、考えてもらいたい。確かに解剖

家たちの誰も、これらの神経についてまた喉頭の形状について私が先に述べたことを、何も知らなかった。

そういう理由で彼らは部分の働きについて大きな過ちを冒し、また部分の用途の十分の一も述べなかった。
577 だからあなたは、たとえ以前はそうでなかったとしても、今はともかくより崇高なものに心を向けて、これ
から述べられることにふさわしい聞き手となり、自然の驚嘆すべき秘儀を説明する議論に従え。
　脳の後ろに神経の真っ直ぐな伸び出し［迷走神経X］があって、頸に沿って下へと運ばれ、また粗面の動
脈［気管］の両側でそれに加わるある別の小さな伸び出し［交感神経幹］がある。ここで議論してきた六個以
外の喉頭の筋肉、また頸にある他の真っ直ぐな筋肉は、この伸び出しからあるものは大きい枝を、あるもの
は小さい枝を受け取る。この第六の神経の対は非常に大きいので、ここで述べられた筋肉への突き出しがた
とえ非常に多くても、少なからぬ部分［迷走神経X］が頸全体を通り抜けて、胸郭に入り込むだろう、そこ
でただちに最初の神経の対［交感神経幹］を胸郭そのものに向けて、肋骨の根元に伸ばし、さらに他の枝を
心臓へと、肺へと、あるいは食道へと伸ばす。[3] 下へと進んでいくもの［迷走神経X］が作る胃、肝臓、脾臓
578 へのそれらの枝分かれ、つまり非常に気前の良い人のように出会うすべての部分に恵み与えるそれらすべて

（1）マリノスは後一世紀末から二世紀初めに活躍した解剖学者で、二〇巻からなる解剖学書を著わした。ガレノスはマリノスに対して常に敬意を示し、マリノスの解剖学書の要約書を著わして『自著について』の中にその梗概を書き残している。
（2）アッティカ地方のエレウシスでは、女神デメテルとペルセポネを崇拝する祭儀が行なわれ、サモトラケ島では、カベイロス神を崇拝する祭儀が行なわれていた。
（3）ガレノスは交感神経幹を、迷走神経の最初の枝と考えている。実際には、交感神経幹と迷走神経は独立した神経であるが、頸上部において交通枝による連絡がある。

を、私はあなたに詳しく述べよう。そうすれば、頸を通る間にその傍を通り過ぎてその筋肉のいくつかに神経を配分するにもかかわらず、それら喉頭の六個の筋肉になぜ何の枝も出さないのか、あなたは驚くだろうと思う。しかし［神経が］下方に進むところでは、それらの筋肉が神経を受け取るべきでないと先に示した。だが創造者は［喉頭の］それら六個の筋肉を忘れておらず、傍を通る同じ大きな神経からそれらに充分なほどの部分を割り当てたこと、感覚および運動をそれらの筋肉と分かつことを、あなたに説明しよう。

　ほとんど語ることができずまた示すことができない困難な問題を、あなたに説明しようと試みているこの論述にしっかり注意を向けよ。私以前の解剖家たちは視覚でとらえなかったが、それが観察困難なものであったなら、あなたも容赦するだろう。胸郭の中を進むときに、神経［迷走神経X］の両方から生じた分枝
579 ［反回神経］が、先に下って来たのと同じ道を逆に戻って上り、往復路のようなものを作り上げる。私が少し前に語った逆向運動を思い出しなさい、そして往復路を駆ける走者たちを思い出しなさい。神経の走行はその両方に似ている、逆向運動の方はそれらの始点が脳に繋がっているため、たとえば理性が喉頭の筋肉を張りつめようと手綱を使うかのように試みるときに、この始点からの運動が上から下へと進み頸の全体を通って胸郭の多くの部分に至り、そこから再び反転してまた上へと喉頭にまで戻るからである、ここでは前述の筋肉に神経が挿入され、手か何かでされるように六つの筋肉のそれぞれが下に引っ張られる。さて足のための装置［箱形副木］では、我々の手にする軸が運動の始まりとなり、吊り縄の足を滑車に至るまで引っ張り、
580 そこから再び足の引っ張られる部分まで運動が上から下に進む。それと同じ仕方で喉頭の神経は進む[1]。運動の始まりとなる軸にあたるのは、脳からの神経の伸び出しである。滑車にあたるのは、胸郭の部分で神経が

向きを転じ始めるところである。それらの走行を往復路になぞらえるときには、あなたはその部分を滑車でなく、折返し標と呼ばれるものにたとえるだろう、長い走路の走者たちがぐるりと回って、先に走ったのと同じ道を再び逆向きに走りだすようなところである。

頸全体とさらに胸郭の少なからぬ部分というそれほどに長い道のりを通り抜けるにもかかわらず、神経がそれより前に転回しなかった原因は、転回標あるいは滑車の用途を提供するような部分がなかったからである。自分自身と神経に安全な支持台を与えるために、それは強固で滑らかな必要があった。だがそれだけの距離の間には、門の骨〔鎖骨〕と第一の肋骨以外に何もなかった、そこは膜性の外被にとり巻かれているので、神経が骨の凸面の上を何か滑車のように運ばれることはできた、だがそうすると神経は皮膚の下にきて露わになり、あらゆる傷害に対して損なわれやすくなっただろう。また確かに折返し点なしでは、大きな神経から小さな神経を伸び出させて、このように喉頭まで上に導くのは安全でなかった。というのも転回するところが何もなければ、すっかり壊れてしまっただろう。ところでたとえ転回する必要があっても、心臓の近くに達するまでそのようなものが何もなければ、当然ながら〔自然は〕神経を最大限に引き下ろすことをためらわなかった、たとえ再び長い道を引き返すことになろうとも。このようなことで、神経が軟弱になっていくことはなかった。むしろ逆で、すべての神経は最初の伸び出しの段階では軟らかく、脳そのものに類

(1) 箱形副木では、滑車が上部にあり、上行してきた吊り縄が血管が下部にあり、下行してきた神経が向きを変えて上行する向きを変えて下行するが、迷走神経の場合には滑車となる大る。

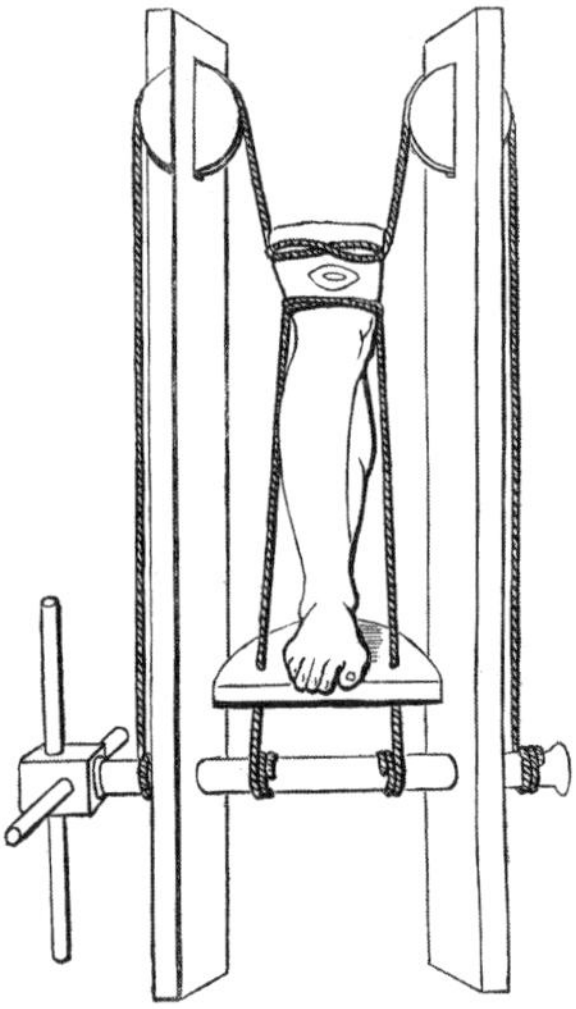

3図　箱形副木
（Daremberg（1854）［7］から）

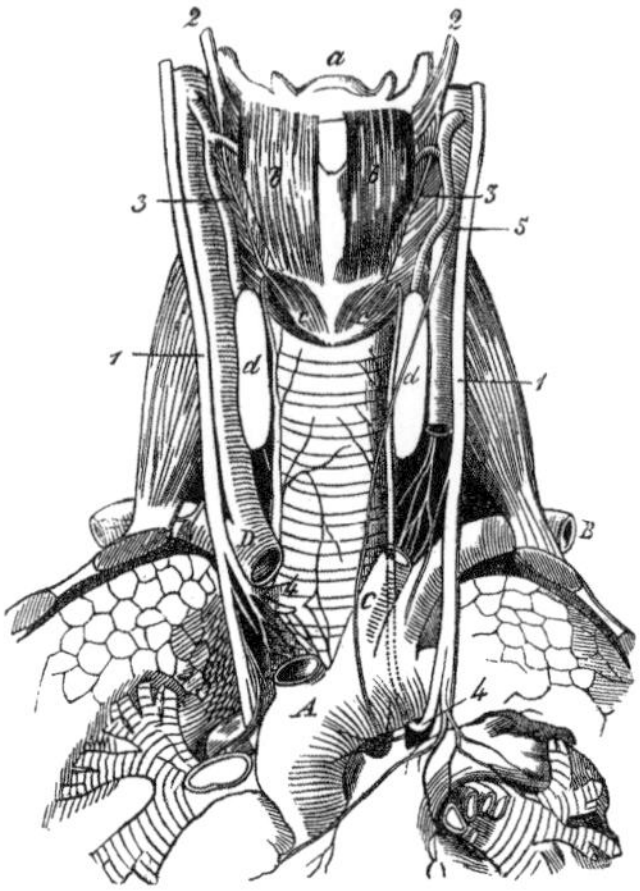

4図　迷走神経の解剖
（Daremberg（1854）［7］から）

a. 舌骨、b. 甲状舌骨筋、c. 輪状甲状筋、d. 甲状腺、A. 大動脈弓、B. 左鎖骨下動脈、C. 左総頸動脈、D. 腕頭動脈の一部を切断して心臓神経を示す。

1. 迷走神経とそこから分かれる反回喉頭神経（4）、左では大動脈弓を、右では鎖骨下動脈を取り巻く、2-3. 上喉頭神経とその外枝、左では輪状甲状筋のところで隠れる。5. 上心臓神経、総頸動脈の一部を取り除いて、中心臓神経を見せている。左の下心臓神経は左肺静脈に被さっている。

似しているが、前進するに従って常にますます強固になるからである。したがってこれらの神経は、その長い道のりから少なからぬ力強さを獲得した、先に下ったのとほとんど同じ分だけ、折返しの後で上へ進みながら。

第十五章

582 いまやこの喉頭の神経の驚嘆すべき折返しについて語るのがふさわしい、これは滑車、転回標あるいは折返し標と呼ばねばならない。ここで問題となっているのは、名前の美しさを探求することや、小さな下らないことに時間を浪費することではない、自然の仕事においてそこまでのそれほどの美しさを見出そうとしているのだから。確かにその場所には大きな静脈と動脈があり、頸に向かって心臓から上に進んでいき、あるものは垂直な、またあるものは斜めの位置を保つが、神経の折返し点のような横切るものは何もない。というのも垂直な脈管の周りに、上から下に進んできた神経の折返しは決して生じないだろう、それらは相対する方向で出会うからである。斜めの脈管の周りで神経は適度に転回することができるが、とくに斜めの程度が横向きの位置から大きく外れて、ほとんど直立した位置に近づくときには、転がり外れやすく不安定になるだろう。だが私はまだ、生体を創造した者の知恵と能力を価値どおりに称賛できているとは考えない。その
583 ような仕事は称賛よりも、さらに讃歌よりも大きなものである、眼で見る前に不可能だと信じ込んでいたことが、見た後ではそれまで正しく理解していなかったと分かるのである。それはとりわけ、大きな労苦を

払うことなく、それらの創造者が小さな一つの道具を用いて、仕事をあらゆる点で非のうちどころのない完全なものにするときに。それは神経の折返しにおいて見ることができるような仕事である[1]。

というのも自然は左の神経をできるかぎり進ませ、最大の動脈［大動脈弓］の回りで、動脈が心臓から最初に伸び出し脊椎に沿って下の方に回り込むところで、折り返させることをためらわなかったからである。神経は横向きの位置と、滑らかで丸く曲がった折返しと、そして非常に強力で安全なその転回標という必要なものすべてを得ようとした。しかし右の神経［反回神経］は、胸郭のそちら側には同様の支持台がないので、心臓から出て右の腋窩へと運び上げられる斜めの動脈［鎖骨下動脈］の周りで転回せざるをえなかった。折
584
り返すのが横向きの動脈の周りよりも不利になる分は、両側からの神経からの伸び出しの数と靭帯の強さによって補われた。実際、自然は胸郭の右側に伸び出させようとした神経を、とくにその場所に伸び出させ、あたかも神経の根を地面の一画に植え込むように、受け入れる器官に挿入した。そこで自然は、すべての根の中央に喉頭の神経［反回神経］を置き、それらにより両側から保護されるようにした。さらにこれを膜性の靭帯で動脈とその傍らにある物体に結び付け、それらによってできるかぎり仕切られ、動脈の背後を回る安全な折り返しを作るようにした。これはあたかも滑車の輪の周りを転回するかのようである。

折り返しの後でこれらの神経がただちにかなり上に伸びるのに対して、大きな神経［迷走神経X］は何か手のように自身の伸び出しを差し出し、それによって引っ張り起こし持ち上げる。そこから両方の神経［反回神経］は粗面の動脈の頭［喉頭］に向かって上に運ばれ、先にたどったのと同じ道を進み、もはやいかな
585
る筋肉にも少しの部分すら配分しない、何ものも動きの他の源泉を下の部分から得る必要がないからだ。し

かし正確に公平に神経〔下喉頭神経〕のそれぞれは、喉頭の筋肉に分布する、右の神経は右の三つの筋肉に、他の左の神経は残りの三つの筋肉に、両方で六つの筋肉〔後・外側輪状披裂筋、甲状披裂筋〕に分布し、それらによって喉頭は開かれたり閉じられたりする。すでに示されたように、とりわけそれらの六つの筋肉の中で最も強力な働きを、喉頭を閉める二つの筋肉〔甲状披裂筋〕が持っている、息の保持においてそれだけの数のそれほどの胸郭を引き締める筋肉に負けることがないように。そしてその理由で神経の大部分がこれらの筋肉に配分されている。そして筋肉の末端と同じ場所に、硬い一本の神経〔上喉頭神経〕が各々の筋肉に沿って上から下へと運ばれて達する、そこから喉頭の周囲の物体はその一部も受け取る。それの残りの部分は筋肉に固有の神経に結ばれて、強力さと安全さに貢献する。[2]

---

(1) ガレノスが解剖をして実見をして、そこから多くを経験し学んだ実体験の感動が率直に述べられている。

(2) このテキストには異同があり、二つの解釈の可能性がある。①ヘルムライヒの採用したL、U写本では *αὐτοῦ*「その」で神経を意味し、「残りの部分」は上喉頭神経、「筋肉に固有の神経」は下喉頭神経と解釈される。②それ以外の諸写本では *αὐτῶν*「それら」で筋肉と解釈され、「残りの部分」は輪状甲状筋、「筋肉に固有の神経」はそれを支配する上喉頭神経と考えられる。現在の解剖学では、上喉頭神経と下喉頭神経の間の交通枝は「ガレノス交通枝」と呼ばれ、①の解釈に依拠している。しかし文脈としては②の解釈の方が自然だと思われる。

第十六章

586
ところで私は、私の前のすべての医師たちまた哲学者たちが驚き探究したようなことを、もはやあなたが
驚き探究するだろうとは思わない。飲み込むときに液体が粗面の動脈〔気管〕にではなく食道にどのように
落ち込むのか、その動きは舌の根元の筋肉に原因があり、それが喉頭を喉頭蓋へと引き上げると彼らは考え
た。喉頭が正確に閉じて、胸郭によって激しく押し出される空気がそれを開くことがないほどなので、飲物
が肺に運ばれないことにさらに別の原因を求める必要はないだろう。私が『声について』という著作の中で
示したように、声門の形状と用途のために喉頭の口が必然的に凹所〔喉頭室〕を持つことを見た彼らが、飲
み込んだときにそこに食物と飲物が集積され、その結果、喉頭が次の吸息のときに開かれると、飲物だけで
587
なく食物も真っ直ぐに空気の通路に落ち込むと考えていたらもっとよかった。これゆえに、自然は先見性を
もって喉頭蓋を喉頭の口の手前に蓋のように置いた。動物が呼吸をするときには常に真っ直ぐ立てておき、
何かを飲み込むときに喉の上に落とすのである。飲み下されたものは、まず喉頭蓋の根元に落ちて、それか
ら背中の方に運ばれ、それを無理に下に曲げて倒す、その物質が軟骨で充分に薄いからである。

もしあなたが喉頭蓋の構造全体を正確に観察すれば驚嘆するだろうと、私には分かっている。それは円形でまた軟骨性であり、喉頭の口よりわずかに大きく、食道の方に向いて、第三の披裂軟骨に向かい合う位置にある。もしそれが相対する場所から生えていなかったら、そのような位置になかったのは明らかだろう。またそれが軟骨性でなかったら、呼吸のときには開かないし、食物によって反転しなかっただろう。それが

588
必要以上に軟らかであれば常に下に落ち込んでいて、硬ければ反転しにくく戻らない。喉頭蓋はそのどちらでもないことが必要で、吸息のときには直立し、飲み込むときには反転しなければならない。また実際そういう性質であっても、それが喉頭の通路よりも小さければ、それが落ち込んでしまって何もよいことが生じないだろう。またより大きくても同様だろう、その場合には食道までも塞ぐだろうから。喉頭蓋は食物によって喉頭の通路の方に倒れかかる、それと同じ仕方で披裂軟骨は吐瀉物によって倒れかかる。この軟骨もまた喉頭の広い場所に向かって反転し、そのため食道から上に運ばれたものが突進してその背面にあるものにぶつかり、引き下がる場所に軟骨全体を容易に回転させるからである。

第十七章

589
ここでもまたあなたはこの軟骨の構造について、少し前に喉頭蓋について述べたのと同じように、吟味すべきである。もしそれ［披裂軟骨］の大きさが今あるようなものでなく、形状も物質もそのようなものでなく、それが今置かれているような位置になかったとしたら、嘔吐するときには明らかに多くのものが、喉頭の空所に溜まり、粗面の動脈［気管］に送り込まれただろう。実際、自然は喉頭に二つの驚くべき蓋［喉頭蓋、披裂軟骨］を作り上げた。これは、邪魔されてそこに落ち込まないもの［食物］によって閉ざされるものであり、心臓の口の上の膜［弁］のところで先に述べたのと似たものを、ここでも考案したのである。私がそこで言及したように、自然は反対する口にそのような伸び出しを、決して何ものも落ち込まないようにするのでは

なく、多くのものが一度に多量に落ち込まないようにするために作った。ここでもまたすでに『ヒッポクラ
テスとプラトンの学説』(1)の中で示したことに言及しなければならない。すなわちわずかな飲物が下に運ばれ
て粗面の動脈［気管］に入り、外被の縁に擦りつけられて、その液体が広い場所の中央を通らないこと、そ
してただちに運び去られるので肺全体を湿らせるほどにならないことである。さらに喉頭の周りにある腺も
590 それと同じことを示している、というのもそれらは他の腺よりも海綿状であり、ほとんどすべての解剖家た
ちが同意しているように、喉頭と咽頭にあるものすべてを湿らせるように自然によって創られているからで
ある。もしそこを湿らせるためにそれらを作りながら、飲物が肺に流れるのを完全に閉め出したとしたら、
まことに驚くべきである。すでに述べられたことすべては、食物が喉頭の通路に落ち込むことが不可能であ
る充分な証拠であるが、ごくわずかな湿り気さえも流れ通らないことについては充分でない。話したことを
すっかり理解するために、他のところで示されたことを今もまた思い出してほしい。

第十八章

では喉頭に生じかつ現われるものの残りの用途に再び戻ろう。軟骨のシグマ状の部分を塞ぐ膜性の帯紐
［膜性部］が、食道と粗面の動脈［気管］の通路の間に接触を提供していると、先に私は述べた。もしその場
591 所で動脈［気管］が丸くなっていたなら、食物の通路を狭めていただろうとも述べた。喉頭ではすべての側
が軟骨性になっており、食道はその場所で必ず狭くなる。では食物を飲み込むときに、どうして狭くならな

いのか？　喉頭が持ち上がるときに、食道そのものが引き下がる以外にはありえない。実際、そのようにそれらの位置が交代して、食道の始まりが粗面の動脈［気管］のところになり、喉頭が咽頭のところへと持ち上がる。

第十九章

これらすべてはまことに驚くべき仕方で自然によって為される。それに加えてさらにユプシロン形と呼ばれる骨［舌骨］があり、それは非常に小さいにもかかわらず、非常に大きく重要な用途を提供する。確かにここから、舌の筋肉の大部分［舌骨舌筋］が、また前に述べた喉頭の筋肉の前方の対［甲状舌骨筋］も、また肩甲骨まで伸びる細く長い他の筋肉［肩甲舌骨筋］も出ている。それに加えて別の強固な二重の筋肉［胸骨舌
592
骨筋］があって胸骨に向かい、さらに他の二本の斜めの筋肉［顎舌骨筋］が下顎まで達する。この他にはごく小さな筋肉［茎突舌骨筋］が伸び出し［茎状突起］の根元に向かう、それをある者は鶏の蹴爪に、またある者は鉄筆の先端になぞらえる、そして非ギリシア風に柱状(2)と呼ぶ。もしあなたが望むなら、それを筆状とでも

(1)『ヒッポクラテスとプラトンの学説』第八巻第九章。
(2)柱状（ステューロエイデース στυλοειδής）は、柱（ステューロス στῦλος）から由来する。現代の解剖学に茎状突起 styloid process がある。本叢書ガレノス『解剖学論集』一五頁註（3）を参照。

針状とでも名付けることができる。こちらの筋肉［茎突舌骨筋］と、舌骨と下顎を繋ぐとその直前で述べた
筋肉［顎舌骨筋］は、この部分に固有のもので、反対の方向に引き離すように、たがいに向かい合うように
斜めに動かす。これ以外の筋肉はどれも舌骨そのものに固有のものではない。舌の中に挿入される筋肉［オ
トガイ舌筋、舌骨舌筋］は舌のために生じたもので、胸骨に向かって下りていく筋肉［胸骨舌骨筋］は二重で同
時にこれと向かい合い、上方の筋肉によって力任せに無理に引き上げられたときに舌骨を下へと引き戻すた
めにある。またこの筋肉は舌骨そのものと同様に、甲状軟骨の防壁となり、さらに粗面の動脈［気管］を引
593 き締め真っ直ぐにする。また肩甲骨に伸びる筋肉［肩甲舌骨筋］は、それを頸に向かって動かす。しかしこ
の骨［舌骨］は喉頭の凸部に乗っていて、私が述べた多くの筋肉によって多くの部分へと引かれており、そ
れらの筋肉によって支えられてもいる。すべてにおいて正しい自然は、相対する筋肉を等しい強さに作った
からだ。

　これらの筋肉とくに喉頭の前に置かれた筋肉のどれか一つが、切断されたり麻痺したりすることがありう
るし、そのような不具合では、強い方の筋肉の側に骨［舌骨］が動き、喉頭の中央の場所から転がり出て最
大限に側方に向きを変えられる危険がある。そのため自然はその釣り合いを筋肉だけに頼らず、何か強力な
靭帯を副次的にではなく重要なこの仕事だけを行なうために、構築するのがよりよいことだと知っていた。
自然は帯紐を生成するために舌骨の二つの側部［大角］では満足せず、別の軟骨性のもの［小角］を伸び出
させ、丸い靭帯［茎突舌骨靭帯］によって蹴爪［茎状突起］のそれぞれに付着させたのだと私には思われる。
594 舌骨はまた膜によって喉頭との間［甲状舌骨膜］、喉頭蓋との間［舌骨喉頭蓋靭帯］が結ばれ、そして多くの動

物においては筋肉によって喉頭蓋だけでなく食道との間〔中咽頭収縮筋〕も結ばれている。それに加えて頭との間を結合する支え〔茎突舌骨靱帯〕が直接置かれている。ある動物においてはかなり骨性のものが、他の動物においては軟骨性のものが、そこから伸び出す筋肉〔茎突舌骨筋〕の大きさに応じて生成される[1]。喉頭および粗面の動脈〔気管〕におけることは以上のとおりである。

595

第二十章

引き続いて胸郭について述べるべきであり、ここでもまた『呼吸の原因について』の中で証明したことを思い出させよう。というのも本書全体の始めのどこかで述べたように[2]、常に先に器官全体の働きを知り、それらの部分の用途を説明すべきであるからだ。すべての用途は構造において、器官全体の働きという一つの目標をもつからである。だから働きを完全に学ぶ前に、部分の用途に関して何か有用なことを見出そうと考える者は、すべての点でまったく誤っていることが明らかである。先にあげた著作では、胸郭の働きに関する多くの驚くべき自然の技巧を示した。吸息において、胸郭の部分のあるものは上に、他のものは下に運ばれ、また呼息において、下に運ばれていたものは再び上に、それまで上に運ばれていたものは再び当初の場

（1）茎突舌骨靱帯は、ヒトでは結合組織性の靭帯であるが、他の動物ではしばしば骨性ないし軟骨性になっている。

（2）本書第一巻第八および九章など。

所に戻るのである。多くの動きの源泉が胸郭にあり、無理に行なわれる呼吸とそうでない呼吸があること、それらの各々が固有の筋肉によることも示した。筋肉の働きを通して用途が示されているので、[1]その要点だけをこれから私は述べよう。

肋間[2]のところの筋肉［肋間筋］では、その線維は他のすべての筋肉のように［肋骨の］長さに沿ったものではなく、肋骨から他の肋骨へと伸びている。私の前の解剖家たちが考えたような単純なものではなく、少し斜めに傾き、このことに無知だった彼らが考えたように単一形ではない。実際、内がわと外がわの線維［内
596
肋間筋、外肋間筋］は逆向きであるのが見られる。肋骨が軟骨性になったところにある胸骨側の線維と、脊椎に至るまでの骨性になったところの線維はそのよう［逆向き］である。[3]その事実を私の前には誰も知らなかったし、またその用途も知らなかった。これの用途に加えて、その著作の中で肋骨の関節の用途についても述べた。同様に肋骨の軟骨性の部分について、なぜそうなっているのか、どんな動きを持つのかも述べられた。というのも、その議論も胸郭の働き全体と関連しているからである。さらにまた私は、その筋肉すべてを動かす神経も示し、私の論考で神経の起源についてよりよい他の場所がありえないことを指摘した。すべての神経について、動脈と静脈とともに、第十六巻で再び述べられるだろう。

第二十一章

胸郭の部分のうちでそれ自体では動かないが、働くものを助ける部分について、引き続き述べよう。横隔

597 膜に固有の材質は筋肉であり、二つの外套がある、下には腹部に伸びた外被［腹膜］の頂部があり、上には
肋骨を下から締める外被［胸膜］の底部がある。この外被［胸膜］は、胸の空所の内面すべてに広がっている。
肋骨のところでは内がわに張りついて、ちょうど防御のようなものを肺に提供し、呼吸の働きの際に裸の骨
にぶつからないようにしている。いわゆる肋間のところでは、筋肉とそこにある脈管のために生じており、
筋肉のためには横隔膜の場合と同様に外套となり、脈管のためには支えで運び手のようなものになっている。
　横隔膜が斜めであることが乾いた余剰物を排出するのに寄与すると、この著作の中で先に示しておいた[4]。
『呼吸について』という私の著作では、それが呼吸に大いに役立つことを述べた。なぜ横隔膜が仮肋の端か
ら生じないで、それら［仮肋］のある部分が下肋部に杭柱のように伸びて頭を出しているのか？　それとも
598 杭柱になぞらえて、私はその用途もすでに述べてしまったのだろうか？　その杭柱は横隔膜そのものも肝臓
も、その場所にある他の多くのものも守るからである。なぜ軟骨がそれぞれの仮肋の端にたくさん備わって
いるのだろうか？　それは傷つきにくさによって第一の仮肋を、軟骨を通して下の部分を大いに支えている
のではないのか？　軟骨は圧迫されてもほとんど折れたり砕けたりしないので、骨のより張り出した部分は

（1）『筋肉の解剖について』および『解剖手技』第五巻第三―五章、第八巻第一―九章を参照。
（2）肋間（メソプレウリア μεσοπλεύρια）は、中間 μέσος と肋骨 πλευρά から由来する。
（3）外肋間筋は肋間の最前方部で結合組織（外肋間膜）に置き換わり、内肋間筋は最後方部で結合組織（内肋間膜）に置き換わることを、ガレノスは自分の発見だと述べている。
（4）本書第五巻の第十五章。

この物質からできているのがよい。それゆえ、胸骨の端にも剣状と呼ばれる軟骨［剣状突起］[1]が生じている
のである。これは胃の入口の、そこにある横隔膜の、さらに心臓の明らかな防御である。なぜ肋骨の七本は
胸骨で、五本は横隔膜で終わり、全部で一二本になるのか、その理由は胸背部の脊椎を論ずるときに述べよ
599 う。ところで胸骨そのものがなぜ多くの骨からできているのか、手についての議論を、この著作の第二巻の
始めに書いたものを、思い出してほしい。なぜ胸骨が七個なのか、それは関節をなす肋骨の数に起因する。
それぞれの肋骨について胸骨の骨が一個あるからである[2]。
　腹壁は全体として筋肉から、頭蓋[3]は骨からできているというのに、胸郭は全体として骨性にも肉質性にも
作られておらず、骨が筋肉と交互に置かれているということは、とりわけ自然の驚嘆すべき仕事ではないの
か？　それもまた偶然のものと見なすべきではない、動物を支配する三つの根源の中で、自然は第一のもの
［脳］を筋肉のない動かない骨で、第三のもの［肝臓］を筋肉だけで、中間のもの［心臓］を両方のもので囲
んだ。脳は何に対しても筋肉を必要としないのである。脳そのものがすべての他の部分の随意的な動きの源
泉であるからで、そのためいわば不動の防壁のようなものとして周りを頭蓋で囲むのは理に適っている。も
し肝臓と胃が何かそのようなもので周りをぐるりと囲まれたなら、食物と飲物はどこに受け入れるのか？
600 胎児の大きさはどこに収めるのか？　それらにどんな筋肉も配置されていないなら、余剰物はどのようにし
て排出されるのか？　胸郭については、もし骨だけでできていたなら完全に動きを失っただろう、またもし
筋肉だけでできていたなら、支えるものが何もないので肺と心臓の上に落ちかかっただろう。そこで内部に
広い場所ができるように、同時にまた器官すべてが動くように、筋肉が骨と交互に置かれているのだ。これ

601 はただちに、心臓と肺の安定のためにとても重要であった。いまや筋肉だけであったときよりも、それらはいっそう用心深く守られるからである。それぞれの骨が不可動でなく両端に関節をもち、それによって胸郭全体が動くようにできているのは、先見性があるということではないか？

だがたぶん誰かはこう言うだろう。胃でもどうしてそうなっていて悪いのか？ なぜなら、胸郭が心臓を取り巻くようにその周りを取り囲んでいるなら、拡張も収縮も同じように完全に保持され、さらにいっそうの安全が付加されただろう、と。そのような疑問をもつ人には、もし胃を骨が外から取り巻いていたなら、最大限に拡張し収縮することができないと、教えるべきである。もしそうだったら、第一に女性は懐胎することができなかった。それからまた、一度に大食することができなくなり、呼吸と同じような絶え間ない食事が必要になっただろう。空気の中で生きている動物にとって、絶えず呼吸をする必要があるのは不適切ではない。だがもし我々が、同じ仕方で食物を取ることが必要だったら、生活は恐ろしく非哲学的で非音楽的になって、非常に美しいもののための余暇のないものになってしまう。それに加えてこの他に、呼吸からの利益は長く続かないという性質をもつ。だが食物と飲物は一度充分にとれば、我々は昼と夜を通して苦痛も

(1) 剣状（クシポエイデース ξιφοειδής）は、剣（クシポス ξίφος）から由来する。現在の解剖学で胸骨の下端の部分を剣状突起 xiphoid process という。

(2) ヒトの胸骨は、胸骨柄、胸骨体、剣状突起の三個からなるが、サルの胸骨は七個に分かれている。ヴェサリウスはこの違いをよく知っており、『ファブリカ』（一五四三年）の第一巻第十九章で、サル、イヌ、ウシなどの動物の胸骨が七個からなり、ヒトの胸骨が三個であると記述している。

(3) 頭蓋（クラーニオン κρανίον）、現在の解剖学に頭蓋 cranium がある。

602 なく充足して過ごすことができる、だからここでも自然は驚嘆に値する。胸郭の部分についての説明は、今のところこれで充分だと思われる。もし何か少しでも私が言い落としていたとしても、私の『呼吸について』という論考を詳細に読んでいれば、すでに述べたことから容易に見出すことができる。

第二十二章

さて乳房が胸郭の上に置かれているので、それに言及してこの巻を締めくくろう。ところで乳汁は有用な
栄養の余剰物であり、角や大きな歯やたてがみやそれに類する別のものを作るために身体の上部で多量の余
剰物を使う動物では、当然ながら胸郭のところで他の有用な余剰物を集めることは不可能であった。そうい
う訳でそれらの動物では、自然は乳房を胸郭から下へ腹部に運び、あるものでは腹部全体のはなはだしく下
の方へ後ろ脚の近くまで運んだ、そして多胎の動物では多数の乳房を、そうでない動物には二つの乳房を
603 作った[1]。身体の上部で余剰物がまったく使われない動物では、自然は胸部に乳房を置いた、一つか二つの子
を懐胎するなら二つの乳房を、それより多ければ二つを胸部に、他を下方に置いた。今我々は人間について
説明しようとしているが、ここでは乳房が当然ながら胸部に置かれている。その理由は第一に、何よりも適
した場所だからである、他に何も邪魔になることがない場合には。第二に胸骨と呼ばれるものの奥にある心
臓にとって、乳房が胸骨の両側に置かれて何らかの保護が付け加わるからである。そして第三に有用な栄養
の余剰物を、人間の場合にはこの場所に多量に集めることができるからである。

まず示すべきなのは、述べられたことの第一、すなわちその場所が乳房の形成に最も適していることである。もし乳房が乳汁のために作られ、動物にとって第一の最大の用途を提供するならば、また乳汁が完璧に作り上げられた栄養であるならば、とりわけ乳房が置かれる場所は、完璧に作られる多量の乳汁が容易かつ速やかに集められるところでなくてはならなかった。それでは他のどのような場所が、心臓が源泉となる動物の内在熱を享受するために、乳房が人間に割り当てられたところよりも適しているだろうか？　何が乳房
604 以上に動脈と静脈で前もって準備された血液を受け取るのか？　それともあなたは、肝臓から空静脈と呼ばれる最大の静脈が横隔膜を通って引き上げられ、乳房が近くにあるにもかかわらず、自然が乳房への伸び出しを作らなかったのを見ていないのか？　そうではなく自然はまず心臓に向かって引き上げ、胸郭全体を通り抜けさせた。それから鎖骨の近くで顕著な静脈からの分枝を二本、また同時に別の二本の動脈の分枝を生成して［内胸動静脈］、全部で四本の脈管を胸部全体を通して下へと運んだ。他でもなくそのように長い通路を通して脈管の中で血液が最大限に消化されるように自然が配慮して、そこからそれぞれの乳房に二本を挿入したのを、あなたは見ていないのか？　というのもそれ［血液］が上に運ばれるときには心臓の傍を通り、
605 また下に運ばれるときにもそれに出くわし、胸郭の運動によってずっと振動させられ、そのような彷徨によって常に動く部分に長時間留まって温められるからである。そしてこれらすべてが血液に完璧な消化をも

（1）乳房は哺乳類にだけ見られるが、ガレノスが指摘しているように数と位置が多様である。乳房の数は出産する胎児の数に対応する。また地上性の四足獣では腹部にあるが、樹上性の霊長類では胸部にある。

たらす。

それが乳房にとって最善の至高の位置で、どうしてありえないのか？　また動物にとってなにがしかの用途のために生じたそれぞれの器官が、またすぐに技術を凝らして何か他のことにも役立つように作られていることが、自然の仕事の中で驚嘆すべきものに、どうして含まれないのか？　心臓からそれほどのものを享受し、乳房が心臓に提供できる些細な唯一の見返りを提供できるとしたら、何かこれよりも有用で正当なことがあるのか？　それは外から覆うことができることに他ならない[1]。というのもそれらの本質は腺性でフェルトでできたものに似ており、心臓の覆いとなる防御の役割を果たし、同時に代わりにそれを暖める。外がわから羊毛の外套を自分の上に着ると、身体に纏ったときには冷たいが、その後しばらくすると身体によって温められて逆に温めてくれるようになるのと同様である。同じようにして、乳房の腺性の物質は心臓の覆
606 いとなると同時に、それによって温められ、かつ逆に温めるのである。女性では乳房は大きな嵩に膨れていて、それら〔保護と温熱〕両方を心臓に対して男性よりも多く提供し、それに加えて女性では温かくない下肋部の内臓を助ける。女性は一般に、男性より冷たいと示されているのだから。
私は第三の原因も述べた、たてがみや歯や角などのような他のもののために、胸郭の上部の養分が使い尽くされず、女性では必ず豊富に余ることになると、そうしてこのために人間の乳房は最良の場所を持っているのである。ところがほとんどの動物では栄養の不足に備えて、用心深い自然は当然ながらそれを下腹部に移した。また同時に動物では、乳房からの助けを心臓があまり必要としていないのを自然は見たのである。
607 というのも人間のように真っ直ぐ二本の足で立たないものは、這行する動物と同じように完全にうつぶせで

歩く。これは脚の説明のところで示した。そうして背骨のところすべては外からの打撃に曝されるが、反対に位置する胸部と腹部はそれらによって守られるのである。さらに乳房が胸にある動物では、雄でも乳房が存在する。乳房が腹部だけにある動物では、雄にもう乳房はない、ただしアリストテレスがウマについて観察したように、雄親よりも雌親に子孫の身体が似ることがあり、そういった場合は別である。[2] なぜ雄では乳房が雌のように充分に持ち上がっていないのか、それは自然に関わる問題なので今は扱うべき時ではない。だがこれも、先見の明ある自然によって、他のすべてのものと同様に準備されたことを、今のこの著作は示すことができる。これらすべてについては、生殖の部分を詳述するときにまた述べよう。[3] 今は精気の器官について議論しており、そこにはもちろん胸郭と心臓も含まれる。乳房は胸郭の上にあって心臓を保護するので、これについても私は言及したのである。これについてはこの後、とくに女性の部分と呼ばれる他のものと一緒に述べる必要がある。

（1）これが乳房が胸部にある第二の理由に相当する。

（2）アリストテレスは、雄に乳房がないこと、ウマでは雄でも乳房をもつものがたまにあることを述べている。『動物誌』第二巻第一章五〇〇a二〇―二一、『動物部分論』第四巻第十章六八八b三〇―三四。

（3）本書第十四および十五巻。

第二分冊解題

ガレノス研究の動向

古代ローマの医師ガレノス（一二九―二一六年）は、中世・ルネサンス期に医師の君主と呼ばれ西洋医学の歴史に大きな影響を与えたが、その生涯や人物についての情報が乏しく謎の多い人物であった。医史学者のテムキンは『ガレニズム』（一九七三年）［1］を著わしてガレノスの後世への影響のみを語り、人物像に触れることを避けた。しかし二十世紀末頃から、ガレノスについての研究が急速に進んできた。ガレノスの生涯、その膨大な著作の内容、そして医学の歴史に与えた影響の大きさが、最近の著作や研究を通して次第に明らかにされてきた。

ガレノスの生涯については、同時代に書かれた記録や古代に遡るような伝記というものがなく、『自著について』、『自著の順序について』などガレノス自身の著作に記された情報から再構築されてきた。二〇〇五年に再発見された『苦痛の回避』［2］が晩年についての有力な資料となって、新しい伝記がフランス語と英語で書かれ、日本語訳でも読むことができる［3―5］。

ガレノスの著作については、十九世紀初頭のドイツのキューンによる『ガレノス全集』（一八二一―三三年）［6］がギリシア語原典とラテン語の対訳になっていて、底本としてよく用いられる。近代語訳はフランスのダランベールによる『解剖学・生理学・医学著作集』（一八五四―五六年）［7］から始まり、解剖学を中心にいくつか出されてきた。二十世紀末以降、英語訳『ガレノス選集』（一九九七年）［8］を皮切りに、ガレノスの重要な著作について近代語訳がいくつも出されるようになった。二〇〇〇年以降にギリシア語校訂版とのフランス語対訳版が大学叢書から、二〇一一年以降にギリシア語校訂版との英語対訳版がロウブの古典叢書から、次々と出版されている。

ガレノスの医学文書が十八世紀以前の西洋伝統医学に与えた影響も、明らかにされてきた。

・アラビアのイブン・スィーナー（アヴィセンナ）の『医学典範』は、ガレノスの医学を集大成し、ルネサンス期のイタリアの大学で広く用いられた［9］。

・サレルノ医学校ではヒッポクラテスやガレノスの文書を含む『アルティチェラ』が編まれて十六世紀まで医学教材集としてよく用いられ［10］、ガリオポントゥスは伝存するガレノスの医学文書をもとに最初の医学実地書『受難録』を編んだ［11］。

・医学実地書は内容（ガレノスの医学文書に依拠する）と構成（部位別の疾患を頭から足へ、全身性の熱病）を保持しながら十八世紀まで多くの著者により編まれ続け［12］、十八世紀後半にはソヴァージュの創案した疾病分類学に再編成された［13］。

・大学で教えられる医学は十四世紀頃から理論と実地に分離した［14］。医学理論書の嚆矢となるフェルネルの『医学』（一五五四年、改題して『普遍医学』）の内容はガレノスの自然学に依拠しており［15］、ゼンネルトの『医学教程五書』（一六一一年）などその後の医学理論書はその内容を引き継いで五部門に分かれていた［16］。

・十八世紀以前にヨーロッパの大学では、医学が四教科に分けて教えられていた［17］。①医学理論は五つの部門に分かれ（Ⅰ生理学、Ⅱ病理学、Ⅲ徴候学、Ⅳ健康学、Ⅴ治療学）、ガレノスの理論を基礎として教えていた。②医学実地は局所性の疾患（頭から足まで順に）と全身性の熱病を扱い、ガレノスの著作に基づいて診断・治療を教えていた。③解剖学／外科学はガレノスの解剖学から出発して、十六世紀のヴェサリウスから人体を研究対象とするようになった。④植物学／薬剤学はディオスコリデスの薬草誌とガレノスの医薬書から出発して、植物園での栽培や実用的な薬局方が作成された。

・十九世紀に入ると医学の構造と内容は大きく変化して、人体と病気について科学的探究を行なう諸学科が生まれて基礎医学を形成し、病気の治療を行なう臨床医学も諸診療科に分化した［18］。ガレノスの医学を継承した西洋伝統医学は、科学的研究を中核とする西洋近代医学を生み出す母体となったのである。

ガレノス医学における『身体諸部分の用途について』の位置づけ

ガレノスの著作は多岐にわたり、医学のさまざまな分野にわたっている。キューン版ガレノス全集に収められている著作は、おおよそ一二のテーマに分類される。

(1) 医学一般――医学全般とその学習法に関するもの
『医学の勧め』、『最良の学説について』、『最良の医師は哲学者でもあること』、『初心者のために諸学派について』、『最良の学派について』、『医術』、『経験学派の概要』、『医学の経験について』、『直接的原因について』

(2) 自然学――医学理論の基礎として自然界と人体に共通する物質的基盤（元素、四基本性質、体液）
『ヒッポクラテスによる元素について』二巻、『混合について』三巻、『自然の機能について』三巻

(3) 解剖学――人体の代わりとしてサルを中心とした動物の解剖
『解剖手技』一五巻[1]、『初心者のために骨について』、『静脈と動脈の解剖について』、『神経の解剖について』、『嗅覚器について』、『子宮の解剖について』、『身体諸部分の用途について』一七巻、『初心者のために筋の解剖について』

(4) 生理学――筋の運動、呼吸、発生、魂、脈拍など
『筋の運動について』、『呼吸の原因について』、『呼吸の有用性について』、『胚種について』二巻、『胎児の形成について』、『自然状態で血液は動脈の中に含まれているか』、『我々の身体の最良の構成』、『良い習慣について』、『魂の能力は身体の混合に依存すること』、『魂の疾患を知り治療すること』、『魂の不全を知り治療すること』、『黒胆汁について』、『脈の用途について』、『ヒッポクラテスとプラトンの学説』九巻

---

(1)『解剖手技』第九巻途中以後はアラビア語訳で現存、キューン版に含まれない。

(5)養生法——健康を保持し、完全な健康を回復する方法

『保健は医学と運動のどちらか』、『小球を使う運動』、『養生法について』六巻、『食物の諸力について』三巻、『大麦スープについて』、『痩せる食餌について』

(6)疾患学——疾患と症状の理論的な考察

『疾患の種類について』、『疾患の原因について』、『症状の種類について』、『症状の原因について』三巻、『熱病の種類について』二巻、『疾患の経過について』、『震・動悸・痙攣・硬直について』、『麻痺状態について』、『反自然的な腫瘤について』、『不均衡な状態について』、『呼吸困難について』三巻、『疾患部位について』六巻

(7)徴候学——疾患や症状の診断に役立つ身体の変化

『初心者のために脈について』、『脈の種類について』四巻、『脈の診断について』四巻、『脈の原因について』四巻、『脈による予後について』、『発作について』三巻、『分利の日について』三巻

(8)治療学——治療の方法、植物薬と瀉血

『治療法について』一四巻、『グラウコン宛の治療法について』二巻、『瀉血についてエラシストラトスへの反論』、『瀉血についてローマのエラシストラトス派への反論』、『瀉血による治療の理論』

(9)薬剤学——植物薬を中心とした単純医薬、複合医薬の調剤法

『単純医薬の混合と諸能力について』一一巻、『部位による複合医薬について』一〇巻、『種類による複合医薬について』七巻、『解毒剤について』二巻

(10) 註解・反論——ヒッポクラテスの著作への註解など
「ヒッポクラテスの『人間の自然性について』註解」、「ヒッポクラテスの『急性病の食餌法について』註解」四巻、「ヒッポクラテスの『体液について』註解」三巻、「ヒッポクラテスの『予言について』註解」三巻、「ヒッポクラテスの『流行病』註解」一六巻、「ヒッポクラテスの『箴言』註解」七巻、『リュコスへの反論』、『ユリアヌスへの反論』、「ヒッポクラテスの『関節について』註解」四巻、「ヒッポクラテスの『予後』註解」三巻、「ヒッポクラテスの『骨折について』註解」三巻、「ヒッポクラテスの『診療所において』註解」三巻

(11) 自伝——ガレノスの生涯に関わるもの
『自著について』、『自著の順序について』、『自分の意見について』、『苦痛の回避』(1)

(12) 偽作——ガレノスの影響を受けて書かれた著作

ガレノスの医学は、ヒッポクラテスを始めとする医師たちの著作やプラトンやアリストテレスなど自然哲学者の理論を広く渉猟するだけでなく、動物の詳細な解剖・観察により得た知見を裏付けにして、比類なく説得力のある理論を作り上げた。

『身体諸部分の用途について *De usu partium*』一七巻〔19〕はガレノスの解剖学の主著の一つで、あらゆる

---

(1)『苦痛の回避』は二〇〇五年に再発見、キューン版に含まれない。

器官に果たすべき役割があることを述べている。第一巻は第一次ローマ滞在期（一六二―一六六年）に、残りの巻は第二次ローマ滞在の早期（一六九―一七六年）に書かれた。四肢（第一―三巻）、腹部（第四―五巻）、胸部（第六―七巻）、頭部（第八―十一巻）、背部（十二―十三巻）、生殖器（第十四―十五巻）、脈管と結語（第十六―十七巻）を扱っている。

『自然の機能について *De naturalibus facultatibus*』三巻〔20―21〕は、第二次ローマ滞在の早い時期（一六九―七六年）に書かれ、ガレノスの医学・生理学の基礎となるものである。四元素と混合の理論を発展させて、血液・黄胆汁・粘液・黒胆汁という四種類の体液が二組四種類の組み合わせからできること、それらの過不足から病気が生じることを、解剖学の知見を踏まえながら論じている。

『解剖手技 *De anatomicis administrationibus*』一五巻〔22―23〕は、『身体諸部分の用途』の配列に準じて解剖の方法を述べている。第二次ローマ滞在期（一七七―一九二年）に書かれたが、第十二―十五巻がローマの大火（一九二年）で失われ書き直された。第一巻から第九巻の冒頭までがギリシア語原典で現存し、残りの部分はアラビア語訳で伝えられている。

『養生法について *De sanitate tuenda*』六巻〔24〕は、健康を保持する方法について論じている。第二次ローマ滞在の一七五年以降に書かれた。理論的な考察、養生法（過剰物の排出、マッサージ、運動、ボディケア、入浴）、疲労の種類、体液の異常に加えて、年齢別の養生法（〇―一四歳、一四―二一歳、高齢者）を述べている。

『治療法について *De methodo medendi*』一四巻〔25〕は、病気を治療する方法について述べている。第一―六巻は一七三年以降に、第七―十四巻は一九三年以降に書かれた。第一―二巻は理論について、第三―六巻は連続性の破断による疾患、第七—十二巻は四基本性質の不均衡による疾患と熱病、第十三—十四巻は異常な腫脹による疾患について述べる。関連の深い著作に疾患と症状の種類と原因についての四著作六巻［26］がある。

『疾患部位について *De locis affectis*』六巻［27］は、部位・器官ごとの疾患について解剖学の知見と身体的症状をもとに述べている。セウェルス帝の時代（一九三年—）に書かれた。第一—二巻各部位・器官の疾患を診断する手がかりとなる症状、第三巻で神経系の疾患、第四巻で感覚器と呼吸器の疾患、第五—六巻で胸腹部内臓（心臓、消化管、肝臓、腎臓）の疾患を扱う。

『医術 *Ars medica*』［28—29］は、ガレノスの医学の集大成にあたり、セウェルス帝の時代（一九三年—）に書かれた。残された手稿数、出版数、翻訳数から見て、最も多く読まれた著作でもある。序論に続いて、理論と定義（一—二節）で医学の知識を①健康、②疾患、③中立の三種類に区分する。徴候の総論（三—五節）と各論（六—二二節）、原因の総論（二三—二五節）では必然的な原因として六つの非自然的事物（大気、運動と休養、睡眠と覚醒、飲食物、排出物、魂の擾乱）を挙げ、健康の原因（二六—三七節）について述べる。

『身体諸部分の用途について』第四—七巻

ガレノスにおいて解剖学の知見は、人体の構造と機能に関わる著作だけでなく、病気と健康についての理論的な、さらに診断や治療についての実践的な著作にも深く関わっており、ガレノスの医学全体の基盤となるものである。その中でもとくに『身体諸部分の用途について』は、ガレノスの解剖学の原点となる最重要の著作である。

また後世への影響力においても、『身体諸部分の用途について』は解剖学書の中で抜きん出ている。『身体諸部分の用途について』はアラビアに伝えられ、フナインとフバイシュによるアラビア語訳に加えて、最初の一二巻を一〇巻にまとめた簡略版『体部の有用性 *De juvamentis membrorum*』が書かれた［30］。『体部の有用性』は十二世紀にラテン語に訳され、また『身体諸部分の用途について』も十四世紀初頭にニッコロ・ダ・レッジョによりギリシア語原典からラテン語に訳されて、広く知られるようになった。これに対して他の解剖学著作はずっと遅れて十六世紀にラテン語に訳出された。『神経の解剖について』（一五二六年）、『静脈と動脈の解剖について』（一五二六年）、『骨について初心者のために』（一五三五年）、『解剖手技』（前半部分のみ、一五二九年）である。『筋の解剖について初心者のために』は、ヴェサリウスが『ファブリカ』（一五四三年）を刊行した後の一五五〇年に訳出されたために、後世への影響は限定的である［31］。

ガレノスによる生体の構造と機能の探究は、今日の解剖学と生理学の嚆矢と言えるもので、『身体諸部分の用途について』に加えて『自然の機能について』および『解剖手技』にも記されている。動物の死体を切り開いて体内の部分や器官を観察して構造を記述し、構造をもとに機能を推論する。さらに死体や生体の体部に操作を加えて機能の検証も行なっている。ガレノスによる生体の探究は、手段においては身体を切り開く解剖学であり、内容においては構造を扱う解剖学と機能を扱う生理学にまたがっている。

ガレノス『身体諸部分の用途について』一七巻は、全身の部分と器官を網羅的に取り上げて、その構造と機能を述べている。内容は以下のように構成されている。①上肢（第一―二巻）、②下肢（第三巻）、③腹部内臓（第四―五巻）、④胸部内臓（第六―七巻）、⑤頭部の器官（第八―一一巻）、⑥頸部と脊柱と上肢帯（第十二―十三巻）、⑦生殖器と骨盤（第十四―十五巻）、⑧神経と血管（第十六巻）、⑨結語（第十七巻）である。

『身体諸部分の用途について』の第四―五巻では栄養の器官である腹部の臓器を扱い、消化管に入った食物が調理され、加工され、利用されるかという栄養付与 nutrition の問題が扱われる。第六―七巻では精気の器官である胸部の内臓を扱い、肺での呼吸と心臓と動脈の拍動がどのように生じ、外界から取り入れた空気がどのように加工され生命精気 vital spirit として全身に分配されるかという問題が扱われる。また第八―十一巻（第三分冊）では頭部の器官と感覚の問題が扱われる。これらの問題は後に三大内臓と脈管の理論として整理され、ガレノスによる生理学理論の一部として受容されていく［32］。

三大内臓と脈管の理論という形での整理は、アラビアのフナイン・ブン・イスハーク（八〇八―八七三年）の『医学質問集』の中で行なわれている［33―34］。

質問二九　諸能力の種類はいくつか？――三つ。

質問三〇　それは何か？――⑴自然的なもの、⑵動物的なもの、⑶精神的なもの。

質問三三　奉仕される自然的能力の種類はいくつか？――三つ。

質問三四　それは何か？――⑴生殖力、⑵成長力、⑶栄養力。

質問三五　奉仕する自然的能力の種類はいくつか？――四つ。

質問三六　それは何か？――⑴吸引力、⑵保持力、⑶消化力、⑷排出力。すなわち、これらの能力は栄養力に奉仕する。同様に栄養力は成長力に奉仕し、生殖力には二つの別の能力、つまり第一の変質力と第二の変質力が奉仕する。これは形成する［力］である。

質問三九　動物的能力の種類はいくつか？——二つ。

質問四〇　それは何か？——(1)能動的なもの、あるいは(2)受動的なもの。能動の能力は、心臓および脈打つ血管の拡張を起こす能力と、それらの収縮を起こす能力。受動の能力は、怒りが［実現する］ための能力、高慢が［実現する］ための能力、勝利や支配や名声を求める闘争や精神的現象が［実現する］ための能力。

質問四一　精神的能力の種類はいくつか？——三つ。

質問四二　それは何か？——(1)統御し統治する力、(2)意志で動かす力、(3)感覚する力。統御する力は三つ、つまり(1b)想像が［実現する］ための力、(1b)思考が［実現する］ための力、(1c)記憶が［実現する］ための力。意志で動かす力とは、筋肉を動かし、そうして意志で動かされる器官が動くことになるような力。感覚する力は五つ、つまり(3a)視覚の力、(3b)聴覚の力、(3c)嗅覚の力、(3d)味覚の力、(3e)触覚の力。

質問四三　自然的能力はどこから起こるか？——肝臓から。

質問四四　動物的能力はどこから起こるか？——心臓から。

質問四五　精神的能力はどこから起こるか？——脳から。（矢口直英訳）［33］

『医学の質問集』の主要部分はラテン語に訳されてヨハニティウスの『序論』となり、サレルノ医学校で編まれた教材集『アルティチェラ』に収録され、広く読まれた。能力に関する部分は、『序論』の第七—八章に相当する。

同等の記述はイブン・スィーナー『医学典範』［35—36］の第一巻にも含まれ、第一部「医学の定義とその自然的主題」の第六教則「諸能力および諸機能について」で扱われている。『医学典範』は十二世紀にクレモナのゲラルドゥスによってラテン語に訳され、十六世紀末まで医学教材として広く用いられた［9］。

十六世紀に入ると活版印刷が普及して、新たな医学書が執筆・出版されるようになった。ガレノスの三大内臓と脈管の説は、フェルネルによる『医学の自然的部分』（一五四二年）［37―38］すなわち総合医学書『医学』（一五五四年）の第一部「生理学」でも扱われ、第五書「魂の機能」の第十四章「魂の三つの機能は座と部位が異なる」では、三つの能力を区別し、自然能力の座が肝臓で通路が静脈であること、動物能力の座が脳で通路が神経であること、生命能力の座が心臓で通路が動脈であることを述べている。

ヴェサリウスによる解剖学書『ファブリカ』［39―40］と『エピトメー』（一五四三年）［41］は、精細な解剖図で人体構造を視覚的に表現し、古典の医学文書よりも人体こそが研究対象となることを示した。ヴェサリウス以後に人体の解剖が最先端の科学となり、人体構造について新たな発見が次々ともたらされると、ガレノスの学説に対する疑問や批判が提示されるようになった。とくにハーヴィーによる血液循環論（一六二八年）［42―43］によりこの理論の心臓と血管に関する部分は否定された。さらにデカルトの提唱した機械論的自然観は、ガレノスの目的論的な身体観と相容れないものであり、十七世紀後半以後の医学に大きな影響を及ぼした。ガレノスの生理学理論は十八世紀までの西洋伝統医学において盛んに議論され、近代医学へと変容する十九世紀初頭においてもなお医学研究の対象であり続けた［44―46］。

腹部内臓と栄養の問題

(1) ガレノスにおける腹部内臓と栄養の扱い

『身体諸部分の用途について』第四巻と第五巻で、ガレノスは腹部消化器の解剖の概要と、消化器を中心とした栄養と体液の問題を扱っている。

消化器の解剖について、消化管では胃、小腸の三部（十二指腸、空腸、回腸）、大腸の三部（盲腸、結腸、直腸）を区別し、肛門に終わることを述べている。関連する臓器として肝臓、胆嚢と胆管、脾臓、膵臓、腎臓・尿管・膀胱・尿道を観察し、大網、腸間膜、腹膜についても述べている。また門脈と静脈を関連する脈管として扱っている。腹部の臓器の解剖については、ほぼ漏れることなく述べられている。横隔膜と腹壁の筋も扱われる。

これらの臓器の役割についての見解は、今日と同様のものもあれば異なるものもある

・胃——食物を調理し糜粥化し、門脈を通して肝臓に送るとともに、小腸に送り出す。欠乏の感覚から食欲を引き起こす。

・肝臓——胃腸から門脈を通して得た糜粥から、栄養に富む血液を生成し、静脈を通して全身に分配する。肝臓は静脈・動脈・胆管・神経の枝と固有の肉質からできており、血液生成は肉質が行なう。

・胆嚢——肝臓から黄胆汁を受け取り、胆管を通して十二指腸に排出する。胆汁は糞便の色になる。

・脾臓——肝臓から脾静脈を通して黒胆汁性の体液を吸引・加工する。黒胆汁性の余剰物は静脈を通して胃

に排出され、胃を収斂させる。脾臓の肉質は多孔質で粗放である。
・膵臓――門脈・動脈・胆管が枝分かれする部分で損傷を防ぐためのクッションとなる。
・小腸――胃で糜粥化されたものを、門脈を通して肝臓に分配する。
・大腸――余剰物を蓄えて、適時に便として排出する。肛門には流出を防ぐ筋（肛門括約筋）と促す筋（肛門挙筋）がある。
・中空器官（胃腸、胆嚢、膀胱）の三層の外被――①外がわ（腹膜）、②内部（筋層）、③内がわ（粘膜）。
・腎臓――血液に含まれる水性の余剰物から尿を生成する。本体は緻密である。尿は尿管を通して送り出され、膀胱に蓄えられる。膀胱の出口には排尿を防ぐ筋（内尿道括約筋）がある。
・腹壁の筋――腹部の圧を高めて、排便・排尿と強呼吸に役だつ。
・横隔膜――呼吸運動を行ない、腹部の余剰物の排出に役だつ。
・神経の三つの目的――①感覚器官での感覚、②運動器官での運動、③内臓での痛みの識別。
・血液の生成過程と余剰物――①食物は胃で調理されて糜粥となり、門脈を通って肝臓に運ばれる。②糜粥は肝臓の肉質で加工されて血液となり、静脈を通って全身に運ばれる。③肝臓で生じた黄胆汁は胆管を通して胆嚢に集められ、十二指腸に排出される。④肝臓で生じた黒胆汁性の余剰物は脾静脈を通して脾臓に集められて処理され、一部は静脈を通して胃に排出される。⑤肝臓で生じた漿液性の余剰物は腎動静脈を通して腎臓に集められ、尿として排出される。

第四巻は二〇章に分けられている。各章の内容を要約する。

・第一章　食物の大道の各部（口、食道、胃、腸）の列挙と、食物を加工する働き。

・第二章　静脈を運搬人に、肝臓を調理場に喩える。

・第三章　肝臓が加工された栄養から完全な血液を生成することを、ワイン醸造に喩える。

・第四章　胆嚢は黄色い余剰物（胆汁）を、脾臓は黒胆汁性の余剰物を受け取る。

・第五章　大静脈とその枝は血液を全身に運ぶ導管であり、血液は水を含んでいる。

・第六章　腎臓は血液から水性の余剰物を取り除き、水の少ない血液は熱によって運ばれる。

・第七章　胃は四つの能力（吸引、保持、余剰物の排出、変質）があり、欠乏の感覚で食物摂取を促す。胃は食物を調理し糜粥化してから十二指腸に排出する。

・第八章　調理の器官である胃と分配の器官である腸の、外被（粘膜、筋層）の比較。肝臓は胃を取り巻いて胃の食物を温める。

・第九章　大網は胃を温めるためにあり、筋肉と内臓の隔壁、蠕動運動の助け、臓器の膨張を防ぐ用途もある。

・第十章　腹膜（壁側腹膜、腸間膜、臓側腹膜）の広がり。胃の外被（筋層）が厚いこと。

・第十一章　大網は胃の大弯から始まる。腹大動脈と下大静脈から多数の血管が分かれる。

・第十二章　肝臓での血液生成は、血管でも神経でも胆管でもなく、肝臓の固有の物質である肉質で行なわれる。胆嚢は肝臓から黄胆汁を受け取る。

・第十三章　肝臓の用途についての考察。肝臓の中に大きな空所がないこと、神経が肝臓の外被に留まること、動脈と静脈が肝臓内で分枝すること、肝門に動脈と静脈と胆管があり、奥の空静脈に肝静脈が繋がること、太さの順（静脈、胆管、動脈、神経）、門脈枝と肝静脈枝が繋がらないこと、肝臓の静脈の外被が薄いこと、肝臓が空静脈のところで横隔膜に癒着すること。
・第十四章　肝臓の位置の安全性。周囲との結合、とくに肝冠状間膜によって支持される。
・第十五章　脾臓は、脾静脈を通して黒胆汁性の体液を肝臓から吸引して加工し、静脈を通して無用なものを胃に排出する。そのために脾臓の肉質は多孔質である。
・第十六章　脾臓の形状。凹部が肝臓と胃に向かい、動脈と静脈が挿入する。
・第十七章　腸は、胃で糜粥化されたものを静脈に送る。その理由は胃が肛門に直接繋がらないこと、腸に多数の渦形があること、胃が完全に調理してから栄養を送り出すことである。腸は二重の平滑筋層によって排出・推進と牽引の働きを行なう。
・第十八章　大腸は余剰物を蓄えて、絶えず排便することがないようにする。
・第十九章　膀胱と直腸の下端に括約筋がおかれて、意に反する排尿や排便を防ぐ。
・第二十章　腸の静脈と動脈の多数の枝は、安全のために、それぞれ集まって一本になって肝門と大動脈に達する。

第五巻の内容は一六章に分けられている。

・第一章　門脈、動脈、胆管が向かうのによい場所はどこかの問題提起。
・第二章　門脈、動脈、神経、胆管は肝門で一本に集まるのがよい。そこから分岐する脈管が傷つきにくくするために膵臓がある。
・第三章　小腸は三部（十二指腸、空腸、回腸）、大腸は三部（盲腸、結腸、直腸）に分かれる。空腸はいつも空っぽなので自身の用途はないが、胃から糜粥を受け取り胆汁により刺激され、多数の門脈枝を通して栄養を肝臓に多量かつ迅速に分配する。
・第四章　胆汁は十二指腸に流入するのが最適である。胆汁は、胃と腸で多量に作られる粘液性の余剰物を排出させ、刺激性・刺痛性で洗浄する能力がある。黄疸の患者の所見から、胆汁が糞便の色になることが分かる。黒胆汁性の余剰物は、一部が脾臓で加工・変化されないで静脈を通して胃に送られ、無害で収斂性で酸性なために胃を引き締めて収斂させる。
・第五章　腎臓は腹部の高い位置に左右一対あり、水性の余剰物の尿を生成する。左の腎臓が右よりも下方にあり、太い動脈と静脈が挿入されている。尿管は尿を運ぶ通路であり、膀胱は低い場所にあって尿を蓄え、末端に内尿道括約筋があって不時の流出を防ぐ。
・第六章　左右の腎臓の高さが違う理由（肝臓、脾臓との位置関係）、二つの腎臓を作った理由（大きな臓器が必要、左右の均衡をとる）、腎臓の本体が緻密である理由（水性で希薄で多量の血液を吸引）について。
・第七章　脾臓の本体は多孔質で粗放で、濃厚な体液を吸引し、黒胆汁の余剰物を時間をかけて変質して自分の栄養にする。胆嚢と膀胱は（胆管と尿管の他に）動脈と静脈を必要とする。

・第八章　膀胱と胆嚢への血管と神経の起始と走行の説明。
・第九章　神経が配分される三つの目的──①感覚器官での感覚、②運動器官での運動、③痛みを与えるものの識別。
・第十章　栄養の器官に分布する小さな神経は痛みを与えるものを識別する。腸は余剰物により傷害を受けやすく、多くの神経が分布。肝臓に神経は不要。肝臓を浄化する二つの腎臓、脾臓、胆嚢は少しの神経が分布。膀胱は感覚が鋭敏で多数の神経が分布。
・第十一章　器官の外被の種類。外がわの外被（腹膜）。内部の外被（筋層）は線維からなり、しばしば二重である。内がわの外被（粘膜）は運動に適した構造をもつ。線維は向きによって働きが異なり、線維の配置は器官が行なう運動の種類によって異なる。
・第十二章　腸の外被は傷つきにくくするために二重、胆嚢と膀胱の外被は傷つけられずまた壁が薄いために一重、胃の外被は働きの多様さ、傷つきにくさ、厚さのために二重である。
・第十三章　尿管は膀胱と、胆管は胆嚢と同じ材質で作られている。
・第十四章　肛門の筋肉には、不適切な流出を防ぐもの（肛門括約筋）と流出を促すもの（肛門挙筋）の二つがある。腹壁には左右合わせて八本の筋肉があり、縦方向が二本（腹直筋）、横方向が二本（腹横筋）、斜めで下肋部から脇腹へ二本（内腹斜筋）、斜めで肋骨から下腹部へ二本（外腹斜筋）ある。四種類の方向と働きは均衡がとれて過不足がない。
・第十五章　横隔膜は胸部と腹部を隔てる本来の用途と、呼吸の器官としての大きい用途の他に、腹部の余剰物を排出する用途があり、両手首をくっつけて手で下方に包み絞る動きに喩えられる。胸郭と腹壁の筋肉の緊張は、排便、強呼息、胎児の出産にも役立つ。排便の際に喉頭を閉じることと横隔膜の働きが助けになる。

・第十六章　内尿道括約筋の用途は、①尿道に尿を残さない、②膀胱の口を閉める助け、③尿の速やかな排出である。女性の尿道の彎曲は一つ、男性の尿道には別の彎曲が加わる。

(2) 西洋伝統医学における腹部内臓と栄養の扱い

フナインの『医学質問集』では、第一章の質問一五―二六（ヨハニティウス『序論』では五節）で、体液の問題を扱っている。

質問一五　諸体液はいくつか？――四つ。
質問一六　それは何か？――(1) 血液、(2) 粘液、(3) 黄胆汁、(4) 黒胆汁。
質問一七　血液の力は何か？――熱かつ湿。
質問一八　粘液の力は何か？――冷かつ湿。
質問一九　黄胆汁の力は何か？――熱かつ乾。
質問二〇　黒胆汁の力は何か？――冷かつ乾。
質問二一　粘液の種類はいくつか？――五つ。
質問二二　それは何か？――すなわち (1) 塩っぱいもの、これは最も熱く、最も乾いた種類の粘液。(2) 甘いもの、これは熱と湿気がかっている。⑶酸っぱいもの、これは冷と乾気がかっている。⑷溶けたガラスに似たもの、この種類は最も冷で、最も湿で、最も濃い種類の粘液。⑸味の無いもの、これは冷と湿気が純粋であり、味が欠損したもの、つまり無味と言われる。

質問二三　黄胆汁の種類はいくつか？——五つ。

質問二四　それは何か？——⑴その色が澄んだ赤色のもの、この種類は自然で根本的なものであり、この生成は肝臓。⑵その色が黄色のもの、この生成は水性の湿気と澄んだ赤色の胆汁との混合から。そのためこの種類は他より熱量が少なくなる。⑶卵の黄身に似たもの、この生成は濃い粘液質の湿気と澄んだ赤色の胆汁との混合から。そのためこの種類もまた他より熱量が少なくなる。⑷その色がポロネギ色のもの、この種類の生成は大抵は胃である。⑸緑青や錆、有毒動物の毒に似たもの、この生成は激しい燃焼から。そのためこの種類は熱が過剰になり、悪質気味である。

質問二五　黒胆汁の種類はいくつか？——二つ。

質問二六　それは何か？——⑴自然で根本的なもの、これは血液の屑や滓にあたり、黒色の体液として知られ、この種類は実際に冷かつ乾。⑵自然な事態ではない種類は体液の燃焼から生成し、これが実際に黒胆汁と呼ばれるもの。これは第一の種類より熱くより乾いて、激しさをもち、その性質は悪質で破壊的である。

（矢口直英訳）［33］

イブン・スィーナー『医学典範』には対応する記述が含まれない［35—36］。

フェルネル『医学の自然的部分』［37—38］では、第六巻「機能と体液」の第一—九章で腹部内臓とその機能が扱われている。

・第一章　食物の胃での処理――胃は食物を集めて、混合して湿らせ、乳糜に変換する。空腹は胃の噴門の感覚である。

・第二章　胃から腸と腸間膜静脈を経て肝臓へ栄養が分配される――乳糜は胃から腸に送られ、腸間膜静脈を通して肝臓に運ばれる。

・第三章　血液と体液が肝臓で産生される――肝臓は乳糜を濃厚かつ赤色にして血液に変える。ここで取り除かれた黄胆汁は胆嚢に、黒胆汁は脾臓に蓄えられ、黒胆汁の一部は胃に排出される。

・第四章　すべての体液が同時に、一つの同じ熱によって生成される――血液、粘液、黄胆汁、黒胆汁の四種類の体液は肝臓で同時に生成される。

・第五章　どのように血液は肝臓から出て、空静脈を通って身体のすべての部分に分配されるのか――血液中の水性の体液は、腎臓で抜き取られて尿になり、尿管を通して膀胱に運ばれる。残りの血液は静脈を通って全身に運ばれ、骨、軟骨、靭帯、膜、神経を栄養し、筋肉や内臓の肉になる。

・第六章　何種類の調理があるか、何がそれぞれ固有の体液か、どんな残滓があるのか――調理の第一は胃での乳糜化、第二は肝臓での血液化、第三は身体の各部での同化と栄養である。それぞれの調理で排泄物が生じ、胃では糞便、肝臓では尿・黒胆汁・黄胆汁、身体各部で不感蒸泄と汗が生じる。

・第七章　血液、それがどのように静脈内に存在するのか――肝臓から静脈に出た血液は完全に単純で均一ではない。

・第八章　静脈内の血液は三種類ではなく四種類の混合からなり、その種類の違いは何か――多くの人は血液が粘液・黄胆汁・黒胆汁の三種類の混合物だと考えているが、実は純粋な血液も含めて四種類の混合物である。

・第九章　粘液と二種類の胆汁の違い——体内にある液体、すなわち糜汁、粘汁、痰、尿、汗、血液、粘液、黄胆汁、黒胆汁は体液と呼ばれる。

ヴェサリウス『エピトメー』〔41〕では、第三章「食物と飲物から作られる栄養に奉仕する器官について」が腹部内臓と栄養の問題を扱っている。腹部消化管と肝臓と門脈の構造を述べた後、胃腸、門脈、肝臓、腎臓の働き、および黄胆汁、黒胆汁、尿の生成について述べている。その要点をまとめると、

・門脈は、胃と腸から肝臓に運ばれるものを含む。
・胃の汁の最良のものが、肝臓で調理され、血液に返られる。
・肝臓は調理によって二つの残滓を得る。①黒胆汁——濃厚で血液の澱やドロのように見える、門脈を通して脾臓に送り込まれる。②黄胆汁——希薄な方の残滓、ブドウ酒のうきかすと見なされる、肝臓内の通路が胆汁を引き寄せ、それが合流して一つの通路に、そして胆嚢に。胆汁は胃の乾いた残滓と一緒に運ばれ、苛性の能によって腸を駆り立てるように刺激する。
・希薄で水っぽい残滓を乗り物として、血液は肝静脈から大静脈に入り、素早い分配に役立つ。水っぽい残滓は腎臓で取り除かれる。静脈と動脈が腎臓に入って枝分かれして複数の洞に達し、腎の実質によって尿が精製されて、別の洞に導かれる（※腎臓の中に二つの腔所（上、下）があり、両者の間にフィルターとしての膜

があるという通説に対して、解剖所見によって修正している)。

(3) 腹部内臓の解剖学について

『身体諸部分の用途について』第五巻の第三章で、ガレノスは小腸と大腸のそれぞれを三つに分け、計六つの部分を区別している。

① (胃からの) 伸び出し (十二指腸) ── ヘロピロスがこの伸び出しを十二本指と呼んだと、『静脈と動脈の解剖について』第一章と『解剖手技』第十三巻で述べている。
② 空腸
③ 薄い腸 (回腸)
④ 盲の腸 (盲腸)
⑤ 結腸
⑥ 真っ直ぐな腸 (直腸)

この区分は、現在の解剖学でも継承されている。六つの部分の境界と差異はおおむね明瞭である。ところが空腸と回腸は腸間膜を介して後腹壁に繋がるという特徴が共通しており、明瞭な境界がない。構造的な差異も、色、太さ、壁の厚さ、腸間膜の動脈分布と脂肪の量、輪状ヒダの大きさと数、リンパ小節 (パイエル板）の量などいくつか知られているが、相対的なもので質的な違いはない。そもそも空腸と回腸が別の部位として区別される理由がまったく不明であるが、その出発点にあたるのが『身体諸部分の用途について』に記されたガレノスの観察である。

［空腸は］常に空の状態で見られ、その中にごくわずかの栄養も含まないからである。

と述べている。それ以下の小腸は、ここでは「薄い腸」と呼ばれている。

回腸の名前が初めて登場するのは、十六世紀のギュンターが著わした『解剖学原理』（一五三六年）［47―48］で、回腸を ileon, 空腸を jejunum と呼んでいる。ヴェサリウスの『ファブリカ』［39―40］では、第五巻の第五章で腸を扱い、小腸を三部に分けて、回腸 ileon の語源となるギリシア語として ileon（ἴλεον）を与えている。この語は腸閉塞を意味しており、eileos（εἰλεός）の形でガレノスの『ヒッポクラテスとプラトンの教説』全九巻や『自然の機能について』全三巻で使われている。ヴェサリウス以後の解剖学書では、小腸の三区分と十二指腸、空腸、回腸の名前が広く使われるようになった。ヴェスリングの『解剖学類聚』（一六四一年）［49］からは回腸 ileum の名前が使われるようになった。

日本語で腸の部分の名前を初めて記した書物は、『解体新書』（一七七四年）［50］である。オランダ語の解剖学書『解剖学表 *Ontleedkundige Tafelen*』（一七三四年）［51］を訳したものであるが、その原著はクルムスがドイツ語で著わした『解剖学表 *Anatomische Tabellen*』（一七二二年初版）［52］である。『解体新書』では、小腸は「薄腸」と訳され、十二指腸は現在と同じ、空腸は「和腸」と訳され、回腸は現在と同じ語であった。

このように空腸と回腸の区別は本書『身体諸部分の用途について』で始まり、十六世紀にそれぞれの名称が与えられ、名前があるかぎり別のものとして扱われ、現在に至っている。腸間膜を有するこの小腸の大部分を「空腸と回腸」と呼ぶしかないという不自然な事実に疑問が持たれ、両者を包含する名称が積極的に提唱されることはこれまでなかった。

胸部内臓と生命精気の問題

(1) ガレノスにおける胸部内臓と生命精気の扱い

『身体諸部分の用途について』第六巻と第七巻で、ガレノスは胸部内臓(肺・心臓・大血管)の解剖の概要と、呼吸と脈拍に関わる生命精気の問題を扱っている。

胸部内臓の解剖について、第六巻では縦隔の内臓(大静脈、食道、大動脈)、心臓の①形状(上部が広い)と位置(胸部の中央)、②筋線維、③心室の数、④肺に向かう血管、⑤心臓弁、⑥心室基底面の心臓骨、および胎児の循環系を扱い、第七巻では気管・気管支、肺を構成する三種類の脈管(肺静脈、肺動脈、気管支)、肺葉、喉頭(軟骨、筋、声門、支配神経)、胸郭、乳房を扱っている。

これらの臓器の役割についての見解は、今日と異なるところが多々ある。

・心臓は、吸気によって熱を冷却し、呼気によって煤のような空気を排出するために呼吸を必要とする。呼吸のリズムと心臓の拍動が一致しなくてすむように、外界との間に息の貯蔵庫として肺を必要とする。

・肺を構成する三種類の脈管は、現在と異なる名称で呼ばれ、異なる役割が想定されている。①動脈性静脈（肺動脈）は右心室から静脈血を肺に運び、静脈であるのに壁が厚い。②粗面の動脈（気管・気管支）は外界の空気を肺に運び、壁は軟骨を有するために粗面である。③静脈性動脈（肺静脈）は肺で調理された空気＝精気を心臓に運び、動脈であるのに壁が薄い。ガレノスにおいて「静脈」は栄養（静脈血）を運ぶ脈管であり、「動脈」は精気（空気）を運ぶ脈管である（※現在の解剖学では、静脈は末梢から心臓に戻る脈管、動脈は心臓から末梢に向かう脈管である）。

・心臓は左右の心室から構成され、四つの口（左右の房室口・動脈口）に弁を有している。心房は心臓の一部ではなく、右心房は空静脈の一部、左心房は動脈性静脈の一部と見なされていた。心耳は空静脈と動脈性静脈の一部が心臓の手前で突き出したもので、心室に流入する血液を一時貯留する。

・左心室は壁が厚く、軽い精気を含む。右心室は壁が薄く、重い血液を含む。心室中隔の孔を通って多量の血液が右心室から左心室に流入する。

・胎児では、動脈性静脈（肺動脈）が動脈管を通して大動脈に開き、静脈性動脈（左心房）が卵円孔を通して空静脈（右心房）に開口する。

・粗面の動脈（気管・気管支）は軟骨と膜性の靭帯からできており、軟骨は発声に、靭帯は呼吸に有用である。軟骨はU字形で前面に位置し、後方に接する食道での食物の通過を邪魔しない。

・空気は粗面の動脈（気管・気管支）を通して肺に運ばれ、肺の肉質により加工されて静脈性動脈（肺静脈）を通して左心室に運ばれ、心臓と動脈で第二の加工をされて精気となり、血液とともに全身に運ばれる。

・胸郭と横隔膜の運動で肺が拡張すると、肺の中で空気が気管支に、血液と空気の混合物が肺静脈に引き込まれる。心臓が拡張すると血液と空気が左心室に引き込まれる。すなわちガレノスは肺の拡張と心臓の拡張が、血液と空気の流れの原動力だと考えている（※現在の解剖学では、心臓の収縮が血液の流れの原動力とされる）。

・喉頭では三個の大きな軟骨を一〇個の筋肉が動かし、声門で空気の出口を狭めて声が作られる。喉頭の筋肉に分布する神経は、迷走神経が胸腔内で折り返して反回神経となり、上行して喉頭に達する。

・乳房は乳汁を分泌する以外に、心臓を保護し温めるのに役だつ。

第六巻は一二章に分けられている。各所の内容を要約する。

・第一章　横隔膜より上の空静脈と食道は、栄養の器官であるが胸部の内臓とともに扱う。

・第二章　胸郭の構造、胸郭が肺の運動の始まりである。心臓が呼吸を必要とするのは、吸気によって熱を冷却し、呼気によって煤のような空気を排出するため。心臓は直接に外部から空気を吸入しないで、中間に息の貯蔵庫のような肺が置かれる。それにより呼吸のリズムと心臓の拍動が別になり、声を出すことができ、息こらえが可能になる。

・第三章　縦隔胸膜の用途は、第一に胸腔を二つの空所に分けること、第二に胸郭内の器官を覆って結合すること。

・第四章　空静脈の横隔膜中央から喉頭までの道を安全にする三つの助け、①右心耳、②肺の第五葉、

③胸腺がある。空静脈は胸腺の高さで左右に分岐する（※ガレノスは右心房を空静脈の一部と捉えている）。

・第五章　食道の胸郭内で、第四胸椎以上では椎骨の中央で支えられ、第五以下ではやや右にずれて大動脈弓に支えを譲る（※ガレノスは上行大動脈が二分岐して、上方への幹（左右の総頸動脈＋鎖骨下動脈）と下方への幹（大動脈弓）になると捉えている）。

・第六章　大動脈が第五胸椎でやや左にあるのは、左心室から出て最短距離となるためである。食道は横隔膜に達し、大動脈よりも前で（大動脈を圧迫しないため）、左寄りで（胃の口が左にあるため）横隔膜を通り抜ける。迷走神経が食道の傍らを通って胃に運ばれる（神経の安全のため）。

・第七章　心臓は球形ではなく、上部の広い基底から血管が出入りし、重要であり安全な場所を占める。下端は瑣末で危険な場所にある。心臓は内在熱の源である。左心室は精気的と呼ばれ、小さな口（左房室口）と大きな口（大動脈口）がある。右心室は血液的と呼ばれ、二つの口（右房室口、肺動脈口）がある。心臓の位置は胸郭の中央で安全である（※ガレノスは呼吸器官に心臓を含めている。また心臓は左右の心室だけからなり、心房は大静脈ないし肺静脈の一部として扱われる）。

・第八章　心臓の線維は筋肉と異なり、①縦方向と横方向に加えて斜めの線維を有し、②はるかに強靱で傷つきにくい。生きている動物を解剖した観察で、心臓の拡張時には縦が短縮して横が拡大し、収縮時には縦が拡大して横が短縮する。心室内の筋紐（腱索）が心臓壁を内向きに引っ張って収縮を助ける（※ガレノスによる臓の収縮・拡張は横方向の運動で、縦方向には逆の運動が起こると考えている）。

・第九章　心室の数は、肺があれば二つ、なければ一つで、動物のサイズとは関係がない。水中に生活する魚は声が不要で呼吸もできない。

・第十章　肺に必要な栄養を（静脈血）が右心室から肺動脈を通って肺に送られる。全身の動脈は壁が厚く緻密（精気の保持に役立つ）、静脈は壁が薄く粗放（血液の配分に役立つ）だが、肺の血管（静脈性動脈＝肺静脈、動脈性静脈＝肺動脈）では厚さが逆転している。胸郭と肺の運動によって柔軟な肺静脈は動かされ、強靱な肺動脈は動かされない。肺は肺静脈に含まれる薄い蒸気性の血液によって養われ、肺動脈の濃厚な血液からも補われる。呼吸運動によって血管が拡張・収縮しても、肺動脈弁によって血液は右心室に逆流せず、代わりに肺動脈と肺静脈の接合を通して血液と精気が交換される（※ガレノスは胸郭と肺の運動によって、肺動静脈の血液が流れると考えている）。

・第十一章　肺動脈弁は、安定した土台が必要で心臓から生じ、内から外へ血液を流し、逆流を防ぐ。左右の心室にはそれぞれ入口と出口があり、弁が備わっている。

・第十二章　話の前提としてプラトンによる五つの原因。第一の原因＝目的因を答えるべきである。

・第十三章　肺の血管についてのアスクレピアデスの誤りに対して、解剖学に無知で肺静脈に硬い外被がないのを知らない、部分が薄くなるのは外被の数が減るからだと考えている、と批判する。胎児の肺の血管の外被の構築は、成体と同じであるのをアスクレピアデスは知らない。

・第十四章　心臓の四つの口で弁はそれぞれ三枚だが、左房室弁だけは二枚である。房室口の弁は腱索が結びつけられ、動脈口の弁は外向きに垂れる。房室弁は強力で大きく、動脈口の弁は弱く小さい。心臓が拡張すると腱索が緊張して房室弁を引っ張って開く。

・第十五章　心耳は房室口の手前にあり、心臓が拡張するときに縮んで物質を心室に送り出す。心臓は牽引能力を持ち、空気も血液も受け取る。心臓が物質を激しく牽引して脈管が破裂する危険を防ぐのも、心耳の有用性である。心臓の拡張の運動の方が収縮よりも強いために、入口の房室口の方が出口の動脈口よりも大きい。弁が三枚なのは正確かつ速やかに開閉できる。左房室口の弁が二枚で正確に閉まらないのは、心臓からの煤状の余剰物が肺に運ばれるのに役立つ。

・第十六章　厚く硬い左心室は軽い精気を包み、薄く柔らかい右心室は重い血液を包み、左右の均衡がとれる。心膜は心臓を胸骨と肺から引き離す。三枚の弁を有する心臓の口でも、弁が閉じられる直前に血液と精気がわずかに逆流する。

・第十七章　エラシストラトスは動脈が血液を含まず、動脈枝と静脈枝の間の接口は炎症の原因になると教えるが、誤りである。接口を通して血液と精気が交換されて、あらゆる場所が適切な栄養を得ることができる。心臓の静脈と動脈が連絡するために大静脈は肺動脈よりも大きく、心室中隔の孔を通って多量の血液が右心室から左心室に入るために肺静脈は大動脈よりずっと小さい。心臓は肺の栄養のために希薄で蒸気性の血液を準備する。冠状静脈洞は心臓に栄養を送り、冠状動脈は心臓を冷やして内在熱を適切に保つ。

・第十八章　心膜には細い神経が分布する。心臓は筋肉と異なり魂的な作用がないので、神経を持たない。

・第十九章　心臓の基底部には、大型の動物では骨が、小型の動物では筋紐軟骨性の物体がある。

・第二十章　胎児の血管についての議論。胎児では動脈性静脈（肺動脈）が動脈管を通して大動脈に開き、静脈性動脈（左心房）が卵円孔を通して空静脈（右心房）に開口する。

・第二十一章　左心房は、成体では肺内の接口を通して精気を受け取り、胎児では卵円孔を通して右心房から血液を受け取る。子宮内の胎児の臍帯の血管を縛る実験で、胎盤の動脈の運動が胎児の心臓からくること、胎盤での接口によって動脈に精気が供給されることを示した。動脈が拡張すると、接口を通して静脈から何かが動脈に引き寄せられる。心臓が拡張すると、肺静脈から多量の血液が左心室に吸引される（※ガレノスは、心臓や血管の拡張が、血液の流れの原動力と考えている）。

第七巻の内容は二二章に分けられている。

・第一章　肺は呼吸と声の器官である。解剖をして観察すべきことを言葉で説明するのは難しい。
・第二章　肺は三種類の脈管（左心室から肺静脈、右心室から肺動脈、咽頭から気管・気管支）の網細工であり、その間を軟らかい肉質が満たしている。
・第三章　気管・気管支（粗面の動脈）はシグマ状の軟骨と膜性の靭帯からできており、血液を含まない。肺静脈（滑面の動脈）と肺動脈は血液を含む。
・第四章　気管の軟骨は声に固有の器官であり、膜性の部分は呼吸の器官である。死んだ動物を解剖した実験で、軟骨部分と膜性部分の動きを観察した。
・第五章　喉頭は声の主要な器官で、全体が軟骨でできている。胸郭の筋が作る強呼息が、声の固有の材料になる。呼吸は心臓を冷却するのに必要だが、魚では鰓が冷却の器官になる。
・第六章　軟骨の構造は、今ある以外のものではありえない。

・第七章　気管の軟骨は前方に置かれて、外に対して傷つきにくく、食道の広さを損なわない。嚥下と呼吸が同時にできないのは無害で有用である。気管と食道の粘膜は性質が共通で口にも繋がる。粘膜の有用性は、①軟骨が傷つくのを防ぐ、②適度に乾燥してよい声が出る。

・第八章　肺には気管（粗面の動脈）だけでなく、肺静脈（滑面の動脈）と肺動脈も必要な理由。もし気管が心臓に繋がれていたら、血液が気管に流れて咳と喀血を引き起こす。空気は肺の肉質により加工され、心臓や動脈で第二の加工を受ける。気管は肺内で肺動脈から養われる必要がある。

・第九章　呼吸の用途は、第一に内在熱を冷却して保全すること、第二に魂精気の栄養である。さらに肺は、声の発生にも役立つ。肺が拡張すると、気管支を空気が、肺静脈を血液と空気の混合物が、肺動脈を血液が満たす。心臓が拡張すると、空気が心臓に引き込まれる（※ガレノスは胸郭と肺の拡張、および心臓の拡張が、血液と空気の流れの原動力だと考えている）。

・第十章　肺は葉に分割される。その用途は心臓を包むこと。

・第十一章　喉頭には三個の大きな軟骨（輪状軟骨、甲状軟骨、披裂軟骨）がある。喉頭筋は喉頭の軟骨を動かし、甲状軟骨と輪状軟骨を繋ぐもの四つ（輪状甲状筋の斜部、直部）、輪状軟骨と披裂軟骨を繋ぐもの四つ（後・外側輪状披裂筋）、甲状軟骨と披裂軟骨を繋ぐもの二つ（甲状披裂筋）がある。喉頭と周囲を繋ぐ筋（甲状舌骨筋、胸骨甲状筋、下咽頭収縮筋）がある。

・第十二章　喉頭の軟骨と筋肉の用途。拡張・収縮の運動は輪状軟骨と甲状軟骨の間で、開・閉の運動は輪状軟骨と披裂軟骨の間で行なわれる。喉頭筋はこれらの運動を行ない、喉頭周囲の筋は喉頭の位置を動かす。

・第十三章　声門は笛のリードに似ていて、空気の出口が狭められている。声を出すためには下方から空気を急激に運び、出口が喉頭で狭まっていることが必要。膜性の唇（前庭ヒダ、声帯ヒダ）とその奥の空所（喉頭室）の役割。

・第十四章　喉頭を閉じる二つの筋（甲状披裂筋）は、胸郭のすべての筋に対向して息を保持する。筋肉の頭は神経が挿入する部位であり、喉頭の六つの筋には下方から反回神経が挿入する。迷走神経の一部が胸腔内で折り返して反回神経となる様子を、外科治療に用いる箱形副木を例にして説明する。

・第十五章　反回神経は、右では鎖骨下動脈、左では大動脈弓の下をくぐって折り返して下喉頭神経になる。喉頭内で上喉頭神経と結ばれて強化される。

・第十六章　喉頭蓋は、嚥下のときに通路に倒れて、食物が喉頭に入らないようにする。

・第十七章　披裂軟骨は、嘔吐のときにものが喉頭に入らないように防ぐ。

・第十八章　喉頭では軟骨が丸く囲むが、嚥下の際には喉頭が持ち上がるので、食道を狭めない。

・第十九章　舌骨、舌骨に付着する筋、舌骨に付着する靭帯。

・第二十章　呼吸運動の際に胸郭の部分が上下に動く。肋間筋は二重で、内と外で逆向きである。

・第二十一章　胸郭の内面を覆う胸膜。肋骨の七本が胸骨に終わり（真肋）、五本が横隔膜に終わる（仮肋）。胸骨の七個は肋骨の数に対応する。重要臓器のうち脳は骨で、心臓は骨と筋肉で囲まれ、肝臓は筋肉だけで囲まれる。

・第二十二章　なぜ乳房は動物によって二つだったり多数だったり、胸部だけにあったり、胸部と腹部にあったり、腹部だけにあるのか。一般に血液は角やたてがみのような外部の生成物のために使われ、人間では胸郭の上部で血液が使い尽くされず、乳房を作る最良の場所になる。乳房は乳汁を分泌する以外に、心臓を保護し温めるのに役立つ。

⑵ 西洋伝統医学における胸部内臓の機能の扱い

フナインの『医学質問集』では、第七章の質問一—二で脈拍と内在熱の問題を扱っている。

質問一　脈打つ血管の脈拍とは何か？——脈拍とは、心臓と脈打つ血管が拡張と収縮によって、内在熱を平衡に維持するため、動物精気を増大させるため、精神精気を生むために動かす局所的な動き。またそれは脈拍の別の定義、つまり欺かない使者や無口な呼びかけ人、隠されたことを明瞭な反対の動きによって告げるようなもの［という定義］によっても定義される。

質問二　どのようなものによって内在熱は平衡に維持されるか？——収縮によって出ていく熱い蒸気が出ること、拡張によって入ってくる冷たい空気が入ることによって。（矢口直英訳）［33］

しかしこの部分はラテン語訳のヨハニティウス『序論』には含まれず、ヨーロッパに伝わっていない。またイブン・スィーナー『医学典範』でも胸部内臓の機能は扱われていない。

フェルネル『医学の自然的部分』［37—38］では、第六巻「機能と体液」の第十六—十八章で胸部内臓とその機能が扱われている。

・第十六章　我々の熱は常に冷却、燃料、浄化を必要とし、さもないと消滅し衰える ―― 熱は生きている状態に保つものである。動物が呼吸を妨げられると死ぬのは、三つの原因がある。冷却されないこと、燃料が供給されないこと、煙のような廃棄物を捨てられないことである。

・第十七章　脈動と呼吸の用途、両者の違い ―― 肺での呼吸と心臓と動脈の脈動によって、空気が取りこまれる。心臓は脈動によって空気を受け取り、煤を排出する。脈動は心臓から動脈をとおして全身に熱を伝えるのに役だつ。動脈が拡張するときに空気や血液の希薄な部分を引き寄せ、収縮するときに体液と煤を皮膚から外に排出する。

・第十八章　呼吸と脈動が生じる基礎 ―― 呼吸は横隔膜と胸部の筋が道具となり、魂能力が原因となる。空気は吸い込まれて肺の肉質の力によって精気的な空気になり（第一の加工）、左心室に入る。ここで内在熱によって生命精気になり（第二の加工）、右心室からの血液が加わる。このときに生じる煤は肺を通って外に捨てられ、生命精気を含む血液は動脈を通して全身に分配される。肺の呼吸では、①吸気の際に気管が空気で、肺静脈が心臓からの煤で、肺動脈が右心室からの血液で満たされる。②呼気の際に気管が肺静脈からの煤で、肺静脈が肺からの空気で、肺動脈の血液が肺内に行き渡る。心臓の脈動では、①拡張期に精気的空気が肺静脈から左心室に入り、血液が大静脈から右心室に入る。②収縮期に右心室から血液が肺動脈・肺に運ばれ、左心室から生命精気を含む血液が動脈・全身に運ばれる。

ヴェサリウス『エピトメー』［41］では、第四章「心臓とその機能を補助する諸器官について」が胸部内臓の機能の問題を扱っている。胸部内臓の構造を述べた後、外界から流入する空気が生命精気となること、生命精気を含む動脈血が動脈をとおして全身に送られること、左心室で生じた煤が肺から排出されることを述べている。その要点をまとめると、

・胸郭の随意的な運動に続いて肺が拡張し、外界の空気が鼻孔と口から吸い込まれる。その一部は頭蓋の孔を通って脳に向かい、残りの部分は咽頭から気管に入り、肺の空洞を埋める。

・肺の実質は生来の力によって空気を変化させる（心臓の用途に適合させる）。空気のかなりの部分は気管支の枝から肺静脈の枝に引き込まれ、左心室に運ばれ、生命精気の素材になる。

・左心室では、肺を通して引き込まれた空気と、右心室から引き寄せられた大量の血液をもとに、心臓の生来の固有の能力によって、血液の気息的な蒸気と空気から、精気を精製する。血液によって温められた精気を、心臓は大動脈を通して全身に分配する。

・左心室で精気を生成する際に生じる煤っぽくて不適切なものは、肺静脈を通して肺に戻り、肺が収縮すると空気と一緒に肺から排出される（心臓は、縦の線維が短縮すると幅が広がって拡張し、横（輪状）の線維が短縮すると縦に伸びて収縮する）。右心室が拡張すると、血液が空静脈から右心室に引き込まれ、その一部が左心室に、また一部は肺に適した養分になり肺動脈をとおして肺に送られる。左心室が拡張すると、肺から左心室に空気が入り、収縮すると血液と一緒に生命精気を大動脈に押し出す。

・四つの心臓弁は、心室の収縮の際に血液が（心房に）逆流するのを防ぎ、心室の拡張の際に動脈からの逆流を防ぐ。

ガレノス『身体諸部分の用途について』第六―七巻で述べられ、フェルネル『医学の自然的部分』に引き継がれた肺と心臓に関する理論に対して、ヴェサリウスは『ファブリカ』〔39―40〕第六巻五八九頁で矛盾する観察を指摘している。

心臓の中隔は、先に述べたように、厚い心臓の素材からできており、少なくとも感覚によって確かめられるかぎりは、ただ一つの孔も右心室から左心室に貫くことはない。こうして我々は、血液を右心室から左心室に、我々の視覚をのがれる通路を通して滴り出させる造物主の技に、驚かざるをえないのである。（坂井建雄訳）

このようにガレノスの肺と心臓についての理論を、ヴェサリウスは疑問を挟むこともなく受け入れていた。これに対して、ハーヴィーの『動物の心臓と血管の運動について解剖学的研究』（一六二八年、以下『血液循環論』）〔42―43〕は、心臓がポンプとなって血液を拍出し、血液が動脈と静脈を通って循環することを論証し、ガレノスの理論の中核部分を否定した。その論証は一七章からなる。

序言　心臓と動脈の運動についてこれまで書かれたことが確実でないことを示す
第一章　著述をするように著者が動かされた理由
第二章　生体解剖から、心臓の運動とは何か
第三章　動脈の運動とは何か、生体解剖から
第四章　心臓と心耳の運動とは何か、生体解剖から

第五章　心臓の作用、運動、機能
第六章　血液はどの道を通って、空静脈から動脈へ、あるいは右心室から左心室へ運ばれるか
第七章　血液は右心室から、肺の実質を通り、静脈性動脈（肺静脈）と左心室に入る
第八章　心臓を通り静脈から動脈に移動する血液の量、および血液の循環運動について
第九章　血液循環の存在は、第一の仮説の証明から
第十章　静脈から動脈に移動する血液の量、および血液循環の存在についての第一の仮説は、反論から擁護され、さらに実験により確証される
第十一章　第二の仮説が確証される
第十二章　血液循環の存在は、第二の仮説の確証から
第十三章　第三の仮説が確証され、血液循環の存在は第三の仮説から
第十四章　血液循環についての記述の結論
第十五章　血液循環が確からしい理由により確証される
第十六章　血液循環は、その結果から
第十七章　血液の運動と循環は、心臓に現われること、および解剖から開示されることから確証される

ハーヴィーは論証の根拠として、まず動物の生体解剖での観察を挙げている（第二—四章）。ガレノスも『身体諸部分の用途について』第六巻第八章で、生体解剖による心臓の動きの観察を述べている。ハーヴィー

は拍動の緩やかなヘビなども用いて、心臓の収縮によって血液が動脈に押し出されて拡張すると結論づける（第三章）。右心室から肺動脈に押し出された血液は、肺を通過して肺静脈から左心室に入ると結論する（第六―七章）。そして第一の仮説「心拍動により送り出される血液量は、食物による血液産生ではまかなえないほどに多い」（第八―九章）、第二の仮説「動脈をとおして全身に送られる血液量は、全身の栄養に必要な量よりはるかに多い」（第十一―十二章）、第三の仮説「血液が静脈を通して不断に心臓に送り返される」（第十三章）を確証して、血液が心臓から送り出されて全身を循環することを論証する。

⑶ 胸部内臓の解剖学について

ガレノスが『身体諸部分の用途について』で述べている心臓と大血管の構造は、現在の解剖学による理解とはいくつかの点で異なっている。

① 心臓は左右の心室のみからなる。心房の存在は認知されておらず、空静脈（大静脈）ないし静脈性動脈［肺静脈］の一部に含まれている。

② 心耳は、心室への入口の近くで空静脈（大静脈）ないし静脈性動脈（肺静脈）から前に突き出したものとして扱われる（※現在は、心房の一部として扱われる）。

③ 空静脈は上半身から下半身まで連続すると記述される（※現在は、心臓を挟んで上大静脈と下大静脈に分けられる）。

④大動脈は心臓から上行して二分岐し、上半身への小さな幹と下半身への大きな幹に分かれるとされる（※実際は、大動脈弓で上行から下行へと向きを変え、ここで上半身への三本の動脈が分かれる）。

とくに①—③は、ガレノスの胸部内臓についての理論と不可分に結びついている。静脈の起点が肝臓であり、そこから栄養の豊富な静脈血が静脈を通して全身に分配されるということであれば、大静脈は心臓を通過して上行し、心房の部位を心臓の一部と認めることはできなくなる。

ヴェサリウスの『ファブリカ』［39—40、53］の第三巻においても、全身の静脈の図では肝臓から上行した大静脈は心臓のあたりに開口部（右房室口）をもつように描かれ、全身の動脈の図では上下の幹に二分岐する大動脈が描かれている。ハーヴィーの血液循環論［42—43］以後もこういった心臓と大血管の構造についての認識は変わらず、ヴェスリングの『解剖学類聚』（一六四一年初版）［49］の第十章においても、心房のない心室だけの心臓の図が描かれている。心臓と大血管のこのような描き方はその後も長らく変わらず、心房を含む心臓の図は、十八世紀末のベルの『人体解剖学』（一七九七年初版）［54］でようやく確認できる（図1—図4）。

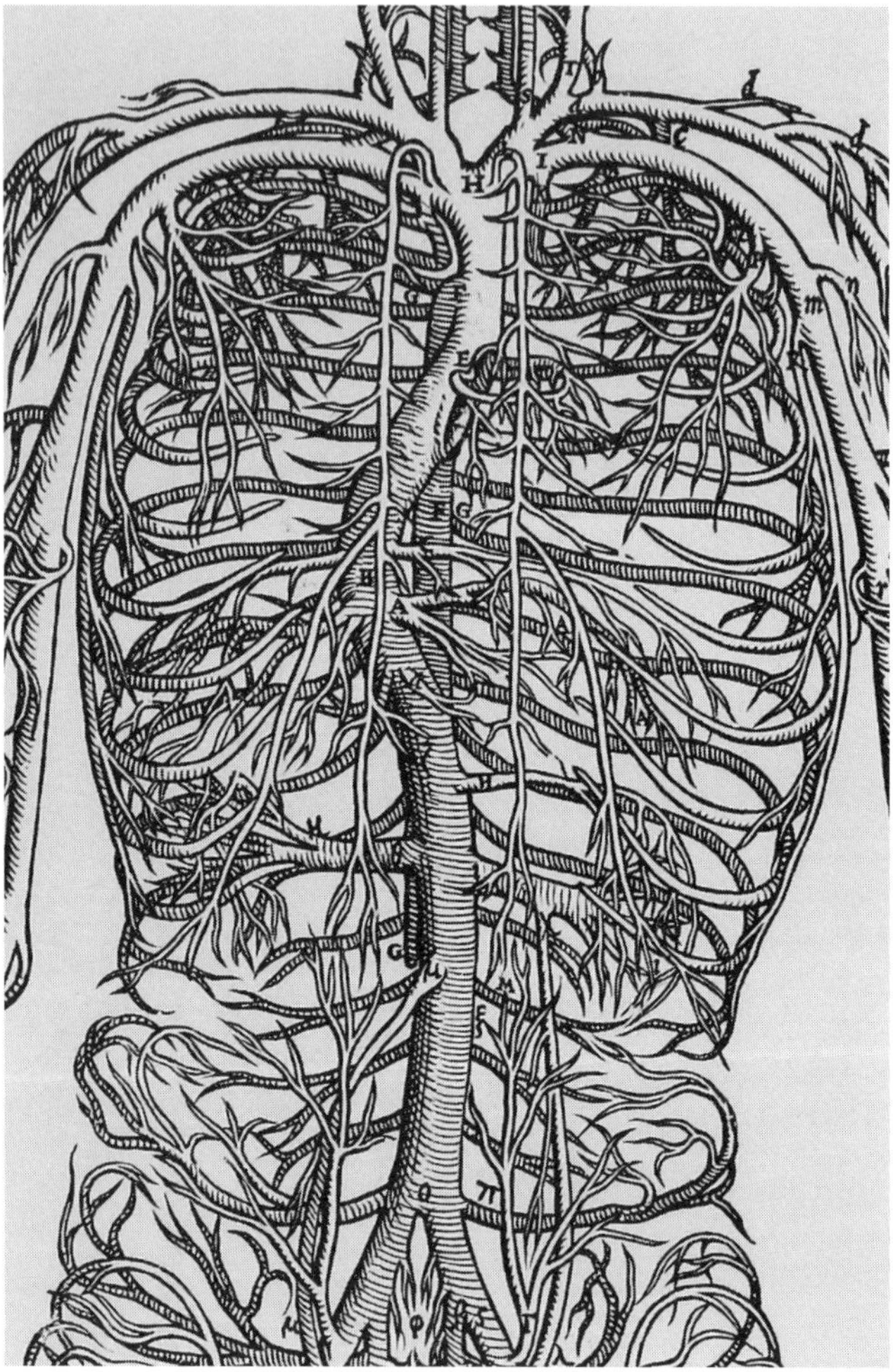

1図　ヴェサリウス『ファブリカ』第3巻の全身の静脈図の一部
（*Icones Anatomicae*（1934）［53］から、坂井建雄蔵）

上大静脈と下大静脈が連続しており、心臓の高さで右房室口が開いている。

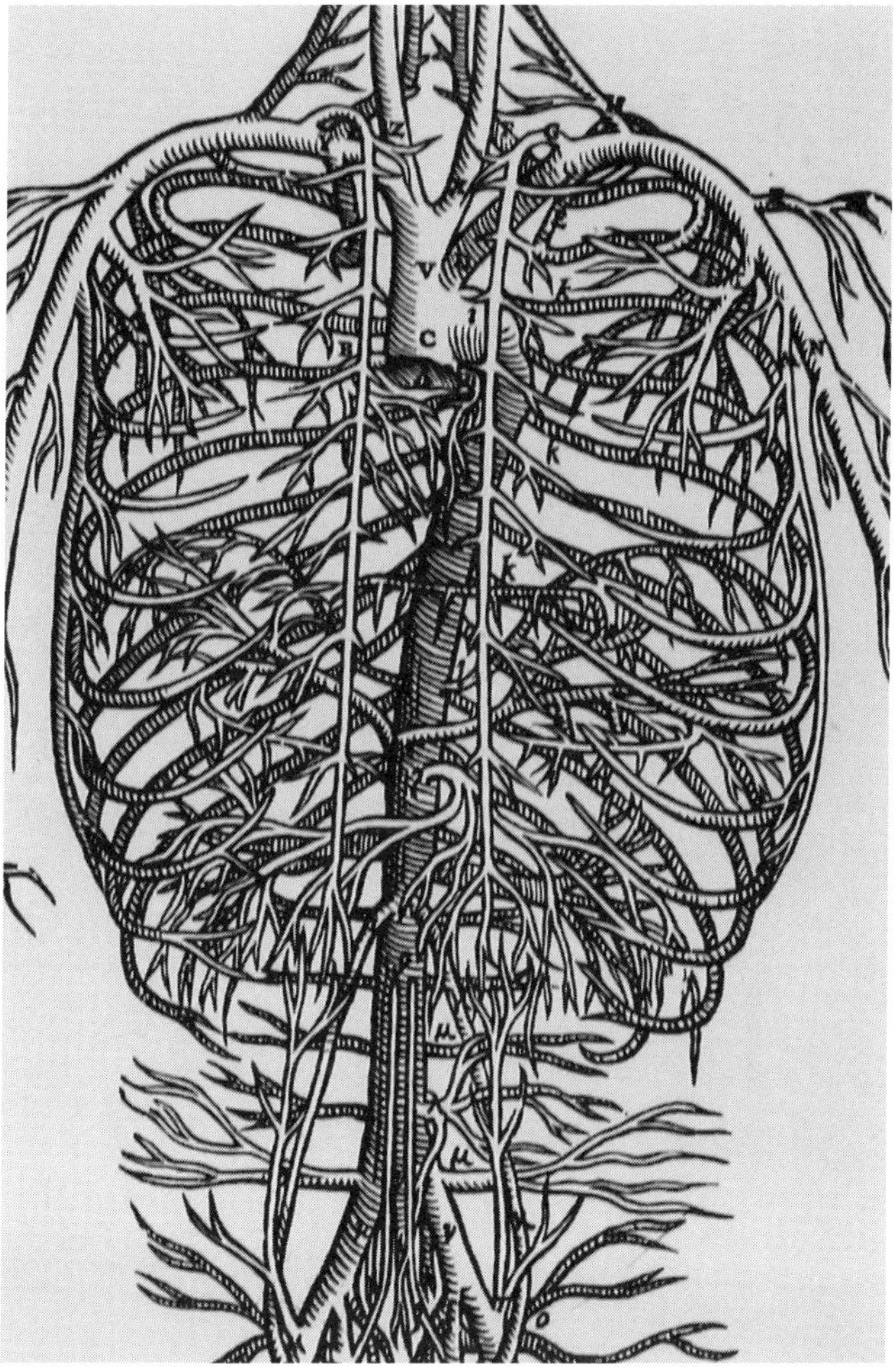

2図　ヴェサリウス『ファブリカ』第3巻の全身の動脈図の一部
（*Icones Anatomicae*（1934）［53］から、坂井建雄蔵）

大動脈は上方への小さな枝（V）と下方への大きな枝（I）に分岐する。

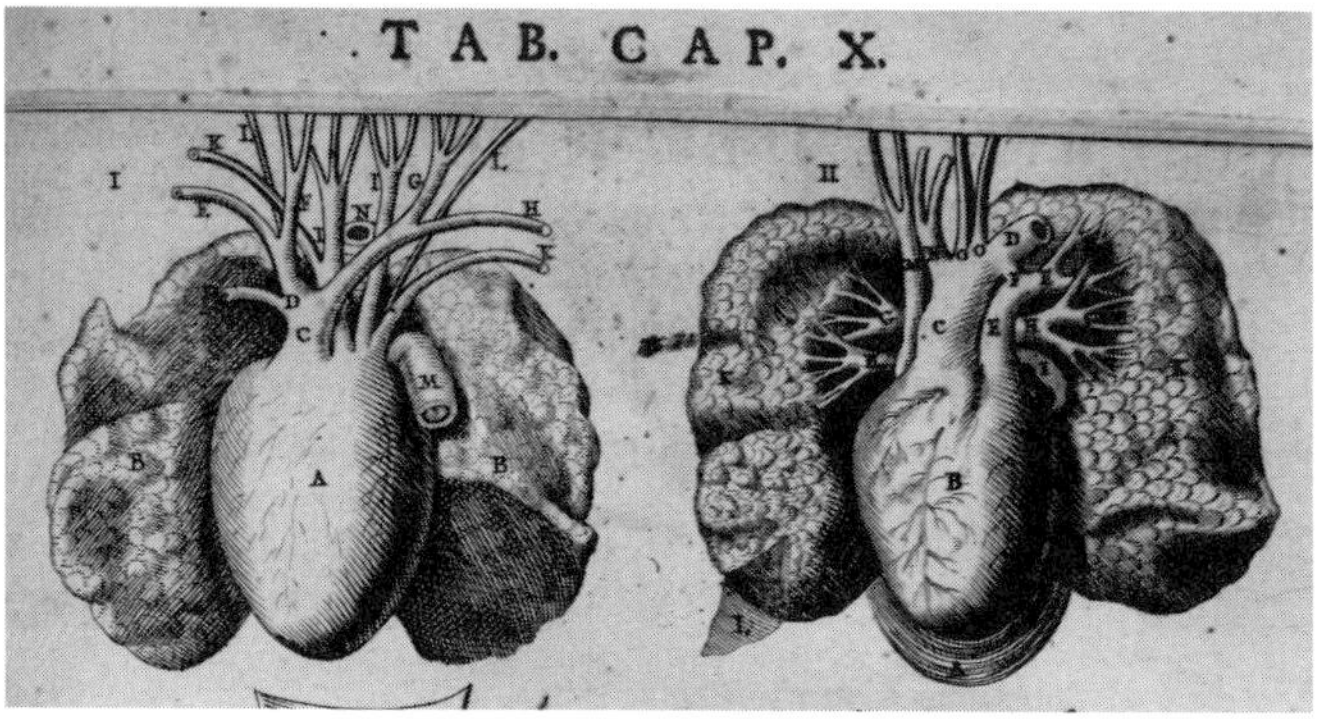

3図　ヴェスリング『解剖学類聚』（1647）［49］第 10 章の心臓の図（坂井建雄蔵）

心嚢に包まれた状態（左）と心嚢を取り除いた状態。心臓は心室のみからなり、心房が含まれていない。

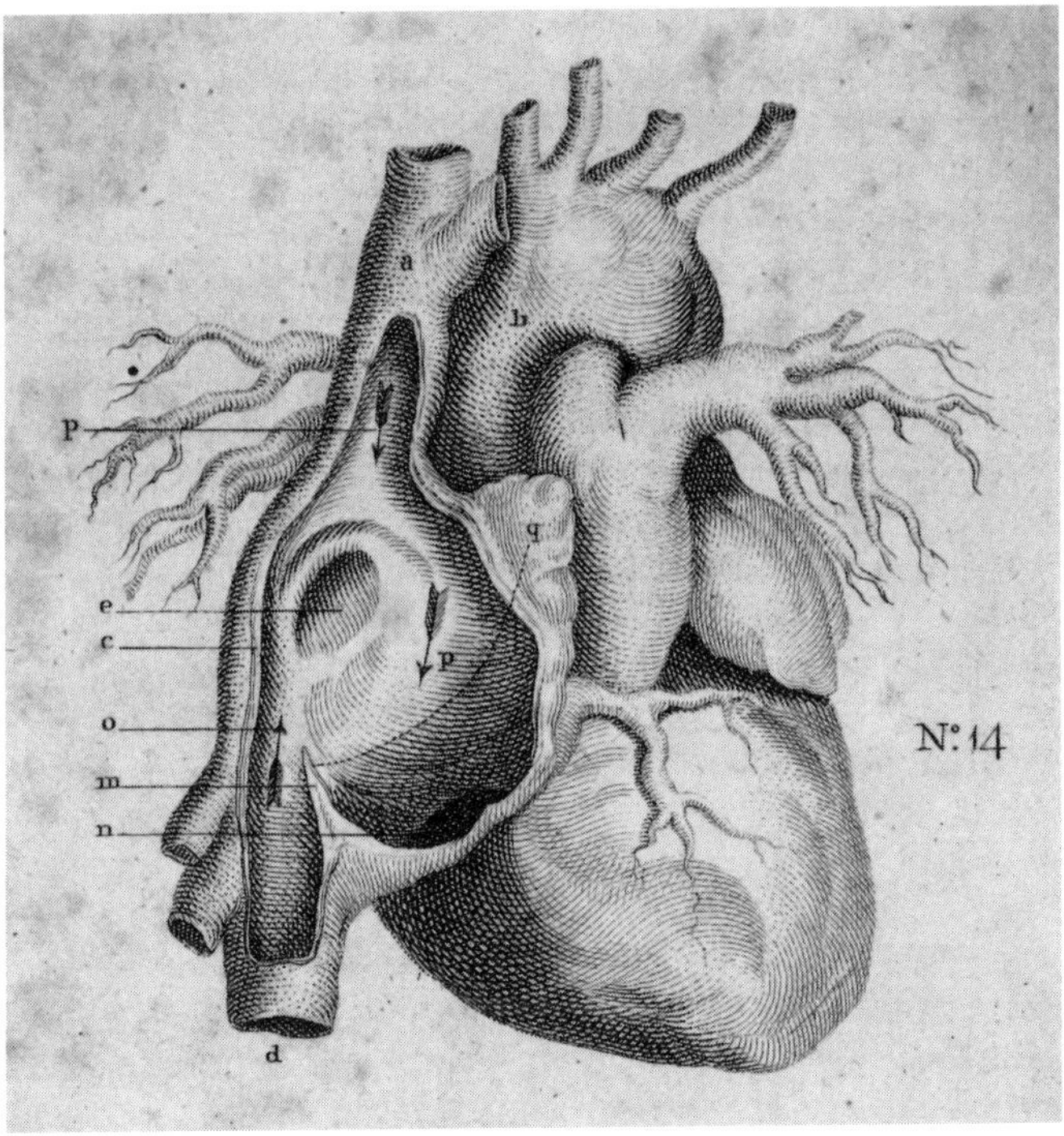

4図　ベル『人体解剖学』（1809）［54］第2巻の心臓の図（坂井建雄蔵）

前面からみた心臓で、左右の心房が心臓の一部として描かれている。右心房が開かれている。

ガレノスの内臓理論の継承・発展・変容

ガレノスは『身体諸部分の用途について』第四―七巻で、腹部と胸部の内臓の構造を、それらに想定される用途（能力、機能）とともに記述した。さらに第八―九巻では、頭部の器官の構造・用途が記述された。この第四―九巻の内容は、次第に整理されて、三大内臓と脈管の理論という形にまとめられていくことになる。

第一段階では、腹部内臓と栄養、胸部内臓と呼吸、頭部器官と魂という三つの内臓領域と機能が取り上げられる。これは、アラビアのフナインの『医学質問集』（ラテン語訳、ヨハニティウスの『序論』）でまとめられ、また同様の記述はイブン・スィーナーの『医学典範』の第一部の第六教則にも含まれている。

第二段階では、ガレノス『身体諸部分の用途について』に基づいて、三つの内臓領域それぞれについて機能が整理・記述される。これは、アラビアの医学書では充分になされておらず、フェルネル『医学の自然的部分』においてなされる。

第三段階では、人体の解剖所見に基づいて、三つの内臓領域の機能の理論が検証される。ヴェサリウスの『ファブリカ』と『エピトメー』では、ガレノスの解剖学の記述が人体で観察される構造と不一致な点が指摘されるに留まる。胸部内臓についてはハーヴィーの「血液循環論」が、頭部器官についてはウィリスの『脳の解剖学』（一六六四年）［55］により、ガレノスの理論が成立しないことが詳らかにされる。しかし腹部内臓の栄養機能の問題が解決されるのは、十九世紀の実験生理学の登場を待たなければならない。

参考文献

［1］Temkin, O.: *Galenism: rise and decline of a medical philosophy*. Ithaca: Cornell University Press, 1973

［2］Singer, P. N., Davies, D., Nutton, V.: *Galen psychological writings*. Cambridge: Cambridge University Press, 2013

［3］Boudon-Millot, V.: *Galien de Pergame - un médecin Grec à Rome*. Paris: Les Belles Lettres, 2012

［4］Mattern, S. P.: *The prince of medicine Galen in the Roman Empire*. Oxford: Oxford University Press, 2013

［5］マターン、S・P（著）、澤井直（訳）『ガレノス――西洋医学を支配したローマ帝国の医師』白水社、二〇一七年

［6］Kühn C. G.（ed）: *Klaudiou Galenou hapanta Claudii Galeni opera omnia*. 20 vols. In 22. Lipsiae: Cnoblochii, 1821-33

［7］Daremberg, C.: *Œuvres anatomiques, physiologiques et médicales de Galien*. Paris: Baillière, 1854-56

［8］Singer, P. N.（tr）: *Galen Selected works*. Oxford: Oxford University Press, 1997

［9］Siraisi, N.: *Avicenna in Renaissance Italy: the Canon and medical teaching in Italian universities after 1500*. Princeton University Press, 1987

［10］坂井建雄「サレルノ医学校――その歴史とヨーロッパの医学教育における意義」日本医史学雑誌、第六十一巻、三九三―四〇七頁、二〇一五年

［11］Glaze, F. E.: Galen refashioned: Gariopontus in the later middle ages and renaissance. In: *Textual healing - essays on*

medieval and early modern medicine（Furdell, E. L., ed.）. Leiden: Brill, 53-75, 2005
［12］坂井建雄「18世紀以前ヨーロッパにおける医学実地書の系譜」日本医史学雑誌、第六十一巻、二三五—二五三頁、二〇一五年
［13］坂井建雄「ソヴァージュ（一七〇六～一七六七）の疾病分類学」醫譚、第百八号、一〇九—一二三頁、二〇一〇年
［14］Siraisi, N.: *Medicine and the Italian universities 1250-1600*. Leiden: Brill, 2001
［15］Sherrington, C. S.: *The endeavour of Jean Fernel, with a list of the editions of his writings*. Cambridge: The University Press, 1946
［16］坂井建雄、澤井直「ゼンネルト（1572-1637）の生涯と業績」日本医史学雑誌、第五十九巻、四八七—五〇二頁、二〇一三年
［17］坂井建雄「ヨーロッパの医学教育史〈1〉十八世紀以前の西洋伝統医学教育」、坂井建雄（編）『医学教育の歴史——古今と東西』法政大学出版局、五—五四頁、二〇一九年
［18］坂井建雄「ヨーロッパの医学教育史〈2〉十九世紀以後の西洋近代医学の成立と特徴」、坂井建雄（編）『医学教育の歴史——古今と東西』法政大学出版局、五五—一四〇頁、二〇一九年
［19］May, M. T.（tr）: *Galen: On the usefulness of the parts of the body*. In 2 vols. Ithaca: Cornell University Press, 1968
［20］Brock, A. J.（tr）: *Galen: On the natural faculties*. Cambridge: Harvard University Press, 1916
［21］種山恭子（訳）『ガレノス 自然の機能について』京都大学学術出版会、一九九八年

[22] Singer, C.（tr）: *Galen: On anatomical procedures*. London: Oxford University Press, 1956
[23] Duckworth, W. L. H.: *Galen: On anatomical procedures, the later books*. Cambridge University Press, 1962
[24] Jonston, I.（tr）: *Galen: Hygiene; Thrasybulus; On exercise with a small ball*. In 2 vols. Cambridge: Harvard University Press, 2018
[25] Jonston, I.（tr）: *Galen: Method of medicine*. In 3 vols. Cambridge: Harvard University Press, 2011
[26] Jonston, I.（tr）: *Galen: On diseases and symptoms*. Cambridge University Press, 2006
[27] Siegel, R. E.（tr）: *Galen on the affected parts*. Basel: Karger, 1976
[28] Johnston, I.（tr）: *Galen: On the constitution of the art of medicine; The art of medicine; A method of medicine to Glaucon*. Cambridge: Harvard University Press, 2016
[29] Boudon, V.（tr）: *Galien tome II, Exhortation à l'étude de la médecine; Art medical*. Paris: Les Belles Lettres, 2018
[30] French, R.: *De Juvamentis membrorum* and the reception of Galenic physiological anatomy. *Isis*. 70: 96-109, 1979
[31] 坂井建雄、池田黎太郎、澤井直（訳）『ガレノス解剖学論集』京都大学学術出版会、二〇一一年
[32] Singer, C.: *The evolution of anatomy. A short history of anatomical and physiological discovery to Harvey*. New York: Alfred A. Knopf, 1925
[33] 矢口直英（訳）「フナイン・イブン・イスハーク著『医学の質問集』」イスラーム世界研究、四一六―四七七頁、二〇一〇年
[34] 矢口直英『フナイン・イブン・イスハーク『医学問答集』研究』東京大学大学院人文社会系研究科・

文学部、学位論文、二〇一六年
[35] Avicenna: *Liber Canonis, De medicinis cordialibus, et Cantica cum castigationibus Andreae Alpagi Bellunensis ... una cum ejusdem nominum Arabicorum interpretatione*. Venetiis, Apud Juntas, 1544
[36] 五十嵐一（訳）『イブン・スィーナー 医学典範』朝日出版社、一九八一年
[37] Fernel, J. F.: *De naturali parte medicinae libri septem*. Parisijs: Apud Simonem Colinaeum, 1542
[38] Forrester, J. M.: *The physiologia of Jean Fernel (1567)*. Philadelphia: American Philosophical Society, 2003
[39] Vesalius, A.: *De humani corporis fabrica libri septem*. Basileae: Ex officina Joannis Oporini, anno salutis reparatae, 1543
[40] Richardson, W. F., Carman, J. B. (tr): *Vesalius: On the fabric of the human body*. In 5 books. San Francisco: Norman Publishing, 1998-2009
[41] Vesalius, A.: *De humani corporis fabrica librorum epitome*. Basileae: Ex Officina Ioannis Oporini, 1543
[42] Harvey, W.: *Exercitatio anatomica de motu cordis et sanguinis in animalibus*. Francofurti: Sumptibus Guilielmi Fitzeri, 1628
[43] ハーヴェイ（著）、暉峻義等（訳）『動物の心臓ならびに血液の運動に関する解剖学的研究』岩波書店、一九六一年
[44] 坂井建雄『人体観の歴史』岩波書店、二〇〇八年
[45] 坂井建雄『図説 医学の歴史』医学書院、二〇一九年
[46] 坂井建雄『医学全史』筑摩書房、二〇二〇年

［47］ Guinter, J.: *Institutionum anatomicarum secundum Galeni sententiam ad candidatos medicinae libri quatuor*. Basileae ［Per Balthasarem Lasium & Thomam Platterum］, 1536

［48］ Nutton, V.: *Principles of anatomy according to the opinion of Galen by Johann Guinter and Andreas Vesalius*. London; New York: Routledge, 2017

［49］ Vesling, J.: *Syntagma anatomicum, locis plurimis actum, emendatum*. Patavii, Typis Pauli Frambotti, 1647

［50］ 杉田玄白（訳）『解體新書』四巻図一巻、須原屋市兵衛、一七七四年

［51］ Kulmus, J. A.: *Ontleedkundige tafelen: benevens de daar toe behoorende afbeeldingen en aanmerkingen: waarinhet zaamensteldes menschelyken lichaams, en het gebruik van alle des zelfs deelen afgebeeld en geleerd word*. Te Amsterdam: By de Janssoons van Waesberge, 1734

［52］ Kulmus, J. A.: *Anatomische Tabellen: daraus des gantzen menschlichen Körpers und aller dazu gehörigen Theile Beschaffenheit und Nutzen deutlich zu ersehen: wie solche denen Anfängern der Anatomie zu bequemer Anleitung nebst dazu gehörigen Kupffern*. u finden in Dantzig: Bey Cornelius von Beughem, 1722

［53］ Vesalius, A.: *Icones Anatomicae*. Ediderunt Academia Medicinae Nova-Eboracensis et Universitatis Monacensis. ［Monachis, ex Officina Bremensi］, 1934

［54］ Bell, J., Bell, C.: *The anatomy of the human body*. In 2 vols., New York: Collins and Perkins, 1809

［55］ Willis, T.: *Cerebri anatome: cui accessit nervorum descriptio & usus*. Londini, Typis Tho. Roycroft, impensis Jo. Martyn & Ja. Allestry, 1664

付記

ガレノス『身体諸部分の用途について』の翻訳に、本分冊から新たに、古代ギリシア医学を専門とする福島正幸（エジンバラ大学大学院）とイスラーム医学を専門とする矢口直英（東京大学大学院）が加わることとなった。ギリシア語原典の最近の校訂版のみならず手稿にまで遡って本文のテキストを確認し、不明確な部分の解釈にあたってフランス語訳、英語訳、イタリア語訳のみならずアラビア語訳まで参照することができた。解剖学的な構造の同定はこれまでと同じく、解剖学と医史学を専門とする坂井がおもに担当した。解題は坂井が執筆し、本書で扱われる腹部内臓と栄養の問題、胸部内臓と生命精気の問題について、ガレノスの生理学説の後世への継承と影響を医史学の視点から論じた。索引の作成は、福島が担当した。二十一世紀の現時点で、世界的にも最高水準の翻訳が実現できたのではないかと自負している。

第2分冊事項索引

本索引は、本作品第2分冊に所収した第4—7巻を扱う。数字のイタリック体は訳文の上に記載したKühn版第3巻の頁を、下線は本訳書の頁と註・図番号を表わす。本書の全体にわたって多数言及される語句については、初出の箇所のみを記した。

ア 行

アシカ（φώκη） *444*
アメフラシ（λαγὼς θαλάσσιος） *541*
胃（γαστήρ） *267, passim*
　欠乏の感覚（αἴσθησις ἐνδείας） *275*
　消化（πέψις, πέσσω） *268, passim*
　大弯 *294*
　粘膜ヒダ *282*
　能力（吸引・排出・変質・保持）（δύναμις [ἑλκτική, ἀποκριτική, ἀλλοιωτική, καθεκτική]） *275, 281*
　噴門 *275, 277, 279, 293, 315, 356, 378*
　平滑筋層 *329*
　幽門（πυλωρός） *281, 305*
イルカ（δελφίς） *444*
咽頭（φάρυγξ） *413, passim*
咽頭炎（συνάγχη） *493*
陰部（αἰδοῖον） *407, 408*
　陰茎（καυλός） *376, 407*
　会陰（περίναιον） *407*
ウシ（βοῦς） *442*
ウマ（ἵππος） *442, 607*
栄養（τροφή） *266, 275–277, passim*
炎症（φλεγμονή） *310, 493, 494, 564*
横隔膜（διάφραγμα, φρήν） *278, passim*
横隔膜炎（φρένιτις） *493*
黄疸患者（ἰκτεριῶντες） *360*
帯紐（δεσμός） *287, 487, 593*
　肝臓の間膜 *311–313, 322*
　気管の結合組織（輪状靭帯、膜性部） *521, 524, 525, 528–530, 590*
　結腸ヒモ *331*
　腱索 *440, 477, 479, 480*
　腸間膜 *348*

カ 行

外被（χιτών）
　胃脾間膜 *293, 322*
　肝三角間膜 *311*
　筋層 *293*
　漿膜 *293*
　小網 *311*
怪網 *305, 541*
外肋間筋 →肋間筋
カタル（κατάρροος） *535*
括約筋（内尿道括約筋、肛門括約筋）（σφιγκτήρ） *334, 335, 346, 362, 392, 404*
下肋部（ὑποχόνδριον） *279, 393, 396, 563, 597, 606*
肝冠状間膜 →帯紐／肝臓の間膜
肝臓（ἧπαρ） *268, passim*
　肝門（πύλη） *268, 271, 337*
　肝葉（λοβός） *284*
気管、気管支（粗面の動脈）（*τραχεῖα ἀρτηρία, βρόγχος*） *491*
気管軟骨（シグマ状の軟骨） *519–524, 531, 590*
気管の結合組織 →帯紐
逆向運動 *572–573, 575, 579*
胸郭（θώραξ） *277, passim*
強呼息（ἐκφύσησις, ἐκφυσάω） *402–403, 520, 523, 526, 536, 555*
胸腺（θύμος） *420, 424*
胸背部（μετάφρενον） *598*
胸膜 *416, 518, 597*
胸膜炎（πλευρῖτις） *493*
筋肉（μῦς） →括約筋、喉頭筋、舌骨筋、腹壁、肋間筋
空虚追従原理（*ἡ πρὸς τὸ κενούμενον ἀκολουθία*） *523, 546*

クジラ（φάλαινα） *444*
下り腹（λειεντερία） *354*
口（στόμα） *266, passim*
茎突舌骨靱帯 *593–594*
血液生成（αἱμάτωσις） *297–299, 303, 306–307, 323–324*
結腸ヒモ →帯紐
甲状舌骨膜 *594*
喉頭（λάρυγξ） *282, passim*
　喉頭蓋（ἐπιγλωττίς） *282, 586–589, 594*
　喉頭室 *563–565, 586*
　声帯 *564, 566*
　正中輪状甲状靱帯 *552*
　声門（γλωττίς） *560–567, 586*
　舌骨喉頭蓋靭帯 *594*
　前庭ヒダ、声帯ヒダ *565*
　輪状甲状関節 *558*
　輪状披裂関節 *558*
喉頭炎（κυνάγχη） *493*
喉頭筋
　外側輪状披裂筋 *556, 558, 569, 571, 585*
　下咽頭収縮筋 *557, 559*
　甲状披裂筋 *555, 556, 558, 567–571, 585*
　後輪状披裂筋 *555, 556, 558, 569, 571, 585*
　披裂筋（横披裂筋、斜披裂筋） *556, 558*
　輪状甲状筋 *555, 556, 558*
喉頭の軟骨
　甲状軟骨（θυρεοειδής） *551, 552, 555–559, 561, 562, 568, 592*
　披裂軟骨（ἀρυταινοειδής） *552, 553, 556, 558, 561–563, 568–570, 587–589*
　輪状軟骨 *552, 553, 555, 556, 558, 559, 562*
　輪状軟骨／披裂関節面 *552*
肛門（坐部）（ἕδρα） *324, 325, 328, 354, 360, 361, 392–394, 397–399, 404*
　肛門括約筋 *346, 392, 404*
　肛門挙筋 *392*
声（φωνή） *277, passim*
呼吸（ἀναπνοή） *277, passim*
　吸気／吸息（εἰσπνοή, εἰσπνέω） *411, 412, 414, 441, 449, 452, 454, 455, 520, 523, 524, 529, 533, 536, 546, 548, 550, 555, 586, 588, 595*
　呼気／呼息（ἐκπνοή, ἐκπνέω） *411, 412, 448, 449, 453, 454, 455, 520, 523, 524, 526, 529, 536, 555, 562, 595*
骨（ὀστοῦν）
　胸骨（στέρνον） *290, 393, 399, 400, 410, 416, 418, 419, 424, 427, 439, 459, 488, 557, 598, 599, 603*
　胸骨／剣状突起（ξιφοειδής） *598*
　胸椎（背骨の椎骨） *416, 426–428, 430*
　鎖骨（κλείς） *416, 520, 580, 604*
　舌骨（ὀστοῦν ὑοειδές） *557, 559, 591–594*
　舌骨／小角 *593*
　舌骨／大角 *593*
　仙骨（神聖な骨）（ὀστοῦν ἱερόν） *375, 407*
　恥骨（青春の骨）（ὀστοῦν ἥβης） *293, 393, 395, 407*
　腸骨（脇腹の骨）（ὀστοῦν λαγόνος） *293, 393, 396, 397*
　椎骨（σφόνδυλος） *293, 342, 416, 426, 427, 428, 430, 431*
　椎骨／棘突起 *427*
　頭蓋（κρανίον） *599*
　頭蓋／茎状突起 *592, 593*
　肋骨（πλευρά） *393, 396, 410, 411, 459, 563, 577, 580, 595–599*
　肋骨／仮肋（νόθαι πλευραί） *290, 311, 322, 396, 397, 399, 424, 597, 598*
コリーザ（κόρυζα） *535*

サ　行

魚（ἰχθῦς） *274, 411, 443, 444, 528*
作業場（ταμιεῖον） *267, 324*
差し込み痛（δῆξις） *356, 357, 380*
ザリガニ（κάραβος） *519*
子宮（μήτρα） *387, 394, 404, 407, 438, 510, 514*
渋り腹（τεινεσμός） *354*
脂肪（πιμελή） *285, 286, 289, 295, 553*
漿液（ὀρρός） *366, 367, 368, 370, 371, 374, 383*

浄化（κάθαρσις） *267, 269, 272, 274, 304, 307, 316, 320, 321, 359, 364, 366–371, 382, 391*
消化の器官（胃）（ὄργανον πέψεως） *284, 325, 384, 389*
食道（οἰσοφάγος, στόμαχος） *266, passim*
神経（νεῦρον） *277, 293, 297, 300–303, 308–311*
　下喉頭神経 *569, 585*
　交感神経幹 *577*
　上喉頭神経 *585*
　舌咽神経Ⅸ *575*
　舌下神経Ⅻ *571, 575*
　反回神経 *578, 583, 584*
　副神経Ⅺ *575*
　迷走神経Ⅹ *277, 300, 431, 518, 575, 577, 578, 584*
心臓（καρδία） *301, passim*
　右心室 *274, 415, 421, 436, 442, 446, 462, 466, 470, 472, 477, 487, 498, 499, 510, 517, 547*
　右心房 *507, 509, 510*
　腱索（σύνδεσμος, δεσμός） *440, 477, 479*
　左心室 *415, 428, 436, 466, 470, 487, 497, 512, 513, 517, 538, 539, 545, 547*
　左心房 *436, 507, 509, 510, 511, 512, 545, 547*
　心耳（οὖς） *420, 480, 481, 482*
　心室（κοιλία） →右心室、左心室
　心室中隔 *440, 497*
　心室壁 *440*
　心臓弁 *515, 544* →房室弁、肺・大動脈弁
　心膜（περικάρδιος） *488, 489, 500*
　肺・大動脈弁 *445, 446, 453, 460, 476, 477, 484, 486, 504, 505, 509*
　肺・大動脈口 *436, 455, 456, 477, 490*
　房室口（右房室口、左房室口） *436, 477, 478, 481, 485, 490, 510*
　房室弁（右房室弁、左房室弁） *460, 476–478, 480, 484, 504, 505*
　卵円孔 *507, 509, 510*
腎臓（νεφρός） *273, passim*
膵臓（πάγκρεας） *295, 338, 344, 345, 351*
髄膜 *291*
　硬膜 *305*
筋紐性（νευρώδης） *420, 480, 484, 552, 556*
筋紐軟骨性（νευροχονδρώδης） *502*
スズメ（στρουθός） *442*
精気（πνεῦμα） *292, passim*
　生命精気（πνεῦμα ζωτικόν） *307*
　魂精気（πνεῦμα ψυχικόν） *496, 542, 544, 545*
精気の器官（肺と動脈） *455, 544, 551, 607*
精巣（ὄρχις） *305*
生体（ζῷον） *266, passim*
接口（ἀναστόμωσις） *274, 492–495, 503, 509–511,513–514, 521*
舌骨筋
　オトガイ舌筋 *592*
　顎舌骨筋 *591, 592*
　胸骨舌骨筋 *557, 591, 592*
　茎突舌骨筋 *592, 594*
　肩甲舌骨筋 *591, 592*
　甲状舌骨筋 *557, 559, 591*
　舌骨舌筋 *591, 592*
　中咽頭収縮筋 *594*
背中（νῶτον） *427, 587*
腺性（ἀδενώδης） *280, 344, 553, 605*
蠕動運動（περισταλτικὴ κίνησις） *290*
創造者（δημιουργός） *268, passim*
素材（ὕλη） *343, 355, 447*

タ 行

体液（χυμός） *272, passim*
　黄胆汁（ξανθὴ χολή） *304, 307, 355–357, 360, 361, 372, 374, 383, 388, 533*
　血液（αἷμα） *269, passim*
　黒胆汁（μέλαινα χολή） *271, 316, 318, 319, 320, 360–362, 368–369, 373, 381, 533*
　粘液（φλέγμα） *351–354, 358, 360, 533*
胎児（ἔμβρυον） *403, 474, 504, 510, 511–514, 600*
胎盤（χόριον） *510, 511*
大網（ἐπίπλοον） *285–288, 294–296, 311, 322, 323, 336, 372*
多血症（πληθώρα） *494*
魂（ψυχή） *308, 309, 501, 542, 549*

胆管（総胆管・胆嚢管）（χοληδόχοι πόροι） *297, 298, 301, 305, 307, 341, 348, 351, 354, 389, 390*
胆汁（χολή） →黄胆汁、黒胆汁
胆嚢（κύστις） *271, 297–299, 303, 351, 363, 368, 372, 374, 375, 383, 386, 387, 388, 389, 394, 438*
地峡（ἰσθμός） *267, 315*
腸（ἔντερον） *266, passim*
渦形（ἕλιξ） *324, 326–328, 332, 345–347, 350, 381, 382*
小腸（薄い腸）（λεπτὸν ἔντερον） *289, 295, 298, 332, 333, 346, 347, 348*
回腸（λεπτὸν ἔντερον） *346*
空腸（νῆστις） *345–350, 357*
十二指腸（伸び出し）（ἔκφυσις） *279–281, 295, 345–351, 354*
大腸（厚い腸）（παχὺ ἔντερον） *332–333, 346, 391, 393, 394*
結腸（κόλον） *295, 331, 333, 346*
直腸（ἀπευθυσμένον） *331, 334, 346, 392, 398, 407*
盲腸（τυφλὸν ἔντερον） *333, 334*
腸管 *266*
腸障害（δυσεντερικὰ παθήματα） *330, 381, 387*
ツチハンミョウ（κανθαρίς） *541*
詰まり腹（εἰλεός） *354*
導管（ὀχετός） *272, 277*

ナ 行

内在熱（ἔμφυτος θερμασία, σύμφυτος θερμασία） *270, 272, 285, 295, 300, 303, 317, 321, 436, 481, 486, 499, 511, 544, 545, 603*
内肋間筋 →肋間筋
軟骨（χόνδρος） →気管軟骨、喉頭の軟骨
乳房（τιτθός） *602–608*
尿（οὖρον） *304, passim*
尿管（οὐρητήρ） *362, 363, 389, 390, 405*
尿道（尿の通路）（πόρος οὐρητικός） *404–407*
内尿道括約筋 *362, 404*
ネズミ（μῦς） *442*
脳室（κοιλίαι τοῦ ἐγκεφάλου） *541*
膿瘍（ἐμπύημα） *310*
喉頸（σφαγή） *419, 420, 424*

ハ 行

肺（πνεύμων） *283, passim*
第五葉 *420–423, 469*
肺周囲炎（περιπνευμονία） *493*
箱形副木（γλωττοκομεῖον） *573, 579,* 203頁註（2）, 208頁3図
蜂蜜酢（ὀξύμελι） *353*
パピルス（χαρτίον） *506*
パレンキュマ（実質）（παρέγχυμα） *318, 421*
糜粥（χυλός） *269, 270, 273, 280, 298, 299, 324, 326, 348, 350*
脾腎ヒダ、横隔脾ヒダ（線維状の連接） *322*
脾臓（σπλήν） *271, passim*
脾門（凹部）（σιμός） *271*
ふいご（φῦσα） *268, 481, 512*
腹壁（ἐπιγάστριον） *392–395, 397, 399–403, 406, 425, 510, 599*
外腹斜筋 *393, 396*
内腹斜筋 *393, 396*
腹横筋 *393, 395*
腹直筋 *393, 395, 396, 399*
腹膜（περιτόναιον） *288–295, 297, 311, 312, 323, 331, 332, 338, 384, 393, 396, 597*
ブドウ酒（οἶνος） *270*
澱（τρύξ） *270*
華（ἄνθος） *270*
分配の器官（腸）（ὄργανον ἀναδόσεως） *284, 323, 325*
臍（ὀμφαλός） *504, 510, 511, 514*
膀胱（κύστις） *293, passim*

マ 行

水（ὕδωρ） *272–274, 362, 368, 370, 372, 443, 566*
脈管（ἀγγεῖον）
下大静脈 *295*
滑面の動脈（λεῖα ἀρτηρία） →肺静脈

冠状静脈洞　*477, 499*
冠状動脈　*499*
肝静脈　*301, 302, 307, 367*
奇静脈　*425, 477*
胸大動脈　*428*
空静脈（大静脈）（κοίλη φλέψ）　*272–274, 301, 304*
空静脈　→右心房
空腸・回腸動静脈　*295*
臍静脈　*514*
臍動脈　*514*
鎖骨下静脈　*425*
鎖骨下動脈　*583*
静脈性の動脈　→肺静脈
大動脈　*340, 373, 424, 428–430*
大動脈弓　*583*
短胃静脈　*361*
蔓状静脈叢　*305*
動脈管　*507, 509*
動脈性の静脈　→肺動脈
内胸静脈　*425*
内胸動静脈　*604*
肺静脈　*436, 446, 449, 452, 456, 457, 466, 470, 482, 497, 499, 503, 510, 517, 521, 536–549*
　肺動脈　*445, 446, 449, 451–453, 455, 457, 465, 467, 470, 497, 504, 507, 509, 510, 517, 536, 537, 542–548*
　脾静脈　*271, 317*
　腹腔・上腸間膜動脈　*337, 340, 343*
　腹大動脈　*295*
　門脈　*269, 276, 302, 307, 311, 340, 342, 375*
　門脈枝　*301, 335*
　リンパ管　*335, 336*
　リンパ節　*335, 338*
胸焼け（καρδιαλγία）　*356*

ヤ　行

有用性、用途（χρεία）　*273, passim*
余剰物（περίττωμα）　*270, passim*
　黒胆汁性の　*319, 360, 368*
　水性の　*273, 362*

ラ　行

肋間（μεσοπλεύριον）　*597*
　肋間筋　*401, 402, 595, 596*

第2分冊固有名詞索引

本索引は、本作品第2分冊に所収した第4—7巻を扱う。数字のイタリック体は訳文の上に記載したKühn版第3巻の頁を表わす。本書の全体にわたって多数言及される語句については、初出の箇所のみを記した。

ア　行

アイアス（Αἴας）*469*
アキレウス（Ἀχιλλεύς）*469*
アスクレピアデス（Ἀσκληπιάδης）*364, 464–476*
アスクレピオスの信奉者（Ἀσκληπιάδαι）*268*
アリストテレス（Ἀριστοτέλης）*328, 442, 496, 502, 607*
エピクロス（Ἐπίκουρος）*571*
エラシストラトス（Ἐρασίστρατος）*304, 315, 347, 364, 465, 468, 492–494, 511, 513, 521, 537–541*
オリオン（Ὠρίων）*469*

カ　行

ガレノス（Γαληνός）
『解剖手技』（*De anatomicis administrationibus*）*439, 502, 510*
『声について』（*De voce*）*411, 413, 522, 559–561, 586*
『呼吸の原因について』（*De causis respirationis*）*594*
『呼吸について』（散逸？）*597, 602*
『自然の機能について』（*De facultatibus naturalibus*）*275, 316, 318, 324,329, 351, 365, 371, 499*
『ヒッポクラテスとプラトンの学説』（*De placitis Hippocratis et Platonis*）*310, 462, 501, 589*
『脈の用途について』（*De usu respirationis*）*441*
『肺と胸郭の運動について』*417, 448, 523*

タ　行

タロス（Τάλως）*469*
テルシテス（Θερσίτης）*469*

ハ　行

ヒッポクラテス（Ἱπποκράτης）*268, 272, 356, 379, 381, 468, 491, 535*
プラクサゴラス（Πραξαγόρας）*403*
プラトン（Πλάτων）*272, 309, 314, 327, 332, 415, 464, 465, 472*
ヘパイストス（Ἥφαιστος）*268*
ヘロピロス（Ἡρόφιλος）*335, 445, 468*
ホメロス（Ὅμηρος）*268, 313, 535*
ポリュダマス（Πολυδάμας）*469*

マ　行

マリノス（Μαρῖνος）*575*
ミロン（Μίλων）*469*

ラ　行

リュコス（Λύκος）*366–367*

訳者略歴

坂井　建雄（さかい　たつお）

順天堂大学保健医療学部特任教授
1953 年　大阪府生まれ；1978 年　東京大学医学部卒業；東京大学医学部助教授、順天堂大学医学部教授を経て 2019 年より現職

主な著訳書
『カラー図解　人体の正常構造と機能』（総監修、日本医事新報社）；『図説医学の歴史』（医学書院）；『人体観の歴史』（岩波書店）；ガレノス『解剖学論集』（共訳、京都大学学術出版会）；ガレノス『身体諸部分の用途について 1』（共訳、京都大学学術出版会）

池田　黎太郎（いけだ　れいたろう）

順天堂大学医学部名誉教授
1939 年　東京都生まれ；1971 年　東京大学大学院人文科学研究科博士課程満期退学；2005 年　順天堂大学医学部教授を経て退職

主な著訳書
『古典ギリシア語文法入門』（白水社）；アイスキュロス『テーバイを攻める七人の将軍』ギリシア悲劇全集（岩波書店）；エウリーピデース『ヘーラクレイダイ』ギリシア悲劇全集（岩波書店）

福島　正幸（ふくしま　まさゆき）

エディンバラ大学博士課程（A. G. Leventis 財団奨学生）
1987 年　埼玉県生まれ；2016 年　京都大学大学院文学研究科博士前期課程修了；2017 年　ピサ高等師範学校留学（イタリア政府給費留学生）を経て現在に至る

主な論文
“The Emergence of Black Bile in Humoral Theory”（2022 年、『西洋古典論集』）；“The Cardio-Vascular System in *De corde*”（2020 年、『フィロロギカ』）

矢口　直英（やぐち　なおひで）

東京大学大学院人文社会系研究科特任研究員
1984 年　神奈川県生まれ；2016 年　東京大学大学院人文社会系研究科博士課程修了；2017 年　日本学術振興会特別研究員を経て現職

主な著書
『図説イスラム教の歴史』（共著、河出書房新社）

澤井　直（さわい　ただし）

順天堂大学大学院医学研究科助教
1975 年　富山県生まれ；2003 年　京都大学大学院文学研究科博士後期課程学修退学；2005 年　日本女子大学非常勤講師を経て現職

主な著訳書
『プロメテウス解剖学コアアトラス』（共訳、医学書院）；ガレノス『解剖学論集』（共訳、京都大学学術出版会）；ガレノス『身体諸部分の用途について 1』（共訳、京都大学学術出版会）；マターン『ガレノス ── 西洋医学を支配したローマ帝国の医師』（白水社）

身体諸部分《しんたいしょぶぶん》の用途《ようと》について 2
西洋古典叢書 2022 第2回配本

二〇二二年十月十五日 初版第一刷発行

訳者 坂《さか》井《い》建《たつ》雄《お》
池《いけ》田《だ》黎《れい》太《た》郎《ろう》
福《ふく》島《しま》正《まさ》幸《ゆき》
矢《や》口《ぐち》直《なお》英《ひで》
澤《さわ》井《い》直《ただし》

発行者 足立芳宏

発行所 京都大学学術出版会
606-8315 京都市左京区吉田近衛町六九 京都大学吉田南構内
電話 〇七五-七六一-六一八二
FAX 〇七五-七六一-六一九〇
http://www.kyoto-up.or.jp/

印刷／製本・亜細亜印刷株式会社

ISBN978-4-8140-0423-2

定価はカバーに表示してあります

2　岩谷　智訳　　4000 円
3　毛利　晶訳　　3100 円
4　毛利　晶訳　　3400 円
5　安井　萠訳　　2900 円
6　安井　萠訳　　3500 円
9　吉村忠典・小池和子訳　　3100 円

ギリシア詞華集（全 4 冊・完結）
1　沓掛良彦訳　4700 円
2　沓掛良彦訳　4700 円
3　沓掛良彦訳　5500 円
4　沓掛良彦訳　4900 円
ホメロス外典／叙事詩逸文集　中務哲郎訳　4200 円

【ローマ古典篇】
アウルス・ゲッリウス　アッティカの夜（全 2 冊）
1　大西英文訳　4000 円
アンミアヌス・マルケリヌス　ローマ帝政の歴史（全 3 冊）
1　山沢孝至訳　3800 円
ウェルギリウス　アエネーイス　岡　道男・高橋宏幸訳　4900 円
ウェルギリウス　牧歌／農耕詩　小川正廣訳　2800 円
ウェレイユス・パテルクルス　ローマ世界の歴史　西田卓生・高橋宏幸訳　2800 円
オウィディウス　悲しみの歌／黒海からの手紙　木村健治訳　3800 円
オウィディウス　恋の技術／恋の病の治療／女の化粧法　木村健治訳　2900 円
オウィディウス　変身物語（全 2 冊・完結）
1　高橋宏幸訳　3900 円
2　高橋宏幸訳　3700 円
カルキディウス　プラトン『ティマイオス』註解　土屋睦廣訳　4500 円
クインティリアヌス　弁論家の教育（全 5 冊）
1　森谷宇一・戸高和弘・渡辺浩司・伊達立晶訳　2800 円
2　森谷宇一・戸高和弘・渡辺浩司・伊達立晶訳　3500 円
3　森谷宇一・戸高和弘・吉田俊一郎訳　3500 円
4　森谷宇一・戸高和弘・伊達立晶・吉田俊一郎訳　3400 円
クルティウス・ルフス　アレクサンドロス大王伝　谷栄一郎・上村健二訳　4200 円
サルスティウス　カティリナ戦記／ユグルタ戦記　小川正廣訳　2800 円
スパルティアヌス他　ローマ皇帝群像（全 4 冊・完結）
1　南川高志訳　3000 円
2　桑山由文・井上文則・南川高志訳　3400 円
3　桑山由文・井上文則訳　3500 円
4　井上文則訳　3700 円
セネカ　悲劇集（全 2 冊・完結）
1　小川正廣・高橋宏幸・大西英文・小林　標訳　3800 円
2　岩崎　務・大西英文・宮城徳也・竹中康雄・木村健治訳　4000 円
トログス／ユスティヌス抄録　地中海世界史　合阪　學訳　4000 円
ヒュギヌス　神話伝説集　五之治昌比呂訳　4200 円
プラウトゥス／テレンティウス　ローマ喜劇集（全 5 冊・完結）
1　木村健治・宮城徳也・五之治昌比呂・小川正廣・竹中康雄訳　4500 円
2　山下太郎・岩谷　智・小川正廣・五之治昌比呂・岩崎　務訳　4200 円
3　木村健治・岩谷　智・竹中康雄・山澤孝至訳　4700 円
4　高橋宏幸・小林　標・上村健二・宮城徳也・藤谷道夫訳　4700 円
5　木村健治・城江良和・谷栄一郎・高橋宏幸・上村健二・山下太郎訳　4900 円
リウィウス　ローマ建国以来の歴史（全 14 冊）
1　岩谷　智訳　3100 円

プラトン　エウテュデモス／クレイトポン　朴　一功訳　2800円
プラトン　エウテュプロン／ソクラテスの弁明／クリトン　朴　一功・西尾浩二訳　3000円
プラトン　饗宴／パイドン　朴　一功訳　4300円
プラトン　パイドロス　脇條靖弘訳　3100円
プラトン　ピレボス　山田道夫訳　3200円
プルタルコス　英雄伝（全6冊・完結）
1　柳沼重剛訳　3900円
2　柳沼重剛訳　3800円
3　柳沼重剛訳　3900円
4　城江良和訳　4600円
5　城江良和訳　5000円
6　城江良和訳　5000円
プルタルコス　モラリア（全14冊・完結）
1　瀬口昌久訳　3400円
2　瀬口昌久訳　3300円
3　松本仁助訳　3700円
4　伊藤照夫訳　3700円
5　丸橋　裕訳　3700円
6　戸塚七郎訳　3400円
7　田中龍山訳　3700円
8　松本仁助訳　4200円
9　伊藤照夫訳　3400円
10　伊藤照夫訳　2800円
11　三浦　要訳　2800円
12　三浦　要・中村　健・和田利博訳　3600円
13　戸塚七郎訳　3400円
14　戸塚七郎訳　3000円
プルタルコス／ヘラクレイトス　古代ホメロス論集　内田次信訳　3800円
プロコピオス　秘史　和田　廣訳　3400円
ヘシオドス　全作品　中務哲郎訳　4600円
ポリュビオス　歴史（全4冊・完結）
1　城江良和訳　3700円
2　城江良和訳　3900円
3　城江良和訳　4700円
4　城江良和訳　4300円
ポルピュリオス　ピタゴラス伝／マルケラへの手紙／ガウロス宛書簡　山田道夫訳　2800円
マルクス・アウレリウス　自省録　水地宗明訳　3200円
リバニオス　書簡集（全3冊）
1　田中　創訳　5000円
2　田中　創訳　5000円
リュシアス　弁論集　細井敦子・桜井万里子・安部素子訳　4200円
ルキアノス　全集（全8冊）
3　食客　丹下和彦訳　3400円
4　偽預言者アレクサンドロス　内田次信・戸高和弘・渡辺浩司訳　3500円
8　遊女たちの対話　内田次信・西井　奨訳　3300円
ロンギノス／ディオニュシオス　古代文芸論集　木曽明子・戸高和弘訳　4600円

クセノポン　ギリシア史（全 2 冊・完結）
1　根本英世訳　2800 円
2　根本英世訳　3000 円
クセノポン　小品集　松本仁助訳　3200 円
クセノポン　ソクラテス言行録（全 2 冊・完結）
1　内山勝利訳　3200 円
2　内山勝利訳　3000 円
クテシアス　ペルシア史／インド誌　阿部拓児訳　3600 円
セクストス・エンペイリコス　学者たちへの論駁（全 3 冊・完結）
1　金山弥平・金山万里子訳　3600 円
2　金山弥平・金山万里子訳　4400 円
3　金山弥平・金山万里子訳　4600 円
セクストス・エンペイリコス　ピュロン主義哲学の概要　金山弥平・金山万里子訳　3800 円
ゼノン／クリュシッポス他　初期ストア派断片集（全 5 冊・完結）
1　中川純男訳　3600 円
2　水落健治・山口義久訳　4800 円
3　山口義久訳　4200 円
4　中川純男・山口義久訳　3500 円
5　中川純男・山口義久訳　3500 円
ディオニュシオス／デメトリオス　修辞学論集　木曽明子・戸高和弘・渡辺浩司訳　4600 円
ディオン・クリュソストモス　弁論集（全 6 冊）
1　王政論　内田次信訳　3200 円
2　トロイア陥落せず　内田次信訳　3300 円
テオグニス他　エレゲイア詩集　西村賀子訳　3800 円
テオクリトス　牧歌　古澤ゆう子訳　3000 円
テオプラストス　植物誌（全 3 冊）
1　小川洋子訳　4700 円
2　小川洋子訳　5000 円
デモステネス　弁論集（全 7 冊・完結）
1　加来彰俊・北嶋美雪・杉山晃太郎・田中美知太郎・北野雅弘訳　5000 円
2　木曽明子訳　4500 円
3　北嶋美雪・木曽明子・杉山晃太郎訳　3600 円
4　木曽明子・杉山晃太郎訳　3600 円
5　杉山晃太郎・木曽明子・葛西康徳・北野雅弘・吉武純夫訳・解説　5000 円
6　佐藤　昇・木曽明子・吉武純夫・平田松吾・半田勝彦訳　5200 円
7　栗原麻子・吉武純夫・木曽明子訳　3900 円
トゥキュディデス　歴史（全 2 冊・完結）
1　藤縄謙三訳　4200 円
2　城江良和訳　4400 円
パウサニアス　ギリシア案内記（全 5 冊）
2　周藤芳幸訳　3500 円
ピロストラトス／エウナピオス　哲学者・ソフィスト列伝　戸塚七郎・金子佳司訳　3700 円
ピロストラトス　テュアナのアポロニオス伝（全 2 冊）
1　秦　剛平訳　3700 円
ピンダロス　祝勝歌集／断片選　内田次信訳　4400 円
フィロン　フラックスへの反論／ガイウスへの使節　秦　剛平訳　3200 円

西洋古典叢書［第Ⅰ～Ⅳ期、2011 ～ 2021］既刊全 155 冊（税別）

【ギリシア古典篇】

アイスキネス　弁論集　木曽明子訳　　4200 円

アイリアノス　動物奇譚集（全 2 冊・完結）

1　中務哲郎訳　　4100 円

2　中務哲郎訳　　3900 円

アキレウス・タティオス　レウキッペとクレイトポン　中谷彩一郎訳　　3100 円

アテナイオス　食卓の賢人たち（全 5 冊・完結）

1　柳沼重剛訳　　3800 円

2　柳沼重剛訳　　3800 円

3　柳沼重剛訳　　4000 円

4　柳沼重剛訳　　3800 円

5　柳沼重剛訳　　4000 円

アポロニオス・ロディオス　アルゴナウティカ　　堀川　宏訳　　3900 円

アラトス／ニカンドロス／オッピアノス　ギリシア教訓叙事詩集　伊藤照夫訳　　4300 円

アリストクセノス／プトレマイオス　古代音楽論集　山本建郎訳　　3600 円

アリストテレス　政治学　牛田徳子訳　　4200 円

アリストテレス　生成と消滅について　池田康男訳　　3100 円

アリストテレス　魂について　中畑正志訳　　3200 円

アリストテレス　天について　池田康男訳　　3000 円

アリストテレス　動物部分論他　坂下浩司訳　　4500 円

アリストテレス　トピカ　池田康男訳　　3800 円

アリストテレス　ニコマコス倫理学　朴　一功訳　　4700 円

アルクマン他　ギリシア合唱抒情詩集　丹下和彦訳　　4500 円

アルビノス他　プラトン哲学入門　中畑正志編　　4100 円

アンティポン／アンドキデス　弁論集　高畠純夫訳　　3700 円

イアンブリコス　ピタゴラス的生き方　水地宗明訳　　3600 円

イソクラテス　弁論集（全 2 冊・完結）

1　小池澄夫訳　　3200 円

2　小池澄夫訳　　3600 円

エウセビオス　コンスタンティヌスの生涯　秦　剛平訳　　3700 円

エウリピデス　悲劇全集（全 5 冊・完結）

1　丹下和彦訳　　4200 円

2　丹下和彦訳　　4200 円

3　丹下和彦訳　　4600 円

4　丹下和彦訳　　4800 円

5　丹下和彦訳　　4100 円

ガレノス　解剖学論集　坂井建雄・池田黎太郎・澤井　直訳　　3100 円

ガレノス　自然の機能について　種山恭子訳　　3000 円

ガレノス　身体諸部分の用途について（全 4 冊）

1　坂井建雄・池田黎太郎・澤井　直訳　　2800 円

ガレノス　ヒッポクラテスとプラトンの学説（全 2 冊）

1　内山勝利・木原志乃訳　　3200 円

クイントス・スミュルナイオス　ホメロス後日譚　　北見紀子訳　　4900 円

クセノポン　キュロスの教育　松本仁助訳　　3600 円